多环芳烃的神经毒性研究

著者　聂继盛

主审　牛　侨

科学出版社

北　京

内 容 简 介

多环芳烃的神经毒性研究是一个崭新的领域。本书是作者及其团队多年来研究多环芳烃神经毒性的总结。全书共分为两篇。第一篇主要研究多环芳烃对职业人群神经功能的损害，发现多环芳烃引起学习记忆功能损伤，神经细胞凋亡和 Tau 蛋白表达增高。发现了苯并[a]芘通过线粒体通路和 P25/CDK5 通路致神经细胞凋亡，PKC-NMDA 受体通路、BDNF-TrkB 通路等在学习记忆功能损伤中的作用。第二篇主要研究妊娠期多环芳烃暴露对新生儿发育和神经行为功能的损伤，发现组蛋白去乙酰化酶（HDAC）在苯并[a]芘的神经发育毒性中具有重要作用。

本书阐述了多环芳烃不同暴露水平引起不同人群的神经损害效应，发现了苯并[a]芘引起神经毒性的部分机制，可作为多环芳烃神经毒性研究的重要参考资料，也为神经毒性研究提供了有益范例。

图书在版编目（CIP）数据

多环芳烃的神经毒性研究 / 聂继盛著.—北京：科学出版社，2018.10
ISBN 978-7-03-059013-8

Ⅰ．①多⋯ Ⅱ．①聂⋯ Ⅲ．①多环烃–芳香族烃–神经毒性–研究
Ⅳ．①R994.6

中国版本图书馆 CIP 数据核字(2018)第 230168 号

责任编辑：王 颖 / 责任校对：郭瑞芝
责任印制：张欣秀 / 封面设计：王 融

科学出版社 出版
北京东黄城根北街 16 号
邮政编码：100717
http://www.sciencep.com

北京建宏印刷有限公司 印刷
科学出版社发行 各地新华书店经销
*
2018 年 10 月第 一 版 开本：787×1092 1/16
2019 年 1 月第二次印刷 印张：9 1/2
字数：216 000
定价：98.00 元
（如有印装质量问题，我社负责调换）

前　言

多环芳烃类化合物（polycyclic aromatic hydrocarbons，PAHs）是煤、石油等燃料及木材、可燃气体等在不完全燃烧或在高温处理条件下产生的，在环境中广泛存在，也是空气污染颗粒物中的主要有机成分之一。随着煤、石油等化石能源在工业生产、交通运输中被广泛应用，由此产生的多环芳烃已成为主要的环境和职业污染物。人群日常生活及饮食中如汽车尾气、香烟烟雾、烹调油烟、家庭炉灶、高温油炸及吃熏制、碳（烧）烤食物等也会接触到多环芳烃。伴随人们生活水平的提高，多环芳烃对生活环境的污染呈上升趋势，可以说，每个人从出生开始就暴露于含有多环芳烃的环境中，多环芳烃一直是公认的应该优先被控制的环境污染物，其对人类健康的影响一直是世界共同关注的重要问题。

世界工业短期内仍将依赖化石能源，而从我国能源消耗水平和多煤少油的能源格局来看，在相当长的历史阶段，很难消除多环芳烃的危害，多环芳烃对健康的危害及其机制仍是环境与健康领域的重要研究内容。多环芳烃是明确的人类致癌物，可通过皮肤、呼吸道、消化道等被人体吸收。在为数众多的多环芳烃混合物中，一般把苯并[a]芘（benzo[a]pyrene，B[a]P）作为研究环境中多环芳烃类化合物的代表。多环芳烃可引起肝、皮肤、肺等部位的肿瘤，对呼吸系统、心血管系统、生殖系统、免疫系统都具有一定毒性，对此国内外都进行了较为广泛而深入的研究，而多环芳烃的神经毒性研究不论在国内还是国外都是一个崭新的领域。

多环芳烃是脂溶性物质，通过同位素示踪，很早就在动物实验中发现苯并[a]芘进入体内可通过血脑屏障分布到大脑，且在脑中存在的半衰期较长，这都提示多环芳烃具有神经毒性。但由于神经系统的复杂性，直到 20 世纪 90 年代，捷克学者报道了职业接触苯并[a]芘的焦化工人出现类神经症伴有自主神经系统调节紊乱，并出现短期记忆的缺失，且其严重程度与接触苯并[a]芘的水平有关。生活接触苯并[a]芘等多环芳烃类物质的社区居民可产生神经学上的症状。国内外学者通过腹腔注射苯并[a]芘染毒发现，苯并[a]芘可引起学习记忆能力和神经行为功能下降。我们研究中也发现苯并[a]芘能引起焦炉工人神经行为发生改变，在神经行为组合测试中反映记忆和认知的三项指标中，数字跨度、数字译码和视觉记忆与尿 1-羟基芘含量呈明显的负相关。通过进一步对外周神经传导速度和体表诱发电位、视觉诱发电位和听觉诱发电位的测定，未发现苯并[a]芘对上述指标有影响，可见苯并[a]芘引起的神经毒性主要表现为学习记忆功能损伤。我们通过动物实验发现苯并[a]芘可引起Tau 蛋白磷酸化水平增加，多环芳烃神经毒性的特点增加了多环芳烃与神经退行性疾病间有联系的可能性，加之最新文献提示，空气颗粒物污染与阿尔茨海默病等神经退行性疾病发病有关联，多环芳烃作为空气污染颗粒物中的主要有机成分之一，上述结果强化了这种可能的联系，但目前仍缺乏直接的研究证据。

神经行为功能改变是早期敏感的效应，涉及人类认知能力、精细活动和生活质量，对于人口素质也有较大影响。多环芳烃神经毒性机制研究至关重要。而关于多环芳烃神经毒性机制的研究不多，机制尚不清楚。主要涉及以下几个方面：①多环芳烃与芳香烃受体（AhR）结合，诱导 P450 酶，进而产生活性氧，发生脂质过氧化对神经细胞造成损伤；②多环芳烃活性代谢产物 BPDE 及其氧化可损伤 DNA，引发凋亡通路；③多环芳烃调节神经递质及其受体如 NMDA 受体基因、GluR 受体基因的表达，降低长时程增强（LTP）；④活化小胶质细胞，引起神经细胞死亡；⑤脑内 Sp-1 DNA 结合活性改变。不同层面研究结果显示多环芳烃神经毒性的直接影响是造成突触可塑性降低和神经细胞死亡，而这些关键变化也是阿尔茨海默病等神经退行性改变的重要功能和形态表现。多环芳烃是明确的致癌物，且可以引起神经退行性改变，肿瘤和神经退行性疾病作为人类走向生命终点的两个重要的相互排斥的结局，二者的关系也是生命科学探讨的热点，多环芳烃毒性作用生物学机制的研究，可能为解释人类走向这两个不同生命终点提供合理的解释。

在国家自然科学基金、山西省自然科学基金等的资助下，我们研究了多环芳烃对职业人群神经行为功能的影响，并对妊娠期多环芳烃暴露引发的新生儿神经发育毒性进行了研究；在人类研究的基础上，通过苯并[a]芘染毒的动物实验和体外实验建立了动物模型，针对苯并[a]芘导致的神经细胞凋亡和突触可塑性损伤机制进行了初步的研究，本书就是笔者研究成果的总结，希望本书能够引起人们对于多环芳烃神经毒性的关注，起到抛砖引玉的效果。

笔者作为青年学者，虽大胆抛出自己的"习作"，但自身学识和研究水平有限，诚恳地希望各位读者、专家提出宝贵意见，供再版时修改，以进一步提高本书的质量。本书的研究得到了国家自然科学基金委员会的资助，同行评审对本科研选题和设计的认同是笔者进行科学研究的不竭动力，基金资助是研究顺利进行和本书能够面世的基本保证，在此向国家自然科学基金委员会致以诚挚的谢意。笔者对多环芳烃的研究起始于博士课题，在此深深感谢恩师牛侨教授多年来的辛勤培育和悉心教诲，本书研究内容的设计及最后文本的修改和审定都凝聚了他的心血和汗水。本书的完成建立在整个研究组集体智慧的基础上，感谢参与研究并付出辛勤劳动的研究生们，感谢给予笔者帮助的师长、同事和朋友，感谢家人长期的默默付出，谨以此拙作表达我深深地感谢和祝福！

聂继盛

2018 年 3 月于太原

目　　录

第一篇　职业接触多环芳烃的神经毒性研究

第二篇　妊娠期多环芳烃暴露引起子代神经发育毒性的研究

第一篇 职业接触多环芳烃的神经毒性研究

第一章 多环芳烃概述

多环芳烃类化合物（polycyclic aromatic hydrocarbons，PAHs）在环境中广泛存在，是空气污染颗粒物中的主要有机成分之一。随着煤、石油等化石能源的广泛应用，多环芳烃对人类健康的影响很早就引起广泛关注，自 1775 年发现其致癌性以来，多环芳烃一直是公共卫生研究的重要内容，也是环境优先控制污染物。目前人类社会发展仍依赖化石能源的供应，每个人从出生开始就暴露于多环芳烃的环境中，多环芳烃类仍是长期影响人群健康的关键环境污染物，有关多环芳烃的基本情况概述如下。

一、多环芳烃的来源

多环芳烃大多是煤、石油等化石燃料及木材、天然气、汽油、重油、有机高分子化合物、纸张、农作物秸秆、烟草等含碳、氢化合物的物质经不完全燃烧或在还原性气体中经热分解而生成的。多环芳烃可通过多种渠道进入环境，其来源十分复杂，可分为天然源和人为源两种。

1. 天然源 包括燃烧（森林大火和火山喷发）和生物合成（沉积物成岩过程，生物转化过程，微生物、原生动物、藻类、高等植物合成）。

2. 人为源 主要是含碳、氢的有机物不完全燃烧或热裂解形成的，是多环芳烃污染的主要来源，包括交通源（汽车尾气，同时伴随轮胎磨损、路面磨损产生的沥青颗粒及道路扬尘）、家庭燃烧（煤、油、木柴、天然气）、香烟等，另外还有垃圾焚烧和工业活动（金属冶炼、铸造、石油精炼、木柴处理、炼焦、杂酚油制造）等。此外在垃圾深填埋处理过程中，会产生大量垃圾渗透液，经水浸泡后产生含有大量多环芳烃的高浓度有机废水污染，从而对包气带和含水层造成严重污染。自然作用和人为作用的综合结果使得环境中多环芳烃的含量远超出其自然生成的含量，在环境中的分布极为广泛。以上过程产生的多环芳烃一部分随烟气直接进入大气环境，另一部分随废水、废渣直接进入水体或土壤，而进入大气环境的多环芳烃通过干/湿沉降及气-液/气-固界面的交换过程进入水体或土壤中。

二、多环芳烃的生物学结构

多环芳烃化学性质稳定。当它们发生反应时，趋向保留它们的共轭环状系，一般多通过亲电取代反应形成衍生物并代谢为终致癌物的活泼形式。其基本单元是苯环，但化学性质与苯并不完全相似，主要分为以下几类。

1. 具有稠合多苯结构的化合物 如三亚苯、二苯并[e，i]芘、四苯并[a，c，h，j]蒽等，与苯有相似的化学稳定性，说明电子在这些多环芳烃中的分布是和苯类似的，如图 1-1 所示。

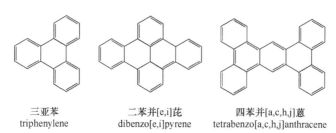

三亚苯
triphenylene

二苯并[e,i]芘
dibenzo[e,i]pyrene

四苯并[a,c,h,j]蒽
tetrabenzo[a,c,h,j]anthracene

图 1-1 π 电子分布与苯类似的多环芳烃

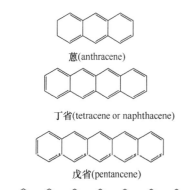

蒽(anthracene)

丁省(tetracene or naphthacene)

戊省(pentacene)

庚省(heptacene)

图 1-2 直线状多环芳烃

2. 呈直线排列的多环芳烃 如蒽、丁省、戊省等，比苯的化学性质活泼得多。其反应活性随环的增加而变强，环数达到 7 个的庚省，化学性质极为活泼，几乎无法获得纯品。这种多环芳烃进行化学反应的特点，是常在相当于蒽的中间一个苯环的相对碳位（简称中蒽位）上发生，如图 1-2 所示。

3. 呈角状排列的多环芳烃 如菲、苯并[a]蒽、苯并[2，3-a]蒽等，其化学活性一般比相应的直线排列的异构体小。加合反应通常在相当于菲的中间的双键部位，即菲的 9，10 键（简称中菲键）上进行。π 电子很大程度上被限定在中菲键上，因此中菲键的化学性质非常接近于烯键。角状多环芳烃含有 4 个环以上的，除了较活泼的中菲键外，还常含有直线多环芳烃类似的活泼对位——中蒽位，如苯并[a]蒽的 8，15 位。但活泼程度比相应的直线状异构体低，基本上也是随环数的增多而增强，如图 1-3 所示。

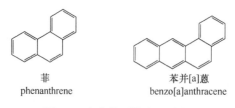

菲
phenanthrene

苯并[a]蒽
benzo[a]anthracene

图 1-3 角状排列的多环芳烃

4. 结构更复杂的稠环烃 如苯并[a]芘、二苯并[a，i]芘等，具有活泼的中菲键，但没有活泼的对位。这类多环芳烃中具有致癌性的不少，如苯并[a]芘是致癌性最强的多环芳烃。它们的结构如图 1-4 所示。

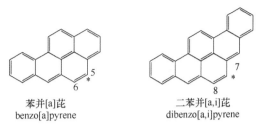

苯并[a]芘
benzo[a]pyrene

二苯并[a,i]芘
dibenzo[a,i]pyrene

图 1-4 复杂多环芳烃

*表示中菲键

三、多环芳烃体内代谢

（一）吸收

多环芳烃的主要吸收途径：①经呼吸道吸入含多环芳烃的气溶胶或颗粒物；②经消化道摄入被多环芳烃污染的饮水或食物，或油炸、炭烤食物等；③经皮肤接触吸收。

（二）分布

多环芳烃在体内的分布受多种因素影响，如多环芳烃种类、摄入途径、载体、有无代谢酶诱导物等。研究表明，多环芳烃进入体内后，几乎每个器官都能检出；又由于多环芳烃是亲脂性物质，脂质含量丰富的器官成为其储存库；多环芳烃及其代谢产物存在肝肠循环，所以胃肠道中多环芳烃及其代谢产物浓度较高。多环芳烃也可透过胎盘屏障。

（三）代谢转化

多环芳烃一般代谢途径：先经 I 相代谢，首先生成环氧化物、酚、二氢二醇等，并进一步氧化为二醇环氧化物、四氢四醇、酚环氧化物等。I 相代谢产物是亲电活性中间体，可与谷胱甘肽、硫酸根、葡萄糖醛酸等结合形成 II 相代谢产物，极性和水溶性较母体高，易排出体外。也可与生物大分子（蛋白质、卵清蛋白等）共价结合，使其结构与功能发生改变，从而发挥其毒性作用。

细胞色素 P450（简称 CYP 或 P450）是一类能氧化各种内外源性物质的酶，其中 CYP1、CYP2、CYP3 三族的某些酶能代谢 PAHs，但它们在组织分布及催化效能上有很大差异。

CYP1A：在各种组织中低水平表达，能代谢多种 PAH。PAH 本身可激活芳烃受体（AhR）而诱导 CYP1A 表达从而促进自身代谢，降低组织内的含量，增加排出。CYP1A 被诱导后，在胎盘、肺、外周血细胞中的活性能达到很高的水平但肝内活性仍然很低。因此在肝中，其他 CYP 代谢多环芳烃的意义相对较大。

CYP1A2：其表达也受 AhR 调控，被诱导后肝内活性可达很高水平，具有很强的氧化能力将苯并[a]芘氧化为 7，8-二氢二醇和 7，8-二氢二醇环氧化物，后者是苯并[a]芘的重要活性中间体，是终致癌物。

CYP2B：肝内活性极低，但可被戊巴比妥类诱导剂诱导。它可将苯并[a]芘氧化为 3，9-二酚和反-二氢二醇，也可代谢 7，12-二甲基苯并[a]蒽。

CYP2C：该亚族含多种成分，有的在肝中高表达，对苯并[a]芘和 7，12-二甲基苯并[a]蒽的代谢意义重大。

CYP3A：是肝中含量最高的 CYP 之一，能催化苯并[a]芘及其二氢二醇类代谢产物。有实验显示 CYP3A4 是形成 3-羟苯并[a]芘的最重要的酶。

上述各种酶可被体内外多种诱导物诱导，其表达和诱导也可受基因多态性影响，目前已对CYP1A1、CYP1A2、CYP2C和CYP3A等的多态性进行了研究。基因多态性可对机体代谢PAHs的能力产生极大的影响。皮肤代谢PAH过程中，CYP的意义相对较低。

关于多环芳烃类的代谢过程，目前了解最多的是苯并[a]芘，其过程如下：苯并[a]芘首先在CYP的作用下生成多种环氧化物，其代谢途径可分为：①非酶自发降解为酚或醌，如6-羟苯并[a]芘可被代谢为1，6-醌、3，6-醌和6，12-醌，后者可与硫酸或葡萄糖醛酸结合，变成低毒或无毒物质排出体外；②与谷胱甘肽共价结合，形成无毒加合物，阻断其与生物大分子共价结合；③在环氧化物水解酶作用下生成二氢二醇化合物，如9-羟苯并[a]芘可生成4，5-环氧化物，进一步水解为9-羟苯并芘-4，5-二醇。苯并芘7，8-环氧化物可水解为7，8-二氢二醇，然后环氧化为苯并芘7，8-二氢二醇-9，10-环氧化物，该产物有很强的胚胎毒性和致畸性，也是苯并[a]芘主要的终致癌物，其碳正离子可与生物大分子的亲核基团共价结合。这里需要提到NIH转移，NIH转移是指氢、烷基、芳烃从β碳原子转移到附近的一个缺乏电子的碳原子上，如1，2位的转移。1965年Jerina等首先证实NIH转移是芳烃环氧化物形成的中间步骤，为多环芳烃的羟化机制研究提供了一条线索，多环芳烃羟化的最初产物是环氧化物而不是酚。但是芳烃环氧化物远不如烯烃环氧化物稳定，其中一个碳氧键的解离产生一个正离子，这个正离子通过连接到芳烃环的其他双键而得以稳定。该正离子启动了NIH转移重排，最后产生羟化产物。该产物与在C—H键中直接插入氧的产物是一致的。这一重排包括一个氢化物从带氧的碳原子转移到另一个碳位上形成酮基，再经过质子异物化形成多环芳烃环。在CYP的作用下，多环芳烃在其终环上形成一个环氧化物的代谢中间体。虽然不同的多环芳烃化合物都可以形成这样的中间体，但催化这一反应的CYP有其专一性。这种环氧化物有两个碳氧键。理论上其中任何一个环均可被打破，因此可以产生两个不同的酚类产物。

苯并[a]芘代谢过程复杂，可同时或先后经历多种反应，产生20多种氧化代谢产物和大量结合物，如环氧化物、酚、醌、二醇、二氢二醇、二醇环氧化物和四醇等。实验表明，苯并[a]芘首先由纯化的大鼠肝脏CYP催化，在7，8碳位上形成环氧化物，它具有空间构象特异性，生成的（＋）7，8-环氧化物和（－）7，8-环氧化物对映体的比例为（97∶3）～（99∶1），而在人肝样本中的比例则为64∶36。7，8-环氧化物再被水解为二氢二醇。理论上每一种7，8-环氧化物都可以被水解为这两种二氢二醇的对映体，但由于这种微粒体环氧化物水解酶有区域专一性，仅攻击苯并[a]芘的第8位碳原子，因此每一种环氧化物只能产生一种二氢二醇对映体。这些二氢二醇化合物在CYP催化下，进一步在湾区（即苯并[a]芘第10、11碳原子间的区域）内产生各种苯并[a]芘二氢二醇环氧化物。

为了阐明致癌活性代谢物的作用，需观察这种代谢物和DNA加合物遗传损伤及突变发生在靶组织之间的联系，这一联系扩大了从分子水平（有机功能基团的活性）到生物学水平（肿瘤细胞和组织形态与功能）的分析。苯并[a]芘-7,8二氢二醇-9,10环氧化物（BPDE）在受到水和亲核攻击后形成稳定的产物，并结合到生物大分子上。实验表明，经过微粒体酶和高度纯化的CYP活化的苯并[a]芘（或7，8-二醇-苯并[a]芘）有顺式和反式两种BPDE异构体，其羟化和亲电子表现是不同的。顺式BPDE的生物半衰期为40秒，而反式BPDF为20秒。这种差别是由于顺式的分子内在酸催化下环氧环打开，即7-羟基质子氢键转移到环氧化物的氧上。而这一反应在反式BPDE上是不可能的，而且也未见到和8-羟基质子的互相作用。对两种异构体及所有湾区二醇环氧化物而言，异常高度的活性是由于环氧环受酸的催化而打开使得苯环正离子稳定化而产生的。BPDE 各种异构体的生物学活性有很大差别。（+）-反式 BPDE 对哺乳类细胞的致突变性大大强于（+）-顺式 BPDF、（-）顺式 BPDE 或（-）-反式 BPDE，但是后三种异构体对细菌的致突变性要强于前一种。

BPDE 易与蛋白质和核酸反应。BPDE 极易与嘌呤碱基反应，尤其是与鸟嘌呤反应，通过攻击鸟嘌呤环外的氮原子（N），在二醇环氧化物湾区的碳原子（C）上形成加合物。实验观察到鸟嘌呤 N'可以和所有苯并[a]芘湾区二醇环氧化物反应形成加合物。当顺式与反式的苯并[a]芘-7，8 二醇-9，10-环氧化物与聚鸟嘌呤核苷一起培养，鸟嘌呤氮基主要与顺式环氧化物的氧连接。分析结果表明形成的主要是二醇环氧化物加合物，之后被确定为 $7R$，$8S$，$9R$ 三羟基-10SN'-脱氧鸟嘌呤-7，8，9，10-四羟基苯并[a]芘。这一加合物占已发现加合物的 90%。该加合物证明了苯并[a]芘的代谢，包括二醇环氧化物与 DNA 反应都具有高度区域性和立体选择性。对嘌呤 N 的攻击并不代表 N 是嘌呤上最亲核的部位，事实上，脱氧鸟嘌呤也与反-BPDE 反应形成 N'加合物。DNA 的分子结构有利于在 N 的位置上形成加合物。尽管反式-BPDE 的一种对映体对形成大部分共价加合物起主要作用，但这并不一定与其毒性有关，也有可能产生一些在加合物分析中未检测到的 DNA 损伤并产生突变。

由 BPDE 加合物产生的一种常见的突变是 G-T 转换，产生这一突变是由于苯并[a]芘核心部位加到脱氧鸟嘌呤的 N 上，改变了 DNA 的双螺旋结构，这种结构的变化改变了该嘌呤有功能的碱基数及其配对，使其在与第二个嘌呤配对时，即与姐妹链的脱氧腺嘌呤配对时将这种转换固定下来。

DNA 加合物可干扰基因产物的正常表达或导致该基因产物的功能改变。虽然 DNA 加合物本身并不具有致突变性，但由聚合酶及修复酶参与的这一过程或者是修复了损伤（恢复原来 DNA 的程序），或者是使 DNA 程序发生永久的改变。一旦这种改变被固定，即引起突变。由此可以推论，苯并[a]芘的代谢物二氢二醇环氧化物具有致癌活性。

（四）排泄

多环芳烃代谢产物主要通过尿、粪排泄。在尿、粪中能检出多种多环芳烃代谢产物，包括硫醚、萘酚、β-萘胺、羟基菲和 1-羟基芘等。其中 1-羟基芘（1-OHP）及其葡萄糖醛酸结合物是尿中 PAH 的主要代谢产物，可作为接触 PAH 的暴露标志物。Weysnd 等以 1μg/kg 体重剂量经气管灌注染毒 SD 大鼠，发现多环芳烃代谢产物存在肝肠循环现象，此后经粪排泄途径也引起了重视。肝肠循环能提高胆汁和肠道 PAH 代谢产物水平。这些代谢产物可能被肠道菌丛活化而发挥有害效应。

四、多环芳烃内暴露的评价

（一）1-羟基芘（1-OHP）

尿中 1-OHP 可作为接触多环芳烃的暴露标志物。多环芳烃的污染都含有芘，所含比例较高（2%～10%）。在不同工作场所中，空气中芘浓度与苯并[a]芘、其他多环芳烃及总多环芳烃浓度之间有很强的相关性。芘主要代谢产物是 1-OHP，从尿中排泄。采样容易、非侵入性、检测方便快速。大多数人尿中 1-OHP 的水平很低。不同国家居民的背景浓度约为 0.06～0.23μmol/mol 肌酐，不受年龄、性别、饮酒的影响。吸烟者、焦炉工人、食炭烤食物者的尿中 1-OHP 浓度升高。Jongeneelen 等建议将其作为评价接触多环芳烃的生物标志物，以反映其内剂量。目前该指标已被广泛采用。但由于不同环境中芘或苯并[a]芘在总多环芳烃中所占比例不一，所以仅凭尿 1-OHP 来比较不同环境中多环芳烃的接触剂量有一定缺陷。目前也不能仅仅根据尿 1-OHP 浓度来评价暴露于多环芳烃的危险度，因尿 1-OHP 水平与 PAH 长期效应的关系尚不清楚。

（二）DNA 加合物

一般而言能导致尿 1-OHP 浓度升高的 PAH 暴露水平，总能使 DNA 加合物水平升高。有趣的是，即使 PAH 暴露水平上下相差几个数量级，所测得的 DNA 加合物水平相差并不悬殊。

DNA 加合物水平的个体差异很大。焦炉工人 DNA 加合物水平上下相差 100 倍，而对照个体之间则可相差 50 倍。该现象可能是由淋巴细胞芳烃羟化酶（AHH）活性诱导的差异，以及由此导致的致癌性多环芳烃的解毒、DNA 损伤修复能力的差异引起的。

一般人群中，白细胞 DNA 加合物水平为 0.1～10 加合物/10^8 核苷酸。在胎盘和堕胎胎儿的肝、肺组织中均可检出 DNA 加合物，但胎盘加合物水平不能反映胎儿组织中加合物的水平。外周血细胞中 DNA 加合物水平与吸烟的关系有相反报道。多数研究显示二者无关，但有人报道吸烟与不吸烟者 DNA 加合物水平最大可相差 3 倍。在有多环芳烃污染的工业区一般人群的 DNA 加合物水平增高，如波兰 Silesia 地区，人群该水平可达 13 加合物/10^8 核苷酸。我国燃烧烟煤所致 PAH 污染区，女性白细胞中 DNA 加合物水平可达 8 加合物/10^8 核苷酸。食用炭烤食物者，其 DNA 加合物水平也见增高。职业人群的 DNA 加合物检出率及水平均高于对照人群，暴露浓度与加合物水平之间存在相关性。

DNA 加合物生命周期短，样品不易得到，且生成加合物的量少，故其检测方法要求灵敏度高、特异性强、样品用量少、应用范围广。近年用的检测方法有免疫法、荧光法和 ^{32}P 后标记法。前两种方法检测限为 1 加合物/10^7～10^8 核苷酸，^{32}P 后标记法检测限可达 1 加合物/10^{10} 核苷酸。由于检测终点不同，直接比较各种方法测得的加合物水平是不恰当的。^{32}P 后标记法虽特异性不好，但因其不用事先制备标样，用空白对照能直接定性定量 DNA 加合物，故得以迅速推广。

在人群流行病学研究中选择检测 DNA 加合物水平的生物材料，必须考虑到材料的可利用比、低损伤性或无损伤性、取材的方便性、代表性和加合物形成的敏感性。替代组织中目前最常用的生物材料是外周血淋巴细胞，其取材简单，寿命较长，但缺点在于淋巴细胞中 DNA 加合物水平与靶组织，如肺的加合物水平无相关性，且肺组织中有的加合物在淋巴细胞中并不存在。应用靶组织检测 DNA 加合物并不比替代组织理想，如肺中 DNA 加合物水平不能有效反映致癌危险性，且肺不同部位加合物水平也不同。

PAH 的活性代谢产物形成的 DNA 加合物，在反映 PAH 暴露方面不如尿 1- OHP 敏感。且不同个体间该加合物水平差异巨大。因此，DNA 加合物可作为接触 PAH 的效应标志物，而其作为暴露标志物的意义则较差。它可用来筛选多环芳烃致 DNA 损伤的易感人群。

（三）蛋白质加合物

尽管 DNA 共价结合物具有重要的生物意义，但其在细胞中只是少量存在。由于每克肝脏仅含 2mg DNA，只相当于 20pmol/g 肝脏，所以仅有 1ppm 的摄入量被结合为肝 DNA 加合物。在其他组织中也得到相同的水平。而蛋白质结合的水平要高得多（大约每 1mg 蛋白质含 300pmol），而且总蛋白质的量比 DNA 多 100 倍，因此，在活体内检测蛋白质结合比检测 DNA 结合要容易得多。多环芳烃的代谢产物可与血红蛋白、血清蛋白结合，故可考虑把多环芳烃-血液蛋白加合物作为多环芳烃的暴露标志物。使用该加合物有如下优点：血中蛋白含量较高；寿命长（人血红蛋白 120 天，白蛋白 20～24 天）；白蛋白在肝内合成，多环芳烃活性代谢产物易与其结合；因无修复机制，故个体间蛋白质加合物水平差异小。

由于目前蛋白质加合物应用不广泛，其作为生物标志物的适用性尚不能做出结论。

另外，也有研究把肺上皮细胞表面分化抗原、癌基因蛋白（如 ras 基因相关 P21 蛋白）等作为多环芳烃接触的生物标志物。

五、多环芳烃生物学作用

单一多环芳烃具有中低度毒性。目前对多环芳烃的皮肤、眼刺激作用研究很少。多环芳烃可透过胎盘作用于胎儿。苯并[a]蒽、苯并[a]芘、二苯并[a，h]蒽和萘已发现有胚胎毒性。苯并[a]芘可使雌性动物生殖力下降。多环芳烃还有光毒性、免疫毒性、肝毒性、肾毒性、神经毒性等毒性作用。对苯并[a]芘的毒效应研究发现，其效应强弱与遗传先决条件有关。该先决条件就是芳烃受体的有无。

关于多环芳烃的致突变性已有广泛的研究。目前明确无致突变性的仅有蒽、萘、芴。苯并[a]芘在一系列致突变性短期测试系统中被广泛用作阳性对照物，在下列终点均能表现致突变性：细菌 DNA 修复、吞噬体诱导、细菌突变；黑腹果蝇突变；DNA 结合、DNA 修复、姐妹染色单体交换、染色体畸变、点突变；哺乳动物细胞体外转化；哺乳动物体内测试，包括 DNA 结合姐妹染色单体交换、染色体畸变、精子异常、特定位点突变。在大多数测试中，多环芳烃具有致突变作用。

对多环芳烃毒作用的研究主要集中在其致癌作用。对苯并[a]芘的动物致癌作用已进行过广泛的研究。在所有对小动物的致癌作用研究中，均能观察到肿瘤发生；对大动物的研究，有的没有观察到致癌作用，原因可能在于缺乏有关大动物适宜的染毒途径与剂量的资料，观察时间也不够长。在研究其他多环芳烃致癌作用时，苯并[a]芘常被用作阳性对照物。多环芳烃中被认为是非致癌物的有苯并[g，h，i]苝、芴、苯并[g，h，i]荧蒽、1-甲基菲、苯并[9，19]菲、苝；尚不能确定的有二氢苊、苯并[a]芴、苯并[b]芴、晕苯、菲、萘、芘等，其他都是动物致癌物。不同的多环芳烃其致癌剂量可相差达一个数量级。

皮肤染毒是动物致癌实验最常用的染毒途径，其次是皮下注射和肌内注射。多数实验的肿瘤发生位置与染毒途径有关，如经皮染毒致皮肤癌，吸入和气管滴注染毒致肺癌，皮下注射致肉瘤，经口染毒致胃癌。但并非总是如此，小鼠皮下注射或经口给予苯并[a]芘也可致肺癌，腹腔注射苯并[a]芘可致肝癌。

多环芳烃对人体致癌作用的研究主要在职业人群中进行。接触多环芳烃的职业人群包括炼焦工人、制气工人、沥青接触者、制铝工人、钢铁工人、柴油机排出物接触者等，他们接触多环芳的量远高于一般人群。1775 年 Pott 最早报道了英国扫烟囱工人易患阴囊癌与多环芳烃相关的职业暴露有关。现在，由于个人卫生和工作条件的改善，职业暴露引起皮肤肿瘤的情况已少见，但呼吸系统肿瘤发病率仍高于一般人群。众多流行病学研究显示，接触多环芳烃可使呼吸系统肿瘤、皮肤肿瘤、膀胱癌等肿瘤的发病率上升。

第二章 多环芳烃神经毒性概述

多环芳烃类物质主要来源于煤和石油等矿物燃料的不完全燃烧及焦化等生产工艺过程，其广泛分布于水、空气及土壤中，并可通过生物链在机体内蓄积。已有大量的研究表明其有明确的致癌性和致畸性，但对其神经毒性的研究报道还不多见。本章以苯并[a]芘（benzo[a]pyrene，B[a]P）作为多环芳烃类的典型代表，总结了多环芳烃所致学习记忆功能损伤、神经细胞损伤及其相关的学习基因改变等相关文献内容，概述如下。

一、多环芳烃所致学习记忆功能损伤

Majchrzak R 等对 240 名职业接触 B[a]P 的焦化工人与 76 名非焦化工人的比较发现，职业暴露 B[a]P 的焦化工人与对照组相比表现出一定的神经功能缺陷，伴随自主神经系统调节紊乱和短期记忆缺失，并出现明显的脑电图改变，且其改变程度与 B[a]P 的接触程度成正比。这与国内调查发现的焦炉作业工人学习记忆能力降低的结果基本一致。此外，有报道称在 1960～1970 年，位于得克萨斯的一个垃圾倾倒处附近的社区人群因慢性暴露于 B[a]P、苯并荧蒽、草蒽、萘酚及芘等而产生神经学上的症状，因此认为人群暴露于 B[a]P 可导致神经功能损伤。在动物实验中主要应用跳台实验和水迷宫试验对染毒大鼠进行学习和记忆能力的评价。对 SD 大鼠侧脑室注射不同剂量 B[a]P 观察其对大鼠学习记忆能力的影响，跳台结果显示与对照组相比，较高剂量（126.2mg/kg）、中剂量（63.1mg/kg）染毒组大鼠跳台实验均出现了错误次数显著增多、错误潜伏期显著缩短的现象（$P<0.01$，$P<0.05$）。水迷宫试验结果显示中高剂量组大鼠跨越原平台位置的次数减少（$P<0.05$），在原平台象限游泳距离及游泳的总距离明显缩短（$P<0.01$），由此认为 B[a]P 可造成大鼠空间学习记忆功能的损害。这与上述人群流行病学调查结果基本一致，认为 B[a]P 可导致以学习记忆损伤为主要表现的神经功能损害。

Perera 等研究发现出生前暴露于多环芳烃类物质环境对儿童神经系统发育有潜在的危害，其可导致儿童认知能力的降低。他们在进行的一项前瞻性队列研究中发现出生前暴露于多环芳烃与 3 岁时神经发育相对迟缓有关（$P<0.01$），且高暴露组的儿童认知发育迟缓的相对危险度明显高于低暴露组（$P=0.01$）。同样，在一项动物试验中，将哺乳期小鼠暴露于 2～20mg/kg B[a]P 环境中，观察其产后学习和记忆功能损伤效应。其实验结果显示平面反正实验和负趋地性试验中反射明显减弱（$P<0.0001$，$P<0.0001$），Y 迷宫中观察到明显的自发交替行为的增加（$P=0.04$），并且其对认知功能的不良影响能够持续到停止哺乳后很长一段时间，直到成年均可观察到不同的认知行为障碍。因此，研究者认为 B[a]P 可以导致学习和记忆功能改变，尤其是发育阶段 B[a]P 所造成的认知功能障碍，更应给予足够重视。

二、多环芳烃吸收后的脑内分布

Persson 等的研究中应用[³H]标记的 B[a]P 滴鼻，应用放射自显影技术和 β 法追踪 B[a]P

及其代谢产物在鼻嗅黏膜的分布，以及应用异位标记法研究 ^{3}H-B[a]P 沿着嗅觉神经元到大脑嗅觉黏膜的过程。结果显示 B[a]P 可透过血脑屏障进入大鼠脑组织，并可沿嗅觉神经直接进入脑组织。^{14}C 标记的 B[a]P 大鼠尾静脉注射染毒后发现 B[a]P 染毒后 1 小时即有 B[a]P 银粒在大鼠脑组织出现，并在 24 小时达到高峰，48 小时后逐渐较少，并且发现 B[a]P 银粒在脑组织的分布是不均匀的，染毒后 1 小时主要集中于海马，6 小时主要集中于大脑皮质，12 小时则分布于纹状体，且各时相脑组织中神经元银粒数明显高于神经胶质细胞。因此认为 B[a]P 可透过血脑屏障进入大脑且对海马组织首先产生毒作用，并怀疑毒作用的靶细胞为神经元细胞。

用 ^{14}C 标记的 B[a]P 进一步的研究提示，染毒后海马组织中银粒逐渐增多在 24 小时达到高峰，并且电镜观察证实其对海马组织产生了损坏，染毒后 12 小时海马神经元细胞排列稀疏、数量减少，核变小且部分出现了固缩，损害程度随时间推移增加。而在另一项实验中证实：纹状体中银粒在第 1 天达高峰，第 2 天显著减少，但在染毒后第 7 天仍可检测到。综上认为，B[a]P 可通过血脑屏障进入脑组织并首先对海马组织产生神经毒作用，并最终在纹状体中有一定的蓄积作用。

此外，曾有文献报道，大鼠 B[a]P 染毒后脑组织不同部位不同时点的神经递质含量也不同。纹状体中去甲肾上腺素（NA）、多巴胺（DA）、二羟基苯乙酸（DOPAC）于染毒后 24 小时显著降低，而 5-羟色胺和 5-羟吲哚乙酸则并未减少。而 NA 的含量于 24 小时后在脑组织中和 96 小时后海马组织中显著减少。5-羟吲哚乙酸于染毒后 6 小时在皮质中的含量显著增加。因此认为 B[a]P 在脑组织分布的动态变化可能与大脑神经递质的分布有关。

海马是机体感觉和运动的整合区，参与学习记忆的形成。B[a]P 进入脑组织后首先产生的神经毒性表现是学习和记忆功能的损伤，而在纹状体的蓄积则可能对学习和记忆功能产生长期毒作用。

三、多环芳烃的神经细胞损伤作用

1. 多环芳烃的氧化应激作用　有调查研究显示职业暴露多环芳烃的焦炉工人的体内脂质过氧化有所增强。研究者对 134 名焦炉工和 36 名对照组人员静脉采血进行分析，检测其血浆中的总超氧化物歧化酶（T-SOD）水平及全血中的谷胱甘肽（GSH）、丙二醛（MDA）水平，结果显示炉底组、炉侧组、炉顶组三个组 SOD、GSH 均低于对照组而 MDA 含量均高于对照组，且差别均有统计学意义（$P<0.05$，$P<0.05$）。在动物实验中对雄性 SD 大鼠腹腔注射 B[a]P（0、1.3mg/kg、3.2mg/kg、7.8mg/kg）染毒，测量其血浆和海马中 SOD、MDA、GSH、ROS（活性氧）水平。结果显示随 B[a]P 剂量增加，血浆 SOD 水平增高（$P<0.05$），ROS 含量降低（$P<0.05$），脑内海马 SOD 和 GSH 水平明显降低（$P<0.05$），MDA 含量明显增高（$P<0.05$），提示 B[a]P 存在氧化应激作用且对海马组织损害更为严重。

Yinyin Xia 等对 SD 大鼠进行不同剂量的 B[a]P（0、1.0mg/kg、2.5mg/kg、6.25mg/kg）静脉注射染毒发现，大鼠体内一氧化氮（NO）、一氧化氮合酶（NOS）、SOD、乙酰胆碱（ACh）、胆碱乙酰转移酶（ChAT）水平降低，乙酰胆碱酯酶（AChE）、MDA 水平升高，高效液相色谱检测发现中高剂量组（2.5mg/kg、6.25mg/kg）大鼠海马区去甲肾上腺素、DA、DOPAC、5-羟色胺（5-HT）含量有所升高（$P<0.05$，$P<0.001$，$P<0.001$，$P<0.001$），认为 B[a]P 可在体内产生氧化应激作用。其 Morris 水迷宫试验结果显示 2.5mg/kg 和

6.25mg/kg 剂量组与对照组相比其潜伏期增加，穿越平台次数和在目标区域停留时间均有所减少（$P<0.05$），认为其可导致大鼠学习和记忆功能的损伤。此外，体外神经细胞培养亦发现相同结果，随 B[a]P 浓度增加，神经细胞 SOD 活性下降（$P<0.05$），MDA 含量升高（$P<0.01$），神经元发生了脂质过氧化。

以上资料均提示 B[a]P 在体内代谢过程中可产生氧化应激作用，其对学习和记忆功能的损害可能与脑内 NOS 活力、NO 含量、SOD 活力、MDA 含量改变导致神经细胞损伤有关。

2. 多环芳烃致 DNA 损伤及神经细胞凋亡　涂白杰等应用 TUNEL 和 SCGE 两种方法对 B[a]P 染毒小鼠脑组织细胞核 DNA 损伤进行检测，发现 B[a]P 染毒可引起小鼠脑组织细胞核 DNA 损伤（$P<10^{-16}\sim10^{-62}$，$P<0.05$），其损伤率及损伤程度随染毒剂量增加而增加。在体外培养中也发现相似结果，染毒组与对照组及染毒组组间脑细胞核 DNA 损伤率存在显著性差异（$P<0.05\sim P<0.0001$）。因此认为 B[a]P 可导致神经细胞 DNA 损伤。此外，涂白杰等发现染毒组与对照组及各染毒组之间大鼠小脑粒细胞存活率差异均有显著性差异（$P<0.05\sim P<0.0001$）。本实验室通过 TUNEL 法对 B[a]P 染毒小鼠神经细胞进行凋亡检测，其结果显示 B[a]P 可致神经细胞核内 DNA 断裂并导致细胞凋亡。大鼠侧脑室注射B[a]P 后病理结果显示典型的神经细胞损伤现象，随剂量增加海马神经细胞出现排列紊乱，数目减少，胞质透明，核皱缩，细胞周围出现环状带。细胞凋亡检测发现海马神经细胞凋亡指数增高，中高剂量组海马神经细胞凋亡指数分别为 29.5 ± 3.32 和 39.6 ± 7.76，明显高于对照组（15.2 ± 3.10），差异有统计学意义（$P<0.05$），故认为 B[a]P 可损害海马神经细胞形态，诱导神经细胞凋亡。综上认为 B[a]P 可导致神经细胞 DNA 损伤并导致神经细胞凋亡进而表现出学习记忆功能损伤等神经毒性。此外，Kallol Dutta 等进行的 B[a]P 染毒体内和体外实验提示 B[a]P 并不直接导致神经细胞毒性，而是通过诱导小胶质细胞活化导致神经细胞凋亡。在体外实验中对神经母细胞瘤和小鼠皮质神经元进行 B[a]P 染毒，当剂量高达 $80\mu mol$ 时 MTT 法结果显示并不会产生直接的神经细胞毒性，当染毒剂量极低时仍可导致小胶质细胞的活化，细胞内 ROS 水平升高和抗氧化蛋白表达下降，以及激活p38MAPK 激酶途径导致抗氧化系统的破坏和炎症因子的释放，但是中枢神经系统并没有启动炎症级联反应，导致神经细胞的凋亡。同样在体内实验中发现，B[a]P 染毒 4 天后大脑中的炎症细胞因子水平显著升高，提示 B[a]P 可能通过诱导小胶质细胞活化而产生氧化应激作用和炎症因子释放进而导致神经细胞凋亡；这也为研究多环芳烃的神经细胞毒性提供了新的思路。

四、多环芳烃对学习记忆相关基因表达的影响

报道显示 B[a]P 可调节 N-甲基-D-天冬氨酸（NMDA）受体亚单位 mRNA 和蛋白的表达，使海马的长时程增强效应（LTP）减弱，导致学习记忆能力受到影响。而蛋白的表达必然涉及相关基因的表达，在 B[a]P 致神经毒性的机制研究中可见有关基因表达的报道。Nathalie Grova 等研究发现亚急性暴露 B[a]P 的小鼠，其海马 NMDA-R1 mRNA 的表达与小鼠学习记忆损伤和暴露量存在相关关系。其研究结果显示，亚急性暴露 B[a]P 对NMDA-R1 mRNA 的表达的影响因在大脑部位的不同而不同，其在脑区（丘脑、下丘脑、颞叶皮质）表达不随 B[a]P 给药剂量而变化，在海马的表达则随剂量增加过度表达，最高

达 17 倍，而在额叶皮质及脑干 mRNA 表达则随染毒剂量的增加降低 4～35 倍和 2～4 倍。同样对雄性大鼠亚慢性 B[a]P 染毒后进行实时定量 PCR 检测，发现海马区 Gria1 和 Grin2a 表达增加。除此之外，对雄性 SD 大鼠进行腹腔注射 B[a]P 染毒后提取海马总 RNA，应用全基因组寡核苷酸芯片及聚合酶链反应（PCR）进行检测，结果显示暴露 B[a]P 能够影响神经递质受体 mRNA 的表达，利用 DAVID 进行分析，提示对学习和记忆的自主神经行为基因影响最为显著，并且选出 9 个涉及学习和记忆的神经递质受体的基因受 B[a]P 影响最为严重。上述结果均说明 B[a]P 可以对学习记忆能力相关基因的表达产生影响，导致学习记忆能力损害等神经毒性的出现。

对雄性 Wistar 大鼠腹腔注射染毒 13 周后，提取大脑海马组织应用 DNA 微阵列技术分析其海马组织的基因谱变化，筛选差异表达基因。其结果显示 B[a]P 对学习记忆的影响涉及多基因协调调控，主要为离子通道和神经递质传递、信号转导、转录、结构/细胞骨架等相关基因的表达上调或下调。在另一项相似研究中，取雄性大鼠海马组织进行基因芯片检测并对基因芯片结果进行分析，显示存在功能基因表达的上调或下调，其中涉及学习记忆相关通路差异表达的基因共有 35 条。学习记忆涉及许多复杂的机制，包括各通路及各基因之间的相互作用等因素，其微观机制目前尚未见报道，有待进一步研究。

五、多环芳烃对神经递质的影响

我们的研究提示职业暴露多环芳烃可导致相关神经递质的改变。对 176 名职业暴露 B[a]P 的工人进行流行病调查，以 48 名非暴露工人为对照组。采用高效液相色谱法测定单胺类和氨基酸类神经递质的浓度，分光光度法测定胆碱能神经递质浓度。结果显示，与对照组相比，暴露组 NA、DA、5-HT 和高香草酸浓度较低，5-羟基吲哚乙酸水平较高，天冬氨酸和 γ-氨基丁酸水平显著下降（$P=0.004$，$P=0.004$），且暴露组乙酰胆碱（ACh）浓度是对照组 4～5 倍，乙酰胆碱酯酶（AChE）活性显著下降（$P=0.000$，$P=0.012$）。同时数字跨度和数字跨度顺序得分表明，焦炉工人学习和记忆能力均显著下降（$P=0.006$），且得分与 ACh 和 AChE 分别呈负相关和正相关。因此认为 B[a]P 暴露可导致人群神经递质水平和活性产生变化并伴随有学习和记忆能力的降低。同样，在对 100 名焦炉工人的血液中单胺类递质的检测中发现，血浆中单胺类神经递质 NA、DA、5-HT 水平明显高于对照组，并通过统计学分析发现其与尿中 1-OHP 水平存在相关关系，认为 PAHs 可能导致接触人群血浆中单胺类神经递质的升高。同时有研究显示 B[a]P 可引起海马多巴胺水平的增加。

而在相似的一项动物实验中，对雄性 SD 大鼠进行侧脑室 B[a]P 注射染毒后用高效液相色谱法分别测定海马中 5-HT、DA、5-羟吲哚乙酸（5-HIAA）含量，发现海马 5-HT 含量明显增高，经趋势性检验，5-HT 随染毒剂量增加而增多的趋势存在剂量-反应关系，而 DA、5-HIAA 含量各组未见明显变化，出现这种结果的原因尚不明确。同时用跳台实验和水迷宫试验评价大鼠学习记忆功能，跳台结果显示，随染毒剂量的增加，大鼠步下平台的潜伏期缩短，中高剂量组次数增多，存在明显的剂量相关性。Morris 水迷宫试验结果显示，随染毒剂量的增加，各组大鼠平均潜伏期延长，中高剂量组在原平台停留时间缩短，与对照组比较有显著性差异，在原平台象限停留时间高剂量组与低剂量组间有差异（$P<0.05$，$P<0.01$）。同时有报道显示 B[a]P 染毒组大鼠海马谷氨酸（Glu）含量明显降低，且伴随有

学习记忆能力的显著下降。以上研究均说明 B[a]P 可导致实验动物海马中神经递质的含量发生变化且伴随有学习记忆功能的损伤。此外，有研究显示小鼠 B[a]P 暴露可引起海马组织 NMDA NR1 基因表达的上调和 NR2A 和 NR2B 基因表达的下调，引起 NMDA 受体调节改变。对妊娠期大鼠 B[a]P 灌胃染毒也发现子代海马 NMDA 和 AMPA 受体表达下调，并表现为学习记忆行为的损伤。可见 B[a]P 可影响神经递质相关基因的表达并导致学习记忆功能的损伤。

综上资料，B[a]P 能够引起 DNA 断裂、神经细胞凋亡及相关基因表达的改变，以及神经递质的改变，进而表现为学习记忆等相关的高级认知功能损害。随着工业的发展和城市化进程的加快，矿物质燃料的使用逐渐增加，使得 PAHs 的暴露浓度逐渐增加，PAHs 污染物所造成的神经功能损伤可能成为一个非常重要的公共卫生问题。已经有学者推测 PAHs 引起的学习记忆功能降低可能与神经退行性疾病的发生有关。然而 PAHs 引起学习记忆功能降低的机制尚不完全明确，其与神经退行性疾病发生的关系也有待进一步研究。目前国内外关于 PAHs 对学习记忆损伤的研究主要集中于动物实验及职业和环境流行病学研究，较少应用分子流行病学的研究方法，建议在今后的研究中将分子生物学技术、蛋白质组学、人类基因组学等相关知识相结合，更深入系统地开展 PAHs 暴露导致学习记忆功能损伤的分子流行病学研究，从外暴露和基因交互层面了解其毒作用机制，并加强与其他神经系统疾病之间的相关关系的研究，最终了解 PAHs 致学习记忆损伤的毒作用机制，为寻找 PAHs 暴露致学习记忆损伤的内暴露、早期效应和生物易感标志物提供依据，并为其风险预警和干预提供理论依据。

第三章 职业接触多环芳烃的神经毒性研究

多环芳烃类物质（PAHs）在工作和生活环境中广泛存在，多以混合物形式共存，文献报道多以 B[a]P 为代表研究多环芳烃混合物对人体的影响。虽然早在 20 世纪 80 年代就已发现 B[a]P 吸入后可进入动物脑组织，且脑微粒体对 B[a]P 具有活化作用，由于其急性毒性很小，大鼠经口 $LD_{50} > 1000mg/kg$，B[a]P 的神经毒性一直未引起足够的重视。随着神经毒理学的发展，部分动物实验发现了 B[a]P 神经毒作用的证据，而关于 PAHs 神经毒性的人群研究资料较为少见，从接触人群角度研究 PAHs 的神经毒性具有重要意义，可以明确其长期接触是否具有神经毒性及毒性作用程度，而且可以提示毒性作用的特异靶部位。焦化生产过程产生大量逸散物和煤焦油，其主要成分是多环芳烃类混合物，本研究以焦炉工作为 PAHs 的高暴露人群，通过神经行为测试、自主神经功能测试、脑电图、脑电地形图、外周神经传导速度、诱发电位等，较全面地研究了 PAHs 接触人群的神经毒性。B[a]P 致癌作用研究表明，其需代谢活化后才能发挥毒性作用，人群中 CYP1A1 代谢酶基因多态性对 B[a]P 的活化具有显著的影响，本次研究同时检测了焦炉作业工人的 CYP1A1 Msp I 位点和 Ile-Val 位点基因多态性，分析了上述位点多态性与神经功能改变的关系。

第一节 焦炉作业工人的神经行为功能改变

一、对象与方法

（一）研究对象

选取某钢铁公司焦化厂健康成年男性工人 200 名作为接触组。年龄为 23～50 岁，工龄 1 年以上，未接触铅、汞等其他导致神经行为功能受损的职业性有害因素。选择该公司原材料处和自动化处（距焦化厂 3km）工人 88 名作为对照。要求在年龄、工龄、吸烟、饮酒等方面尽可能与接触组相匹配，且没有接触过任何其他神经毒性物质。所有研究对象未患神经系统和其他器质性疾病，无神经精神系统疾病家族史，测试前 2 周内未服用可影响神经系统功能的药物，无酗酒（每日超过 200g 乙醇）和过度吸烟（每日超过 40 支）习惯。所有研究对象在本研究体检和测试前 24 小时不能有剧烈运动和重体力劳动。

（二）所用仪器试剂及研究方法

1. 主要仪器试剂

（1）主要仪器：Varian-Prostar 高效液相色谱仪及荧光检测器，C_{18} 色谱柱（Hypersil ODS2，4.6mm×250mm，5μm），DDX-200 电脑多功能心理生理能力测试康复仪。

（2）主要试剂：B[a]P 标准品，1-羟基芘标准品，咔唑（内标物），肌酐标准品，苦味酸。

2. 研究方法

（1）问卷调查：采用自行设计的、统一的调查表，按照统一的方法及标准，由经过统一培训的调查员进行面对面询问调查。调查内容包括一般情况、文化程度、工种、工龄、吸烟饮酒情况、吃烧烤食品的习惯、家庭燃料种类、每周做饭的次数、厨房是否安装抽油烟机、油烟的主观感觉、职业变动史、自觉症状、服药史、疾病史及家族史，通过询问后如实填写。自觉症状包括神经系统、消化系统、骨骼肌肉系统、心血管、内分泌系统症状。症状按"无""偶尔""经常"分别记为 0 分、1 分、2 分。内分泌系统、骨骼肌肉系统、循环系统症状反映外周感觉和运动神经功能。吸烟指每天吸烟量在 10 支以上，连续吸烟一年以上；饮酒指每周饮酒至少 3 次，连续饮酒一年以上。神经精神系统疾病家族史指调查对象的三代亲属中有此类疾病的发生。

（2）环境监测：为了解作业工人 B[a]P 的接触水平，分别在炉顶、炉侧、炉底和对照组所在工作场所设 3 个采样点，每个采样点放置粉尘采样器 3 台，流量 20L/min，连续采样 4 小时，用环己烷提取收集在玻璃纤维滤纸上的飘尘、浓缩后加入氧化铝去除大部分杂质，最后用反相 C_{18} 柱分离，荧光检测器检测，保留时间定性，外标法峰面积定量。

色谱条件如下所示。大连伊利特分析仪器有限公司 C_{18} 色谱柱（HypersilODS2，4.6mm×250mm，5μm）；流动相：甲醇：水＝90：10；流速：1.0ml/min；荧光检测器波长：$\lambda_{ex}/\lambda_{em}$=365nm/405nm；B[a]P 标准溶液：用二甲基甲酰胺配成 1ml＝1mg 的储备液，再用甲醇稀释成 1ml＝2μg 的标准溶液。

（3）生物监测

1）标本采集：用聚乙烯塑料瓶收集研究对象的班末尿，–70℃保存。

2）尿 1-羟基芘的测定：参照李晓华等的方法，尿样充分摇匀后，立即取出 2ml 置于 10ml 具塞比色管中，加入 0.6g/ml 的氢氧化钠溶液 0.5ml，混匀后于管式加热器上 100℃避光水解 3.5 小时。水解结束后加入 100μg/ml 的内标溶液 50μl，用盐酸调节 pH 至 3～5。加入 4ml 二氯甲烷，在旋涡混匀器上混匀 3min，分取二氯甲烷约 3ml，室温下氮吹浓缩至近干。残渣用 0.2ml 甲醇：水（75：25）溶解，取 10μl 进行高效液相色谱（HPLC）分析。以保留时间定性，内标法峰面积定量。所测尿 1-羟基芘浓度用尿肌酐含量校正，而后进行对数变换。

3）色谱条件

A. 流动相：甲醇：水＝75：25，流速 1.0ml/min。

B. 荧光检测器波长：$\lambda_{ex}/\lambda_{em}$＝346nm/386nm。

3. 情感状态测试 采用世界卫生组织神经行为核心测试组合（WHO/NCTB）中的 profile of mood states（POMS）。问卷包括愤怒-敌意（anger-hostility，POMSA）、困惑-迷茫（confusion-bewilderment，POMSC）、忧郁-沮丧（depression-dejection，POMSD）、疲惫-惰性（fatigue-inertia，POMSF）、紧张-焦虑（tension-anxiety，POMST）、有力-好动（viger-activity，POMSV）。本测试及神经行为测试应在安静的房间内进行，房间温度为 22～25℃。

4. 神经行为功能测试 采用 WHO/神经行为核心测试组合（NCTB）。测试指标包括简单反应时（SRT）、简单反应时最快值（SRTF）、简单反应时最慢值（SRTS）、数字广度（DSP）、顺序数字广度（DSPF）、倒序数字广度（DSPB）、提转捷度（SAN）、利手提转捷度（SANP）、非利手提转捷度（SANN）、数字译码（DST）、视觉保留（BVR）、目标追踪（PA）、目标追踪正确数（PAC）、目标追踪错误数（PAE）。测试时统一导语，使受试者能完全理解导语并配合测试。为避免操作偏倚，所有观察对象的同一个测试项目均由同一个测试者完成。

5. 数据录入及统计方法 所有数据都由专人录入到 Epidata 软件中，尿 1-羟基芘含量经对数变换后，均为正态分布，用 $\bar{x}\pm s$ 表示。用 SPSS10.0 统计软件包进行分析。

6. 质量控制 调查员为某公共卫生学院五年级本科生和本实验组的研究生，调查前均经过统一的严格培训；调查过程中实行专人专项负责制；调查表收回后，认真审核，查漏补齐，统一录入数据库。

二、结　果

1. 环境监测结果 环境监测表明炉侧、炉顶的 B[a]P 浓度分别为 0.186μg/m^3 和 1.624μg/m^3，超过职业卫生标准 0.15μg/m^3 的 0.24 倍和 9.83 倍。炉底和对照区空气中 B[a]P 浓度未超过标准。可见 B[a]P 浓度由炉底到炉顶大幅度升高。结果见表3-1。

表 3-1　作业场所环境监测结果（$\bar{x} \pm s$）

监测点	采样点个数	B[a]P 浓度（μg/m^3）
对照	3	0.0102±0.0076
炉底	3	0.0195±0.0132
炉侧	3	0.186±0.0386
炉顶	3	1.624±0.4358

2. 接触组和对照组的一般情况分析 接触组和对照组在年龄、工龄、吸烟、饮酒、吃烧烤食物、每周做饭次数差别无统计学意义，但在文化水平上有显著差别。结果见表3-2。

表 3-2　接触组和对照组的一般情况

项目	对照组	接触组	统计量	P 值
年龄	38.3±5.97	37.99±5.96	$t=0.615$	0.434
工龄	18.3±6.90	17.20±6.81	$t=2.266$	0.133
吸烟			$\chi^2=1.208$	0.547
不吸	18	50		
偶尔吸	6	9		
经常吸	64	141		
饮酒			$\chi^2=4.917$	0.086
不饮	35	77		
偶尔饮	28	43		
经常饮	25	80		
文化水平			$\chi^2=28.319$	0.000
小学	2	13		
初中	29	120		
高中	34	50		
大专	23	17		
吃烧烤食物			$\chi^2=1.277$	0.528
不吃	22	62		
偶尔吃	64	132		
经常吃	2	6		

3. 生物监测结果分析 尿 1-羟基芘含量经对数变换后符合正态分布，用均数表示。接触组的尿 1-羟基芘的水平高于对照组，差异有统计学意义（$P<0.01$）。结果见表3-3。

表 3-3 尿 1-羟基芘含量检测结果（对数值）（$\bar{x} \pm s$）

组别	例数	每 1mol 肌酐所含尿 1-羟基芘（μmol）
对照组	88	2.75±1.09
接触组	200	3.42±0.98**

注：**表示与对照组相比 $P<0.01$。

4. 各组不同系统症状比较 症状按"无""偶尔""经常"分别记为 0 分、1 分、2 分，对研究对象的症状进行评分后，以文化程度为协变量进行协方差分析，神经系统、内分泌系统、骨骼肌肉系统症状的得分两组间差异有统计学意义（$P<0.05$），消化系统、循环系统得分在两组间差异没有统计学意义（$P>0.05$）。结果见表 3-4。

表 3-4 两组不同系统症状得分比较表（$\bar{x} \pm s$）

组别	例数（人）	神经系统	消化系统	内分泌系统	循环系统	骨骼肌肉系统
对照组	88	2.43±2.00	0.22±0.47	2.23±1.59	0.37±0.60	1.22±1.41
接触组	200	4.06±0.92*	0.46±0.84	3.28±2.14*	0.61±0.77	2.00±1.78*

注：*表示与对照组相比，$P<0.05$；神经系统症状（SNS）包括头晕、头痛、失眠、多梦、急躁易怒、情绪不稳、记忆下降等；消化系统症状（SDS）包括食欲下降、恶心、呕吐、便秘、腹泻等；内分泌系统症状（SES）包括体热多汗、皮肤干燥、口干舌燥等；循环系统症状（SCS）包括心慌、气短、气急等；骨骼肌肉系统症状（SSS）包括四肢麻木、震颤、疲倦无力、握物易掉等。

5. 情感状态测试结果及神经行为功能测试得分结果 以文化水平为协变量，经协方差分析接触组数字跨度总分、顺序得分低于对照组，二次打点正确数、二次打点总数低于对照组。结果见表 3-5。

表 3-5 焦炉作业工人情感状态及神经行为功能测试结果（$\bar{x} \pm s$）

指标	对照组（88 人）	接触组（200 人）
愤怒-敌意	14.23±10.30	15.55±10.36
困惑-迷茫	8.38±5.34	9.59±5.44
忧郁-沮丧	17.09±13.42	16.36±13.06
疲惫-惰性	9.69±6.04	10.53±5.97
紧张-焦虑	11.56±7.35	11.68±7.13
有力-好动	19.38±6.57	19.2±6.84
平均反应时间	436.27±121.44	426.73±124.71
最快反应速度	1475.15±858.17	1444.74±819.07
数字跨度总分	17.40±4.11	15.22±4.13*
数字跨度顺序	10.90±2.46	9.09±2.66*
数字跨度倒序	6.65±2.63	6.13±2.29
习惯用手	41.38±6.54	39.34±6.41
数字译码	44.47±11.84	39.58±11.76
视觉记忆	7.07±1.75	6.78±1.86
二次打点正确数	158.90±50.19	154.46±29.77*
二次打点错误数	26.01±21.27	28.55±21.73
二次打点总数	180.58±36.36	185.31±39.68*

注：*与对照组相比，$P<0.05$。

为研究多环芳烃接触对神经行为的剂量-反应关系，按照尿 1-羟基芘浓度对数值将所有研究对象分为 3 组：低尿 1-羟基芘组（102 人）、中尿 1-羟基芘组（120 人）、高尿 1-

羟基芘组（66 人）（分组点为尿 1-羟基芘浓度对数值的 30%和 70%），三组在年龄、工龄、文化水平、吸烟、饮酒上均衡可比，经方差分析，数字跨度总分、数字跨度顺序、数字跨度倒序、习惯用手、数字译码、视觉记忆得分各组比较有统计学差异，两两比较表明低尿 1-羟基芘组在总数字跨度、数字跨度顺序、数字跨度倒序、习惯用手敏捷度、视觉记忆与中高尿 1-羟基芘组有差别，但中高尿 1-羟基芘组比较无显著性差异，$P>0.05$；数字译码得分低尿 1-羟基芘组与高尿 1-羟基芘组有显著性差别，$P<0.05$，而中尿 1-羟基芘组在数字译码得分上与其他两组比较无统计学差异，$P>0.05$。结果见表 3-6。

表 3-6　不同尿 1-羟基芘水平人群的情感状态及神经行为功能测试得分

指标	低尿 1-羟基芘组（102 人）	中尿 1-羟基芘组（120 人）	高尿 1-羟基芘组（66 人）
	每 1mol 肌酐含 1-羟基芘< 3.10μmol	每 1mol 肌酐含 1-羟基芘≥3.10μmol	每 1mol 肌酐含 1-羟基芘> 3.87μmol
愤怒-敌意	15.63±10.17	15.63±10.17	14.19±9.92
困惑-迷茫	9.32±5.65	9.53±5.42	8.95±5.17
忧郁-沮丧	17.25±13.49	16.66±13.58	15.44±12.01
疲惫-惰性	10.34±5.79	10.27±6.42	10.34±5.52
紧张-焦虑	12.17±7.24	11.47±7.40	11.30±6.79
有力-好动	19.14±6.43	19.78±6.98	18.59±6.89
平均反应时间	438.64±129.48	416.42±94.60	439.73±156.67
最快反应速度	193.04±108.24	173.75±55.92	194.94±70.34
最慢反应速度	1456.01±869.73	1432.67±808.70	1491.61±811.46
总数字跨度	17.25±4.40	15.10±4.074[**]	14.97±3.56[**]
数字跨度顺序	10.48±2.59	9.15±2.80[**]	9.13±2.46[**]
数字跨度倒序	6.90±2.71	5.95±2.26[**]	5.84±1.89[**]
习惯用手敏捷度	41.59±6.16	39.44±6.47[*]	38.27±6.69[**]
非习惯用手敏捷度	39.11±5.46	37.82±6.00	37.66±5.87
数字译码	43.36±12.867	40.42±10.964	38.22±11.73[**]
视觉记忆	7.31±1.75	6.79±1.79[*]	6.67±1.98[*]
二次打点正确数	157.55±29.02	155.13±30.04	157.75±29.69
二次打点错误数	27.10±21.06	28.89±21.09	27.11±23.67
二次打点总数	183.49±40.25	183.84±38.47	184.83±37.73

注：*与低尿 1-羟基芘组比较 $P<0.05$，**与低尿 1-羟基芘组比较 $P<0.01$。

6. 焦炉作业工人情感状态及神经行为功能的多元回归和偏相关分析　我们以年龄、炼焦工龄、尿 1-羟基芘含量、文化水平、吸烟、饮酒为自变量对神经行为各项目进行多元线性回归分析，回归方程中能够引入尿 1-羟基芘含量的神经行为项目是总数字跨度、数字跨度顺序、数字跨度倒序、数字译码和视觉记忆，进而将以上项目与尿 1-羟基芘含量进行偏相关分析，这些项目与尿 1-羟基芘含量呈负相关。结果见表 3-7。

表 3-7　神经行为测试结果多元回归分析和偏相关分析结果

回归方程	与尿 1-羟基芘的偏相关系数[*]	P 值
总数字跨度=22.98+1.13×文化水平−0.19×年龄−1.02×尿 1-羟基芘−0.055×炼焦工龄	−0.309	0.000
数字跨度顺序=12.50+0.65×文化水平−0.068×年龄−0.61×尿 1-羟基芘−0.062×炼焦工龄	−0.284	0.000
数字跨度倒序=9.49+0.58×文化水平−0.11×年龄−0.37×尿 1-羟基芘	−0.209	0.000
数字译码=55.56+5.01×文化水平−0.72×年龄−1.41×尿 1-羟基芘	−0.158	0.007
视觉记忆=8.19+0.44×文化水平−0.05×年龄−0.27×尿 1-羟基芘	−0.144	0.015

注：*偏相关分析，文化水平、年龄为协变量。

三、讨　论

焦化生产过程中产生大量逸散物和煤焦油，其主要成分是多环芳烃类混合物（PAHs），故而本研究以焦炉工为 PAHs 的暴露人群。大量职业流行病学研究已经表明，PAHs 与焦炉工人肺癌之间存在因果关系，在 PAHs 职业暴露等级评定中以 B[a]P 浓度来精确描述 PAHs 的接触特性。文献报道多以 B[a]P 为代表研究多环芳烃混合物对人体的影响。因此，检测作业环境中 B[a]P 浓度可以代表焦炉作业环境中多环芳烃类混合物的外暴露程度。

通过环境监测发现，该焦化厂作业环境 B[a]P 含量按炉底、炉侧和炉顶的顺序明显升高。炉顶和炉侧组均超过了职业标准。已有的人群研究表明，尿 1-羟基芘是反映多环芳烃接触较好的生物监测指标。本次研究选择了尿 1-羟基芘作为人群研究的接触指标，我们已有的研究结果表明，炉侧和炉顶焦炉工人尿 1-OHP 的浓度显著高于对照人群，这与焦炉作业环境中 B[a]P 监测的结果相一致。本次研究也表明接触组尿 1-羟基芘的浓度显著高于对照人群。

B[a]P 可以通过多种途径进入机体，其对人类健康的潜在危害一直受到人们的关注，而对于接触人群 B[a]P 的负荷情况与神经行为之间的关系，目前国内外报道很少。波兰焦煤生产工人出现类神经症，伴有自主神经系统的调节紊乱，并出现短期记忆的缺失，其严重程度与 B[a]P 的接触水平有关。本次研究表明，接触组神经系统、内分泌系统和骨骼肌肉系统症状的得分较对照组明显增多，提示 B[a]P 可能影响作业工人的神经功能。有报道称，1960～1970 年，位于得克萨斯的一个垃圾倾倒处附近的社区因慢性暴露于 B[a]P、苯并荧蒽、䓛、萘酚及芘等而产生神经系统的症状。神经行为功能测试被认为是一个探测早期损害及低浓度、低剂量职业危害因素作用的敏感方法，我们初步的研究结果表明多环芳烃对接触人群的情感状态和神经行为功能有影响，由于焦炉工存在轮岗制且工作位置只在特定工作时间内固定，单纯以作业环境分组可能不能全面反映多环芳烃的接触水平，鉴于多环芳烃接触水平评价的复杂性，研究中接触组未按作业位置进行分组，而且本研究扩大了研究的对象年龄范围，能够更全面地反映多环芳烃接触对人群神经功能的影响。

我们研究发现接触组的总数字跨度、数字跨度顺序得分低于对照组。可见相对于对照组工人，焦炉工人学习、记忆力、听感觉等方面能力有所下降，但二次打点正确数、二次打点总数接触组高于对照组，可能是由于焦炉工人相对于对照工人更多从事手工操作性工作。为了研究多环芳烃接触对神经行为的剂量-反应关系，按照尿 1-羟基芘浓度将所有研究对象分为低尿 1-羟基芘组、中尿 1-羟基芘组、高尿 1-羟基芘组，数字跨度总分、数字跨度顺序、数字跨度倒序、习惯用手、数字译码、视觉记忆得分各组比较有统计学差异。虽然中尿 1-羟基芘组与高尿 1-羟基芘组在以上项目两两比较未见统计学差异，但都有随尿 1-羟基芘浓度增高而降低的趋势，反映了多环芳烃接触可对接触人群的学习、记忆力、感知和手工敏捷度产生不利影响。按照尿 1-羟基芘进行分组后反映人群学习记忆的指标比按照接触和对照分组显示了更多的显著性差异，可能与尿 1-羟基芘浓度受 CYP1A1 基因多态性影响较大有关，代谢活化能力强者尿 1-羟基芘浓度较高，而其神经功能更易受到损害。

以年龄、炼焦工龄、尿 1-羟基芘含量、文化水平、吸烟、饮酒为自变量对神经行为各项目进行多元逐步回归，能够引入尿 1-羟基芘含量的有总数字跨度、数字跨度顺序、数字跨度倒序、数字译码和视觉记忆，对以上项目进行偏相关分析表明总数字跨度、数字跨度顺序、数字跨度倒序、数字译码和视觉记忆与尿 1-羟基芘含量呈负相关，特别是总数字跨度与尿 1-羟基芘含量的偏相关系数为 -0.309，反映多环芳烃接触可对感知和记忆等中枢高级活动产生影响。本次研究也发现 WHO 神经行为核心测试组合绝大多数指标回归方程都首先引入年龄、文化程度，受这两个因素的影响程度较大，与文献报道一致。

综合本研究结果来看，多环芳烃接触引起神经行为测试指标中与记忆有关的三项指标的相同改变，可以认为多环芳烃接触可引起接触人群感知和记忆功能降低。感知、记忆等高级功能初步改变不易被觉察和发现，也不具有特异性，这也可能是其未受到重视的原因，但感知和记忆等中枢高级功能降低严重影响作业工人的生活质量。而且有研究表明，腹腔注射 B[a]P 可引起大鼠神经行为的改变，与血和脑中 B[a]P 活性代谢产物含量呈负相关提示多环芳烃神经毒性与其致癌性可能具有相同的物质基础，加强多环芳烃的神经毒性研究具有重要的意义。

第二节 焦炉作业工人自主神经功能的改变

自主神经（autonomic nervous system，ANS）功能测试方法作为神经毒理学研究的一个方法常用于检测金属和有机溶剂，并被认为是一个探测早期损害及低浓度、低剂量职业危害因素作用的敏感方法，心率反应的变化能力是测量自主神经功能的敏感而简便可行的指标。自主神经系统的功能紊乱与许多疾患有密切的关系，故在临床诊断和研究中常需要检查自主神经系统的功能状态，以了解其活动与疾病的关系。通常自主神经系统功能状态可以通过各种不同的内脏体征来评估，如血压、脉率、呼吸频率、瞳孔直径等，有多种检查方法，如电生理学检查法、体征检查法等。本次研究所用的方法是由 Ewing D J 推荐的 ANS 功能测试项目。

一、材料和方法

1. 研究对象 同本章第一节。

2. 所用仪器及方法

（1）本研究使用的仪器为普通血压计、手提式心电图机。

（2）研究方法包括以下四项内容：Valaslva Manoeuvre 心率反应（HR-V）、深呼吸时的心率变化（HR-DB）、即立心率反应（HR-IS）、即立血压反应（BP-IS）。

1）Valaslva Manoeuvre 心率反应（HR-V）：让受试对象向一气压计吹气并使之达 40mmHg 并维持 15 秒，然后放松进行正常呼吸，其间连续记录心电图、测量放松后的最大 R-R 间隔及吹气时的最小 R-R 间隔。取两者比值即为 HR-V 值。

2）深呼吸时的心率变化（HR-DB）：让受试者静坐，以每分钟 6 次的频率深呼吸（5秒吸，5 秒呼）1 分钟，然后恢复正常呼吸。在此过程中连续记录心电图，测量每个呼吸周期中的最快心率和最慢心率，并计算其差值。6 个差值的平均数值为 HR-DB。

3）即立心率反应（HR-IS）：受试对象静卧 5 分钟，连续记录心电图，令其迅速站立，测量站立后第 30 个 R-R 间隔和第 15 个 R-R 间隔，其比值即为结果，表示为 $R_{30:15}$。再测量站立后 30 秒内最大 R-R 间隔与最小 R-R 间隔，取其比值为 $R_{max:min}$。

4）即立血压反应（BP-IS）：受试对象静卧 5 分钟，测其血压，令其迅速站立，立即测量其血压，计算静卧时收缩压与站立后收缩压的差值。重复 3 次，每次间隔 5 分钟，取 3 次结果均值。

二、结 果

1. 自主神经功能测试结果 以文化水平为协变量，经协方差分析，HR-V 在 B[a]P 接触组和对照组间差异有统计学意义，$R_{30:15}$、$R_{max:min}$、HR-DB 和 BP-IS 在各组间的差异没有统计学意义，见表 3-8（$P>0.05$）。

表 3-8 自主神经功能测试结果（$\bar{x}\pm s$）

组别	HR-V	HR-DB	$R_{30:15}$	$R_{max:min}$	BP-IS
对照组（88 人）	2.41 ± 0.16	9.67 ± 0.60	1.04 ± 0.02	1.31 ± 0.03	2.66 ± 1.96
接触组（200 人）	$1.31\pm0.12^*$	10.18 ± 0.43	1.04 ± 0.01	1.33 ± 0.02	4.36 ± 1.41

注：与对照组相比，*表示 $P<0.05$。

2. 按内暴露分组的结果分析 按照尿 1-羟基芘浓度对数值将所有研究对象分为三组：低尿 1-羟基芘组（102 人）、中尿 1-羟基芘组（120 人）、高尿 1-羟基芘组（66 人）（分组点为尿 1-羟基芘浓度对数值的 30% 和 70%），三组在年龄、工龄、文化水平、吸烟、饮酒上均衡可比，经方差分析，HR-V 在 B[a]P 接触组和对照组间差异有统计学意义，$R_{30:15}$、$R_{max:min}$、HR-DB 和 BP-IS 在各组间的差异没有统计学意义（$P>0.05$）（表 3-9）。

表 3-9 不同尿 1-羟基芘水平人群的自主神经功能测试结果（$\bar{x}\pm s$）

分组	低尿 1-羟基芘组（102 人）每 1mol 肌酐含 1-羟基芘 <3.10μmol	中尿 1-羟基芘组（120 人）每 1mol 肌酐含 1-羟基芘 ≥3.10μmol	高尿 1-羟基芘组（66 人）每 1mol 肌酐含 1-羟基芘 >3.87μmol
HR-V	2.10 ± 2.07	$1.52\pm1.41^{**}$	$1.31\pm0.24^{**}$
HR-DB	9.87 ± 5.67	10.19 ± 5.55	9.84 ± 5.46
$R_{30:15}$	1.05 ± 0.18	1.06 ± 0.16	1.02 ± 0.13
$R_{max:min}$	1.34 ± 0.31	1.31 ± 0.22	1.31 ± 0.24
BP-IS	1.40 ± 23.06	5.03 ± 15.60	5.50 ± 11.77

注：**表示与对照组相比，$P<0.01$。

3. 自主神经功能测试结果的多元逐步回归分析 为了探讨影响自主神经功能的因素，以年龄、接触工龄、文化程度、饮酒、吸烟、尿 1-羟基芘含量为自变量作多元逐步回归分析，能够引入接触工龄和尿 1-羟基芘的自主神经功能指标为 HR-V，多元逐步回归分析结果如表 3-10 所示。

表 3-10 ANS 各项指标的多元逐步回归结果

自变量	HR-V βj	HR-V 标准化 βj	HR-DB βj	HR-DB 标准化 βj	$RR_{max:min}$ βj	$RR_{max:min}$ 标准化 βj
炼焦工龄	−0.031	−0.180	—	—	—	—
年龄	—	—	−0.138	−0.155	−0.009	−0.205
文化水平	0.276	0.145	—	—	—	—
尿 1-羟基芘	−0.221	−0.120	—	—	—	—

三、讨 论

自主神经功能测试作为神经毒理学的一种研究方法，具有简单易行、灵敏度高、无损伤及经济实用的优点，广泛用于职业性有害因素对作业人群神经系统损害的检测中，并被认为是一个探测低浓度、低剂量职业危害因素对人群神经系统损害的早期敏感指标。其中 HR-V、HR-DB、$R_{30:15}$ 及 $R_{max:min}$ 反映心率变化的能力，是副交感神经调节功能强弱的体现；BP-IS 反映血压的变化能力，是交感神经调节功能的体现。这些指标的值越大，说明心血管自主神经功能状态越好，反之则越差。心率反应的变异性是测量 ANS 功能的敏感而简便可行的指标。

利用自主神经功能测试来评价职业性有害因素如金属、有机溶剂等对作业工人神经系统的影响已有不少报道，但有关 B[a]P 自主神经毒性的研究国内外尚未见除本课题组以外的其他报道。本研究发现反映副交感神经调节功能的 HR-V 值在接触组比对照组明显降低，而反映交感神经调节功能的指标没有明显改变。多数研究发现副交感神经对神经毒物的作用更为敏感，表现为副交感神经调节功能的下降。本文的研究结果与之一致，提示 B[a]P 接触对自主神经功能存在潜在的危害。

按照尿 1-羟基芘浓度将所有研究对象分为低尿 1-羟基芘组、中尿 1-羟基芘组、高尿 1-羟基芘组，中尿 1-羟基芘组、高尿 1-羟基芘组与低尿 1-羟基芘组比较 HR-V 值有显著性差异，虽然中尿 1-羟基芘组与高尿 1-羟基芘组比较未见统计学差异，但 HR-V 值有随尿 1-羟基芘浓度增高而降低的趋势，反映了多环芳烃接触对自主神经功能的损害。

多元逐步回归分析结果显示，炼焦工龄、文化水平、尿 1-羟基芘引入 HR-V 中；年龄引入 HR-DB 中和 $R_{max:min}$ 中；没有变量引入 $R_{30:15}$ 和 BP-IS 中，提示受教育年数和年龄均能够从不同方面影响心率和血压反应，受教育水平是一个保护因素，接触年数、年龄是有害因素。故在接触的作业工人中提高文化素质，加强健康教育，可能对工人的自主神经功能起到一定的保护作用。

本节结果提示，PAHs 在本研究中的接触水平下可对自主神经系统产生损害，它们在生产环境空气中的浓度仍需进一步降低，由于心脏迷走神经张力的降低使得心脏副交感神经与交感神经之间的作用失去平衡，迷走神经张力下降，交感神经活性相对增高，心率加快，易促发心肌缺血、心功能不全、恶性心律失常等各种冠心病及心脏性猝死等临床事件的发生。Igor Burstyn 等研究发现，职业性接触 B[a]P 的累积和平均暴露指数与致死性的缺血性心脏病的发生呈显著的正相关，而且接触 B[a]P 的平均浓度在 $273ng/m^3$ 或以上时，发生致死性的缺血性心脏病的相对危险度是 1.64。由此推测 B[a]P 引起的心血管疾病可能与其自主神经毒性有关，所以应对职业与环境中多种神经毒物的自主神经毒性加以密切关注。

第三节　焦炉作业工人脑电图和脑电地形图的改变

一、研究对象与方法

1. 研究对象　接触组按照炉顶、炉侧、炉底各工种及年龄随机选取 15 名作为研究对象，对照组按年龄随机选取 25 名，要求在年龄、文化水平、工龄、吸烟和饮酒习惯上尽量齐同，共 70 人作为研究对象。接触组的年龄、性别、文化水平与对照组相比具有可比性。

2. 方法　上述全部研究对象均采用日产 6518 型脑电图机与北京太阳电子科技公司脑电处理系统，按国际 10～20 系统放置电极，以双侧耳垂作为参考电极。在单级导联描记的基础上进行计算机采样，每次采样 60 秒，选择波形典型无伪迹的部分记录并储存，同时在计算机屏幕上显示波形，进行频谱分析，显示出 α、β、θ、δ 的功率分布图，以 0～15 级显示出大脑各区域的等电位分布，慢波达 8～9 级、各频带对应区级差达 3 级以上视为轻度异常，慢波达 10～13 级视为中度异常，慢波达 14 级以上视为重度异常。

描记在屏蔽、恒温的隔音室中进行，被试者测试前一天将头洗净，被试者坐于沙发上，全身肌肉放松，并始终保持清醒、集中思想。

3. 统计分析方法 用 SPSS10.0 软件分析。

二、结　果

1. 接触组和对照组一般情况比较 接触组和对照组在年龄、工龄、文化水平、吸烟、饮酒、吃烧烤食物、每周做饭次数上有无显著差别。结果见表 3-11。

表 3-11　接触组和对照组的一般情况

项目	对照组	接触组	统计量	P
年龄	39.03±4.95	38.87±5.65	$t=0.134$	0.440
工龄	18.20±6.78	17.52±6.78	$t=0.235$	0.332
吸烟			$\chi^2=0.052$	0.974
不吸	6	10		
偶尔吸	4	8		
经常吸	15	27		
饮酒			$\chi^2=0.237$	0.888
不饮	13	21		
偶尔饮	6	13		
经常饮	6	11		
文化水平			$\chi^2=0.13$	0.988
小学	1	2		
初中	15	25		
高中	7	14		
大专	2	4		
吃烧烤食物			$\chi^2=0.205$	0.902
不吃	11	21		
偶尔吃	13	23		
经常吃	1	1		

2. 接触组和对照组脑电图和脑电地形图的比较 经 Fisher 检验，接触组与对照组均以 α 波为主（$P=0.312$），但是在接触组 θ 波出现的频率已高达 13.33%。广泛性异常（$P=0.2666$）、弥散性异常（$P=0.1718$）和局限性异常（$P=0.0089$）的比率明显高于对照组。低波幅脑电图出现的频率高于对照组。

（1）脑电主波率：用 Fisher 确切概率法检验，结果见表 3-12。

表 3-12　焦炉作业工人脑电图主波率的变化

组别	β波		α波		θ波		δ波		总例数	
	例数	比率（%）	例数	比率（%）	例数	比率（%）	例数	比率（%）	例数	比率（%）
接触组	4	8.89	35	77.77	6	13.33	0	0.0	45	100
对照组	1	4.00	23	90.48	1	4.00	0	0.0	25	100

注：α波指脑波频率在 14～30Hz；β波指脑波频率在 8～13Hz；θ波指脑波频率在 4～7Hz；δ波指脑波频率在 0.5～3Hz。

（2）异常脑波的空间分布：用四格表确切概率法分析，结果见表 3-13。

表 3-13　焦化作业工人和对照组脑波的空间分布

	焦炉作业工人（45 例）		对照组（25 例）	
	例数	比率（%）	例数	比率（%）
广泛性异常	12	26.66	0	0.00
弥散性异常	8	17.78	2	8.00
局限性异常	4	8.89	2	8.00

注：广泛性异常，遍及两侧半球区，基本对称；弥散性异常，遍及两侧半球区，非对称性；局限性异常，仅限于一侧半球某一区域或某些区域的脑电活动。

（3）脑波波幅：用 Fisher 确切概率法分析，结果见表 3-14。

表 3-14　焦炉作业工人和对照组脑波波幅的比较

	焦炉作业工人（45 例）		对照组（25 例）	
	例数	比率（%）	例数	比率（%）
低波幅	20	44.44	4	16.00
中等波幅	24	53.33	20	80.00
高波幅	1	2.22	1	4.00

注：低波幅 $<30\mu V$，中等波幅 $30\sim80\mu V$，高波幅 $>80\mu V$。

三、讨　论

脑电图（或脑电地形图），是评价脑功能的一种方法。脑电图是脑组织细胞的生物电活动被放大约 1 000 000 倍所做的记录，脑电图可以检测毒物对脑的影响，这些毒物均可使脑电图曲线的波幅、频率、波形、波的表现方式及分布和位相关系出现不同程度的变化，提示脑损害的程度和部位等。脑电地形图（brain electricity active mapping）是随着电子计算机发展而用于评价脑功能的一种先进的检查方法。它将脑电信号转入计算机进行二次处理，使之变成能定量定位地反映大脑机能变化，以图像的形式来显示脑损伤的部位和范围，为脑机能障碍的评定提供一个科学的指标。

有关 B[a]P 接触脑电图及脑电地形图改变的资料较少，国外曾有焦炉作业工人脑电图呈现异常的报道，发现弥散性异常的发生概率与接触 B[a]P 的浓度相关，显示 B[a]P 引起大脑皮质神经细胞功能低下。本研究对焦炉作业工人的脑电图波幅比较发现，焦炉作业工人的低波幅发生率明显高于对照组。从空间分布上看脑波的出现形式，焦炉作业工人的广泛性异常率、弥散性异常率及局限性异常率均高于对照组。在脑电图中还发现，在接触者无自觉症状时，已有脑电图的改变。脑电地形图则主要表现为各频带均为低能量值，α 频带呈弥散性分布，有时出现不对称现象，提示焦炉作业工人大脑皮质

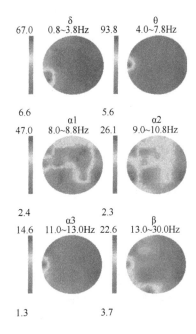

图 3-1　焦炉作业工人的脑电地形图

一炉侧工人（工龄 18 年，年龄 40 岁）的脑电地形图，其脑电地形图的特点为各频带均为低能量值，α 频带呈弥散性分布，有时出现不对称现象。其余未见明显改变

神经细胞功能低下（图 3-1）。

第四节　焦炉作业工人外周神经传导速度和诱发电位的改变

诱发电位是对周围感觉器官或感觉神经通路进行刺激，应用计算机叠加技术，可在大脑皮质的特定部位测出刺激所诱发产生的电位变化（EPs）。这些诱发电位的波形极性在重复刺激后不变，波峰向上为负波，用 N 表示，波峰向下为正波，用 P 表示。诱发电位与刺激呈锁时（time-locked）关系，即总在刺激后的固定时间内出现，故以潜伏期毫秒（ms）数为主波命名。

根据感觉刺激的形式分类，目前实际常用的有 3 种诱发电位：①躯体感觉诱发电位（somatosensory evoked potential，SEP），一般选择正中神经，于腕部或肘部给予电刺激，在对侧大脑皮质感觉区部位的头皮安置记录电极，可记录到体感诱发电位。少数情况下可选择刺激其他神经。②视觉诱发电位（visual evoked potential，VEP），应用黑白棋盘格翻转或闪光刺激，于枕区皮质可记录到一个潜时为 100 毫秒的正相视觉诱发电位。③脑干听觉诱发电位（brainstem auditory evoked potential，BAEP），即用短声刺激听觉感受器，于顶部用头皮电极记录包括脑干各水平听觉通路的电活动。诱发电位测定已在临床脑功能损害诊断和预后中普遍应用，同时也是许多毒物早期神经毒性研究的敏感指标。

为更为全面深入地研究 B[a]P 的神经毒性，观察 PAHs 是否造成了接触工人的其他神经环路的损伤，使用 Neuropack M1 肌电图仪进行了双侧上肢运动和感觉神经传导速度的测定，同时进行了体感诱发电位、听觉诱发电位和视觉诱发电位的测定。

一、对象和方法

1. 对象　同本章第三节。接触组按照炉顶、炉侧、炉底各工种随机选取 15 名作为研究对象，对照组也选取 25 名，各组要求在年龄、文化水平、工龄、吸烟和饮酒习惯上尽量齐同，共 70 人。

2. 神经传导速度的测定　使用 Neuropack M1 肌电图仪，检测双侧正中神经和尺神经的感觉神经和运动神经的（排除受伤神经）传导速度（SCV 和 MCV）、远端潜伏期（SL 和 ML），记录和刺激均以表面电极记录。正中神经、尺神经 SCV 测定刺激点分别为示指、小指，正中神经、尺神经 MCV 测定记录点分别为拇短展肌（肘、腕）、小指展肌（肘、腕）。取值为双侧的均值。

3. 体感诱发电位测定　记录上肢腕正中神经和尺神经 SEP。室温维持在 20～25℃，受试者仰卧位，每次以消毒针电极记录，鞍状电极刺激。刺激电极置于腕内侧横纹上 2～3cm 处，记录电极按脑电图国际 10-20 系统电极安放法安放 3 个导联：Cc'-FPz、Cv7-FPz、CLi-CLc，其中 Cc'为刺激对侧 Cz 后 2cm 旁开 7cm，分别相当于左、右半球皮质手区，CLi 和 CLc 分别为刺激同侧或对侧 Erb 点，参考电极 FPz 置于额极，接地电极置于侧前臂。刺激电流控制在 5～15mA，以能引起拇指轻微抽动为度。刺激频率 4.7Hz，检测带通 30～3000Hz，放大器灵敏度 100μV，显示器灵敏度 1μV，每次平均叠加 300 次，直到波形稳定光滑为止，如此至少重复两次以上，保证两次曲线的良好重复。观察 N9、N13、N20 潜伏期。

4. 听觉诱发电位和视觉诱发电位 实验在屏蔽隔音室中进行，室内以微弱光线作为背景。被试者取坐位，与其简单交谈，统一指导语使其全身肌肉放松，眼看前方，保持清醒和注意力集中，参照国际脑电图 10-20 标准，将有效电极置于颅顶（Cz），参考电极固定于双侧的耳垂（R1 和 R2），前额（FPz）接地。皮肤电极阻抗低于 5kΩ。AEP 刺激为声刺激，强度为超过声域 60dB；VEP 的刺激图形为黑白棋盘格翻转图形，以中央红点为固视点，记录参数：放大器的放大倍数为 100 倍，低频截止为 1Hz，高频截止为 35Hz，两次反应的间隔时间为 916 毫秒，受检者取端坐位，面对刺激屏。

将头部获得的电位放大和滤波，叠加 60 次终止记录。正常对照组在相同条件下进行 AEP、VEP 检测。AEP 观察 Ⅰ、Ⅲ、Ⅴ 波峰潜伏期（PL）及 Ⅰ～Ⅲ、Ⅲ～Ⅴ、Ⅰ～Ⅴ 峰间潜伏期（IPL），VEP 检测 P100 波的潜伏期。

二、结　果

1. 感觉和运动神经传导速度测定结果 各组在年龄、工龄、文化水平、吸烟和饮酒、吃烧烤食物习惯上相同，应用方差分析对各指标进行分析。感觉和运动神经的传导速度和远端潜伏期两组比较无显著性差异，见表 3-15 和表 3-16。

表 3-15　感觉和运动神经传导速度（m/s）比较（$\bar{x} \pm s$）

指标	对照组（25 例）	接触组（45 例）
正中神经 SCV	55.60±4.40	54.86±2.98
尺神经 SCV	51.48±5.38	53.20±4.39
正中神经 MCV	56.50±4.23	55.66±4.24
尺神经 MCV	56.03±3.10	56.26±3.82

表 3-16　感觉和运动神经远端潜伏期（m/s）比较（$\bar{x} \pm s$）

指标	对照组（25 例）	接触组（45 例）
正中神经 ML	4.18±0.78	4.01±0.52
尺神经 ML	3.21±0.54	3.08±0.24
正中神经 SL	2.76±0.26	2.77±0.20
尺神经 SL	2.60±0.28	2.49±0.21

2. 体感诱发电位测定结果比较 经方差分析，各组 N9、N13、N20 潜伏期之间无统计学差异，见表 3-17。

表 3-17　体感诱发电位测定结果（m/s）（$\bar{x} \pm s$）

指标	对照组（25 例）	接触组（45 例）
N9 潜伏期	9.44±0.52	9.45±0.51
N13 潜伏期	13.43±0.50	13.55±1.12
N20 潜伏期	19.10±0.51	18.94±0.79

3. 听觉诱发电位和视觉诱发电位检测结果比较 经方差分析，各组听觉诱发电位和视觉诱发电位各指标之间无统计学差异，见表 3-18。

表 3-18　听觉诱发电位和视觉诱发电位检测结果（m/s）（$\bar{x} \pm s$）

指标	对照组（25 例）	接触组（45 例）
Ⅰ波峰潜伏期	1.49±0.12	1.56±0.16
Ⅲ波峰潜伏期	3.73±0.21	3.74±0.15
Ⅴ波峰潜伏期	5.58±0.38	5.64±0.25
Ⅰ～Ⅲ峰间潜伏期	2.24±0.13	2.18±0.12
Ⅲ～Ⅴ峰间潜伏期	1.85±0.25	1.90±0.17
Ⅰ～Ⅴ峰间潜伏期	4.09±0.35	4.08±0.24
P100 峰潜伏期	97.18±5.24	99.27±11.32

三、讨　论

神经传导速度测试反映周围神经中大量有髓神经纤维（α 纤维）的传导功能，感觉和运动神经传导速度是反映外周神经功能的客观指标，可灵敏地反映毒物的早期周围神经毒效应，多种低浓度神经毒物早期即可引起神经传导速度的降低，神经传导速度已作为周围神经毒性效应指标被广泛应用。本次研究感觉和运动神经传导速度，两组比较无显著性差别，表明 B[a]P 接触未引起外周神经的改变。

体感诱发电位反映特殊躯体感觉传导通路、脑干网状结构及大脑皮质的功能状态。N9 是臂丛复合动作电位，源于臂丛远端；N13 是下颈段节段性脊髓诱发电位；N20 是反映皮质功能的可靠指标。听觉诱发电位是指在标准声刺激下，经计算机辅助从头皮获得的听觉传导通路平均电位活动，Ⅰ波代表周围性听觉反应波，Ⅲ、Ⅴ波代表听路中枢段反应波，视觉诱发电位 P100 潜伏期反应脑干的功能。听觉诱发电位（AEP）和视觉诱发电位（VEP）潜伏期反映大脑对外部刺激进行分类、编码、识别的速度。

上述三种诱发电位测定已在临床中普遍应用于脑功能损伤的诊断和预后评价，这些检查因无创伤性，可重复检查，进行动态观察。除意识障碍者不能配合进行 VEP 检查外，一般结果比较可靠，同时观察 SEP、VEP 及 BAEP，往往可提高病变的发现率。诱发电位测定在许多低浓度接触神经毒物的早期毒性研究中已被广泛应用，如铅、锰、汞、有机溶剂等，显示了较高的灵敏度。

本次研究体感诱发电位、听觉诱发电位和视觉诱发电位各指标都未见明显变化，可见 PAHs 职业暴露没有对躯体感觉传导通路、听觉传导通路和视觉传导通路造成不良影响。

第五节　焦炉作业工人神经行为功能改变与 CYP1A1 基因多态性的关系

一、对象和方法

1. 研究对象和血样采集　研究对象同本章第一节，采集所有研究对象空腹时的外周肘静脉血液 6ml/人，EDTA-K$_2$ 抗凝。

2. 仪器、试剂　NP-40；Tris；KCl；MgCl$_2$；NaCl；SDS；EDTA；硼酸；Tris 饱和酚；氯仿；乙醇；琼脂糖；Taq 酶和 Msp Ⅰ内切酶。微波炉；离心机；PCR 仪；电泳仪；引物；凝胶成像仪。

3. 血样基因组 DNA 提取步骤

（1）用等量的溶液 1 加入血样中，然后加入 4 滴 NP-40，用力摇匀至透亮。

（2）2000r/min 离心 10 分钟，弃上清液留沉淀。

（3）加等量的溶液 2，温和摇匀，移至 1.5ml 的 EP 管中。

（4）加 Tris 饱和酚 160ml 提取，用力摇荡 5 分钟后 12 000r/min 离心 5 分钟。上清液分别加酚氯仿（280ml）抽提一次。

（5）上清液加入 2 倍体积的冰浴乙醇，放入 –20℃ 的冰箱混匀过夜。

（6）第 2 天 12 000r/min 离心 10 分钟，弃上清液。加 70% 的乙醇（0.4ml）漂洗，离心 5 分钟，弃上清液，真空蒸发乙醇。加去离子水 40μl 溶解 DNA，放入 –20℃ 的冰箱保存。

（7）紫外分光光度计测定其浓度和纯度。

（溶液 1：10mmol/L Tris-Cl（pH=7.6），10mmol/L KCl，10mmol/L MgCl$_2$；溶液 2：10mmol/L Tris-Cl（pH=7.6），10mmol/L KCl，10mmol/L MgCl$_2$，5mmol/L NaCl，0.5% SDS，2mmol/L EDTA。）

4. CYP1A1 基因多态性分析方法

（1）Msp I 位点多态性分析：采用聚合酶链反应-限制性片段长度多态性分析（PCR-RFLP），上下游引物序列分别为 5′-TAG GAG TGT CTC ATG CCT-3′；5′-CAG TGA AGA GGT GTA GCC GCT-3′。PCR 反应体系中 MgCl$_2$ 25mmol/L，dNTP 1mmol/L，Taq 酶 1U/μl，模板 DNA 1μl，两条引物各 15μmol/L，10×缓冲液 2.5μl，反应总体积为 25μl。

循环参数：95℃ 预变性 5 分钟，95℃ 变性 30 秒，58℃ 退火 30 秒，72℃ 延伸 30 秒，循环 35 次，72℃ 延伸 7 分钟，结束 PCR 反应，降温至 4℃ 保存。2.5% 琼脂糖凝胶电泳检测扩增结果，拟扩增片段长度为 340bp。

（2）Msp I 位点的 PCR 产物酶切分析：取 10μl 扩增产物，加 2μl 酶切缓冲液，1μl Msp I 内切酶，充分混匀，短暂离心，37℃ 过夜。产物用 2.5% 琼脂糖凝胶电泳分析。

（3）Exon7 Ile-Val 位点多态性分析：采用等位基因特异性 PCR（ASA-PCR）方法，公用引物 P1 为 5′-GAA CTG CCA CTT CAG CTG TCT-3′，Ile 引物 P2 为 5′-AAG ACC TCC CAG CGG GCA AT-3′，Val 引物 P3 为 5′-AAG ACC TCC CAG CGG GCA AC-3′；公用引物 P1 分别与 Ile 引物 P2 和 Val 引物 P3 组成两对引物，在两个反应体系中对同一模板进行扩增。PCR 反应体系同 Msp I 分析体系。

循环参数：97℃ 预变性 5 分钟，95℃ 变性 50 秒，66℃ 复性 50 秒，72℃ 延伸 60 秒，30 个循环，终延伸 72℃ 10 分钟。结束反应，保存于 4℃。对同一模板的两管平行扩增产物同时进行 2.5% 琼脂糖凝胶电泳分析，溴化乙啶终浓度为 0.5mg/L。

二、结　果

1. 基因分型

（1）Msp I 电泳结果：电泳结果只显示 1 条 340bp DNA 片段者为 Msp I 野生型 m1/m1（A 型），显示 2 条分别为 200bp 和 140bp DNA 片段者为 Msp I 突变型 m2/m2（C 型），显示 3 条分别为 340bp、200bp 和 140bp DNA 片段者为 Msp I 杂合型 m1/m2（B 型），见图 3-2。

（2）Exon7 Ile-Val 位点电泳结果：见图 3-3。a 泳道引物为 P1 和 P2，b 泳道引物为 P1 和 P3。只在 a 泳道显示 183bp DNA 片段者为野生型 Ile/Ile（A 型），只在 b 泳道显示 183bp DNA 片段者为突变型 Val/Val（C 型），在 a、b 泳道都显示 183bp DNA 片段者为杂合型 Ile/Val（B 型）。

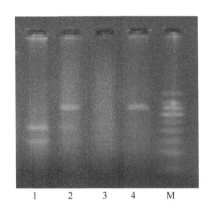

图 3-2　Msp I 电泳结果

M 为 50bp 标记物，图中 1 为 C 型，2 为 B 型，3 为 PCR 失败，4 为 A 型

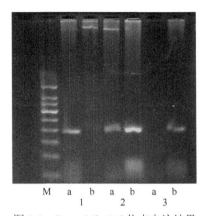

图 3-3　Exon 7 Ile-Val 位点电泳结果

M 为 50bp 标记物，图中 1 为 A 型，2 为 B 型，3 为 C 型

2. 研究对象 CYP1A1 基因型分布　288 名研究对象都进行了 Msp I 位点和 Ile-Val 位点的多态性分析，按照结果上述基因位点都可分为野生型、杂合型和突变型三种基因型，Msp I 位点 m1/m1、m1/m2、m2/m2 基因型分布及 Ile-Val 位点 Ile/Ile、Ile/Val、Val/Val 基因型分布在接触组与对照组都无显著性差异，两基因多态性位点等位基因频率经卡方检验，符合哈迪-温伯格（Hardy-Weinberg）平衡定律$[(p+q)^2=p^2+2pq+q^2=1]$。表 3-19～表 3-22 为分析 B[a]P 接触引起神经行为和自主神经改变与 CYP1A1 基因多态性关系，以下分析仅对接触组进行了多态性分析。

表 3-19　接触组与对照组不同 Msp I 基因型比较

分组	Msp I 位点			合计	统计量	
	m1/m1	m1/m2	m2/m2			
对照组	45	34	9	88	$\chi^2=0.477$	$P>0.05$
接触组	101	83	16	200		
合计	146	117	25	288		

表 3-20　Msp I 等位基因分布频率与基因型的关系

项目	基因型			等位基因	
	m1/m1	m1/m2	m2/m2	m1	m2
人群分布频数	146	117	25	409	167
实际分布频率（%）	50.69	40.63	8.68	71.01	28.99
Hardy-Weinberg 理论分布频率(%)	50.42 (p^2)	46.61 $(2pq)$	8.40 (q^2)	(p)	(q)

表 3-21　接触组与对照组 Ile-Val 位点基因型比较

分组	Ile-Val 位点			合计		
	Ile/Ile	Ile/Val	Val/Val			
对照组	33	44	11	88	$\chi^2=0.477$	$P>0.05$
接触组	69	114	17	200		
合计	102	158	28	288		

表 3-22　Ile-Val 位点等位基因分布频率与基因型的关系

项目	基因型			等位基因	
	Ile/Ile	Ile/Val	Val/Val	Ile	Val
人群分布频数	102	154	28	352	226
实际分布频率（%）	35.42	54.86	9.72	62.15	37.85
Hardy-Weinberg 理论分布频率（%）	38.63（p^2）	47.04（$2pq$）	14.33（q^2）	（p）	（q）

3. 不同基因型尿 1-OHP 浓度比较　焦炉工 CYP1A1 Msp I 各基因型个体中尿 1-羟基芘水平表现为野生型纯合子＜杂合子＜变异型纯合子的变化趋势，但差异无显著性，而 CYP1A1 第 7 外显子 Val/Val 个体尿 1-羟基芘水平与 Ile/Ile 比较有显著性差异，见表 3-23，表 3-24。

表 3-23　焦炉作业工人不同 Msp I 基因型尿 1-OHP 浓度比较（$\bar{x}\pm s$）

基因型	例数	每 1mol 肌酐所含尿 1-OHP（μmol）
m1/m1	101	3.41±1.37
m1/m2	83	3.52±1.54
m2/m2	16	3.67±0.72

表 3-24　焦炉作业工人 Ile-Val 位点不同基因型尿 1-OHP 浓度比较（$\bar{x}\pm s$）

基因型	例数	每 1mol 肌酐所含尿 1-OHP（μmol）
Ile/Ile	69	3.21±0.67
Ile/Val	114	3.62±0.73
Val/Val	17	3.98±0.54[*]

注：[*]与野生型比较，$P<0.05$。

4. 神经行为和自主神经功能与 CYP1A1 基因多态性关系分析　接触组按照两多态位点的基因型分别进行分组，两多态位点的基因型分组后在年龄、工龄、文化水平、工种、吸烟与饮酒习惯方面都无显著性差异（数据未列出），通过对各基因型组神经行为功能和自主神经功能指标进行分析发现，CYP1A1 Msp I 位点各基因型神经行为功能和自主神经功能指标之间无统计学差异，CYP1A1 Ile-Val 位点与数字跨度倒序有关，突变型数字跨度倒序得分低于野生型（表 3-25，表 3-26）。

表 3-25　焦炉作业工人 CYP1A1 Msp I 不同基因型神经行为功能和自主神经功能指标比较（$\bar{x}\pm s$）

指标	野生型	杂合型	突变型
愤怒-敌意	14.63±10.17	15.23±9.17	15.19±9.92
困惑-迷茫	9.32±5.65	9.53±5.42	9.65±5.17
忧郁-沮丧	17.25±13.49	17.66±13.60	17.44±12.01
疲惫-惰性	10.34±5.79	11.27±5.42	11.34±4.52
紧张-焦虑	11.34±4.52	11.37±7.40	12.30±6.79

续表

指标	野生型	杂合型	突变型
有力-好动	19.14±6.43	19.78±6.98	18.59±6.89
平均反应时间	438.64±129.48	416.42±94.60	439.73±156.67
最快反应速度	193.04±108.24	173.75±55.92	194.94±70.34
最慢反应速度	1456.01±869.73	1432.67±808.70	1491.61±811.46
总数字跨度	17.25±4.40	17.10±4.07	16.97±3.56
数字跨度顺序	10.48±2.59	10.15±2.80	10.13±2.46
数字跨度倒序	6.90±2.71	6.95±2.26	6.84±1.89
习惯用手敏捷度	41.59±6.16	39.44±6.47	40.27±6.69
非习惯用手敏捷度	39.11±5.46	37.82±6.00	37.66±5.87
数字译码	43.36±12.87	40.42±10.96	40.22±11.73
视觉记忆	7.31±1.75	7.02±1.79	6.95±1.98
二次打点正确数	157.55±29.02	155.13±30.04	157.75±29.69
二次打点错误数	27.10±21.06	28.89±21.09	27.11±23.67
二次打点总数	183.49±40.25	183.84±38.47	184.83±37.73
HR-V	1.30±0.17	1.22±0.41	1.31±0.24
HR-DB	9.87±5.67	9.19±5.15	9.74±5.36
$R_{30:15}$	1.04±0.179	1.05±0.16	1.06±0.12
$R_{max:min}$	1.32±0.31	1.34±0.23	1.33±0.21
BP-IS	5.40±2.06	5.33±1.60	5.80±1.77

表 3-26　焦炉作业工人 CYP1A1 Ile-Val 不同基因型神经行为功能和自主神经功能指标比较（$\bar{x} \pm s$）

指标	野生型	杂合型	突变型
愤怒-敌意	15.08±10.87	15.51±10.17	16.46±9.14
困惑-迷茫	10.80±5.45	9.40±5.49	10.31±5.36
忧郁-沮丧	17.64±13.92	17.01±12.79	20.00±13.15
疲怠-惰性	12.56±6.17	10.54±6.01	9.77±5.20
紧张-焦虑	12.64±6.40	12.14±7.11	13.62±6.26
有力-好动	17.04±6.02	18.59±6.95	17.77±6.23
平均反应时间	436.63±127.46	434.42±93.52	438.93±152.67
最快反应速度	196.24±104.29	183.75±52.72	194.04±70.34
最慢反应速度	1462.01±863.74	1422.67±806.50	1481.61±801.44
总数字跨度	14.81±3.89	15.94±4.89	14.29±3.93
数字跨度顺序	8.81±2.40	9.45±2.89	9.50±3.23
数字跨度倒序	6.52±2.82	5.62±2.23	4.79±1.78*
习惯用手敏捷度	38.27±6.66	39.10±7.59	36.00±7.59
非习惯用手敏捷度	37.69±7.23	37.48±5.90	37.57±8.47
数字译码	39.38±9.80	40.12±13.07	40.00±8.09
视觉记忆	9.92±5.41	7.44±6.14	6.86±2.07
二次打点正确数	156.35±28.03	157.13±30.05	158.35±26.61
二次打点错误数	28.20±24.06	27.91±22.09	28.11±22.76
二次打点总数	185.46±41.23	184.84±36.57	184.76±36.73
HR-V	1.41±0.16	1.32±0.25	1.30±0.18
HR-DB	9.70±0.60	10.44±0.92	9.74±0.67
$R_{30:15}$	1.05±0.02	1.04±0.03	1.05±0.02
$R_{max:min}$	1.31±0.03	1.30±0.04	1.33±0.03
BP-IS	5.53±2.27	4.59±2.02	3.63±1.96

注：*与野生型比较，$P<0.05$。

三、讨　论

CYP1A1 是生物体重要的代谢酶，与多种外源性有毒物质代谢有关，如苯并 [a] 芘、TCDD 等，可催化芳香烃物质反应生成具有高度亲电子活性的代谢产物，是多环芳烃化合物生物活化最重要的代谢酶。人 CYP1A1 基因位于 15q22-q24，长度为 5810bp，包括 7 个外显子和 6 个内含子，其中第一个外显子不编码蛋白质。与其他主要分布在肝内组织的 CYP 不同，CYP1A1 主要分布于皮肤、肺、脑、胃肠道、淋巴组织和胎盘等，在肝脏可被高度诱导，环境中大多数致癌物都是 CYP1A1 的底物及诱导物。目前已确定有 4 种 CYP1A1 基因多态，Msp I 多态性位点在该基因的 3′端非编码区 T3801C，具有三种基因型：没有 Msp I 切割位点的等位基因 m1 的纯合子（m1/m1）为 A 基因型；有 Msp I 切割位点的等位基因 m2 的纯合子（m2/m2）为 C 基因型；m1 和 m2 的杂合子（m1/m2）为 B 基因型；而在第 7 外显子 2455 碱基的差异（A 转变为 G）在酶蛋白水平上表现为第 462 位氨基酸残基从 Ile 变为 Val，形成三种不同的等位基因遗传型，即 Ile/Ile、Ile/Val 和 Val/Val。这一突变可使酶催化活性大大提高，此外还有 T3205C 多态性，是在非洲人和美籍非洲人中发现的一种特殊的 Msp I 多态。第四种多态性位置在 2453 处，2453 C→A 颠换可引起血红素结合部位的第 461 位氨基酸由苏氨酸转变为天冬酰胺。CYP1A1 多态性各等位基因的分布存在人种差异。CYP1A1 基因 Msp I 多态性中 C 基因型（m2/m2）在亚洲人中表达频率高，为 2%～18%，白种人较低，为 0～5%。同样第 7 外显子多态中 Val/Val 基因型频率在白种人中低，约 3%，亚洲人较高，为 1%～8%，3205C 只在美籍非洲人中发现，2455A 突变非常少，还未在亚洲人群中发现。可见在亚洲人群中 CYP1A1 基因最重要的两个多态性位点分别是位于 3′端非编码区中的 Msp I 多态性位点及位于第 7 外显子中的 Ile-Val 多态性位点。

已有研究表明内蒙古地区汉族人群 Msp I 多态性中 C 基因型（m2/m2）频率为 14.2%，蒙古族为 16.3%，南京人群为 20.5%，广东人群为 15.3%。本次研究表明 Msp I 多态性中 m2 等位基因频率为 28.99%，m1/m1、m1/m2、m2/m2 基因型频率分别为 50.68%、40.63%、8.68%，m2/m2 基因型频率低于上述人群。而汉族 CYP1A1 Ile/Val 多态性具有地域差异，中国江苏扬州人 Val 等位基因频率为 22.34%，广东人为 42.47%，陕西西安人为 30.70%。本文数据显示第 7 外显子多态中 Val 等位基因频率为 37.85%，接近广东人群，Ile/Ile、Ile/Val 和 Val/Val 基因型频率分别为 35.42%、54.86%、9.72%，Val/Val 基因型频率接近于报道的全国自然人平均水平（5% 左右）。

3′端非编码区 3801T→C 突变主要通过调节转录活性引起酶活性的升高，而第 7 外显子 2455 A→G 突变使酶蛋白催化活性区血红素结合部位的氨基酸 Ile462 变为氨基酸 Val462，同样升高了 CYP1A1 酶的催化活性。CYP1A1 基因的单核苷酸多态性可以影响酶的表达量及活性，从而影响了多环芳烃的活化代谢。

CYP1A1 基因多态性可能影响了焦炉工人尿 1-羟基芘水平，研究表明，焦炉工人尿 1-羟基芘受 Msp I 多态性影响，突变型对数转化后的尿 1-羟基芘含量是野生型和杂合型的 2 倍，国内研究表明，焦炉工人不同 CYP1A1 第 7 外显子基因型个体尿 1-羟基芘水平呈野生型纯合子＜杂合子＜变异型纯合子的变化趋势，但差异无显著性（$P>0.05$），而 Pan 等报道 CYP1A1 第 7 外显子基因多态性对焦炉工人尿 1-羟基芘没有影响，本次研究表明，在 CYP1A1 Msp I 各基因型个体中尿 1-羟基芘水平表现为野生型纯合子＜杂合子＜变异型纯合子的变化趋势，但差异无显著性，而 CYP1A1 第 7 外显子 Val/Val 个体中尿 1-羟基芘水平与 Ile/Ile 比较有显著性差异。Val/Val 基因型个体可能比 Ile/Ile 个体具有更高的酶催化能力，在相同接触情况下总的代谢产物增加，相应的尿 1-羟基芘水平高于野生纯合型。

由于 CYP1A1 基因的单核苷酸多态性可以影响酶的表达量及活性，许多人群研究表明不同 CYP1A1 基因型的个体患肺癌易感性存在差别，日本学者 Nakaehi 等研究认为 Val 突变纯合型的人在低剂量香烟暴露的情况下，患肺癌的危险性明显高于其他基因型。Rojias 等在研究代谢酶基因多态性与 DNA 加合物水平的关系时发现，CYP1A1 Ile/Val 基因型的个体加合物水平明显高于 Ile/Ile 基因型的个体水平。

动物实验表明急性 B[a]P 灌胃染毒，大鼠神经行为功能降低程度与血和脑中 B[a]P 活性代谢产物呈负相关，提示 B[a]P 神经行为毒性是由 B[a]P 活化产生，肝和脑中的 CYP1A1 酶的表达和活性可能会影响 B[a]P 的神经毒性，肝中 B[a]P 诱导 CYP1A1 的表达在许多研究中已被证实，但考虑代谢产物水溶性增加可能不易通过血脑屏障，而且活性代谢产物的半衰期较短，易于转化，脑内活性代谢产物可能多由脑 CYP1A1 原位活化产生。已有研究表明 CYP1A1 在正常人脑中就有表达，而且也可被诱导，脑 CYP1A1 活性可能是影响 B[a]P 神经毒性的主要因素。

本研究通过不同基因型神经行为和自主神经比较表明，CYP1A1 突变纯合型个体倒序数字广度得分显著低于 Ile 野生纯合型，但其他指标无统计学差异，提示 CYP1A1 基因多态性和 B[a]P 的神经行为毒性可能有关。而数字跨度是我们研究中影响最明显的指标，fMRI 研究显示数字记忆涉及很多脑区，数字跨度倒序激活的脑区较数字跨度顺序任务更大，涉及的脑环路联系可能更为复杂，而更易受到 B[a]P 活性代谢产物的影响，在此指标中表现出了明显的基因易感性。

由于脑电图、脑电地形图、脑诱发电位检测的例数较少，突变各基因型例数更少，而神经电生理指标非常敏感，个体差异较大，因而未进行多态性分析。神经电生理指标是否受到 CYP1A1 基因多态性的影响需进一步扩大样本研究。

综上所述，CYP1A1 基因多态性可能影响了 B[a]P 的神经行为毒性，但据文献报道，脑中 CYP1A1 存在肝中所没有的剪接突变体，因此 CYP1A1 基因调控 B[a]P 神经毒性的机制仍需进一步研究。

第四章　苯并[a]芘染毒大鼠学习记忆功能改变及机制研究

职业人群研究发现多环芳烃接触可引起人群神经行为改变，主要引起感知、记忆功能的降低，而且其神经行为毒性可能与 CYP1A1 基因 Ile-Val 位点基因多态性有关，但人群结果影响因素众多，接触的焦炉逸散物包含的化学成分种类众多，横断面人群的研究结果需要动物实验的进一步验证。B[a]P 是多环芳烃的代表，已有研究表明，B[a]P 可以透过血脑屏障进入大鼠脑组织，还能通过嗅神经直接进入大脑，大鼠亚急性染毒可引起大鼠学习记忆功能改变，行为学观察显示神经毒性作用与血浆 B[a]P 浓度和脑内 B[a]P 代谢物浓度显著相关，国内也有报道表明腹腔注射 B[a]P 可引起小鼠脑形态和行为改变，表明 B[a]P 具有神经毒性作用。

我们通过大鼠腹腔注射 B[a]P 建立动物模型，观察了动物学习记忆的改变，从突触可塑性损害方面初步研究了 PAHs 的神经毒性及其机制。

第一节　苯并[a]芘染毒大鼠学习记忆损害模型的建立

一、材料和方法

1. 实验动物　雄性 SD 大鼠 50 只，8 周龄，体重为 180～220g，活动能力相近。动物统一在标准动物房专门饲养，喂饲普通全价饲料，自由饮食摄水，自然节律采光，控制室内温度为（23±1）℃，相对湿度为 40%～70%。适应喂养 1 周后，根据体重和 Morris 水迷宫的结果将大鼠随机分为空白对照组、溶剂对照组、低剂量组（1.0mg/（kg·bw）B[a]P）、中剂量组（2.5mg/（kg·bw）B[a]P）、高剂量组（6.25mg/（kg·bw）B[a]P），每组 10 只，腹腔注射不同剂量 B[a]P 染毒液，间隔 1 天注射，以利完全吸收。分别染毒 1 个月、2 个月、3 个月，共 3 批 150 只大鼠。

2. 水迷宫试验　试验装置由 Morris 水迷宫和图像自动监测系统两部分组成。Morris 水迷宫是一个高 50cm，直径 130cm 的圆形不锈钢水池，池底和池壁被涂成黑色且没有反光点，在池边等距离标有 E、S、W、N 4 个标记点作为入水点，以这 4 个两两相对的点的连线将水池面分为 NW、NE、SW、SE 四个象限。实验前将水灌注至预定高度，约 30cm，水温控制在（21±2）℃。潜隐平台为一直径 10cm，高 29cm 的黑色圆柱体，实验前将其放置在水面下 1cm。水池上方安有摄像头，其与计算机相连，计算机可通过软件自动计时跟踪并记录大鼠游泳轨迹，当大鼠四肢均爬上潜隐平台 2 秒后或者设定的训练时间已到，计算机停止跟踪，软件自动计算出大鼠在水池中的游泳速度，找到潜隐平台所需要的时间、游过的路径等指标。实验时保持环境安静，水迷宫之外的简单参照物保持位置不变。

（1）定位导航试验：在各组大鼠染毒结束之后，采用 Morris 水迷宫定位导航试验对大鼠空间学习和记忆获取能力进行测试。定位航行试验历时 6 天。第 1 天让大鼠在水池中自由游泳 2 分钟以适应环境。从第 2 天开始训练，训练时将潜隐平台放置在第一象限（NE）正中间，按设定的要求选择一个入水点（图 4-1A），将大鼠头朝水池壁轻轻放入水中，记录大鼠寻找并爬上平台所需要的时间,在每天 4 次训练中大鼠分别从不同的入水点入水（图 4-1B），规定每次的试验时间为 120 秒，若大鼠在 120 秒之内尚未找到平台，由实验者将其引导至平台并且停留 10 秒，此时逃避潜伏期记为 120 秒。

（2）空间探索试验：用于检测大鼠学会寻找潜隐平台之后，对空间平台位置的记忆保持能力。在定位导航试验结束 24 小时后，撤去水下潜隐平台，选择距离平台最远的点（WS点），将大鼠面向水池壁放入水中游泳 120 秒，自动跟踪系统自动记录大鼠在目标象限的停留时间、第一次到达目标象限的时间及穿越平台的次数。

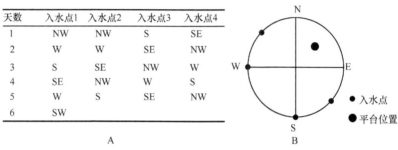

图 4-1　水迷宫定位导航试验示意图

二、结　果

1. 染毒期间大鼠的一般情况　在整个染毒过程当中，染毒 1 个月、2 个月、3 个月及空白对照组，分别给予 0mg/（kg·bw）B[a]p、1.0mg/（kg·bw）B[a]p、2.5mg/（kg·bw）B[a]P，各组动物饮食摄水及运动正常，未观察到明显的中毒表现。染毒 3 个月 6.25mg/（kg·bw）B[a]P 大鼠在染毒后期偶有饮食减少，且少数大鼠出现活动减缓或容易激惹现象，处死后剖腹可见脂肪粒。各组动物的体重随着染毒时间的增加而增加，染毒 1 个月、2 个月组大鼠的平均体重增加比较无显著性差异（$P>0.05$），染毒 3 个月 2.5mg/（kg·bw）及 6.25mg/（kg·bw）B[a]P 组大鼠体重增加缓慢，且从染毒第 8 周开始，2.5mg/（kg·bw）及 6.25mg/（kg·bw）B[a]P 组与其余各组大鼠体重之间的差别具有统计学意义（$P<0.05$）（表 4-1）。

表 4-1　各组大鼠不同染毒时间体重比较（g，mean±SEM，$n=8$）
A. 染毒 1 个月大鼠体重

组别	染毒前	第 2 周	第 4 周
空白对照组	216.18±11.73	261.66±13.64	315.25±30.80
0mg/（kg·bw）B[a]p 组	217.28±14.16	268.51±19.93	312.23±31.09
1.0mg/（kg·bw）B[a]p 组	214.86±20.52	261.00±29.32	312.98±48.82
2.5mg/（kg·bw）B[a]p 组	216.63±16.34	264.04±20.97	308.46±31.79
6.25mg/（kg·bw）B[a]p 组	216.19±11.40	258.44±16.78	304.56±23.70
均值	216.23±14.43	262.73±20.02	310.70±32.68
F 值	0.027	0.266	0.121
P 值	0.999	0.898	0.974

B. 染毒 2 个月大鼠体重

组别	染毒前	第 2 周	第 4 周	第 6 周	第 8 周	第 9 周
空白对照组	210.70±8.48	265.90±16.15	304.20±19.42	325.10±26.83	348.00±33.54	357.59±35.04
0mg/（kg·bw）B[a]P 组	210.16±8.44	261.40±7.64	303.59±19.57	333.83±21.44	361.64±29.95	372.03±30.73
1.0mg/（kg·bw）B[a]P 组	212.56±12.69	258.09±9.57	285.33±24.02	313.78±18.94	331.93±17.59#	339.83±24.59#
2.5mg/（kg·bw）B[a]P 组	211.29±9.04	259.03±6.39	287.38±13.83	308.24±13.37	330.15±14.58#	342.18±14.52#
6.25mg/（kg·bw）B[a]P 组	211.09±9.22	263.32±12.35	281.38±21.39	311.53±17.66	322.04±16.67*##	332.46±20.55##
均值	211.16±9.23	261.55±10.87	291.99±21.17	318.49±21.39	338.75±26.71	348.82±28.61
F 值	0.068	0.663	2.433	2.241	3.577	2.956
P 值	0.991	0.622	0.065	0.084	0.015	0.033

C. 染毒 3 个月大鼠体重

组别	染毒前	第 4 周	第 8 周	第 12 周	第 13 周
空白对照组	212.82±10.23	328.51±28.33	349.34±38.09	399.81±34.32	399.34±33.23
0mg/（kg·bw）B[a]P 组	210.06±10.10	322.63±15.87	347.59±22.23	393.05±29.62	390.44±29.41
1.0mg/（kg·bw）B[a]P 组	213.14±9.53	312.10±21.67	331.06±26.35	372.24±37.99	375.21±36.03
2.5mg/（kg·bw）B[a]P 组	211.26±11.68	310.16±24.44	327.01±30.43	350.50±33.78**#	350.55±34.62**#
6.25mg/（kg·bw）B[a]P 组	210.18±8.07	306.75±13.70	310.09±17.33**#	328.14±22.10**##	324.79±20.79**##
均值	211.55±9.55	316.03±21.98	333.02±30.13	368.75±40.59	368.07±40.49
F 值	0.165	1.452	2.702	6.929	7.572
P 值	0.955	0.238	0.046	<0.001	<0.001

注：*表示与空白对照组相比 $P<0.05$；**表示与空白对照组相比 $P<0.01$；#表示与 0mg/（kg·bw）B[a]P 组相比 $P<0.05$；##表示与 0mg/（kg·bw）B[a]P 组相比 $P<0.01$。

2. Morris 水迷宫结果 Morris 水迷宫试验可以用来评价大鼠的空间学习和记忆功能。在 Morris 水迷宫试验中，游泳速度用来检验大鼠是否存在潜在的运动障碍。通常所指的游泳速度是指在空间学习训练中的速度。在此次 3 批不同时长染毒大鼠中，不同组别大鼠间的游泳速度没有差别（$P>0.05$），见表 4-2。说明 B[a]P 并没有对大鼠的四肢运动产生损伤。

表 4-2 B[a]P 暴露大鼠水迷宫定位导航试验平均游泳速度比较（cm/s，mean±SEM，$n=8$）

组别	1 个月	2 个月	3 个月
空白对照组	9.98±0.24	10.29±0.70	9.19±0.19
0mg/（kg·bw）B[a]P 组	9.38±0.21	10.22±0.82	9.19±0.13
1.0mg/（kg·bw）B[a]P 组	9.38±0.22	10.89±1.25	9.16±0.21
2.5mg/（kg·bw）B[a]P 组	10.09±0.24	10.46±1.30	8.76±0.17
6.25mg/（kg·bw）B[a]P 组	9.82±0.28	9.07±1.23	8.71±0.22
F 值	1.950	0.608	1.681
P 值	0.105	0.657	0.157

3. 定位导航试验结果 在定位导航试验中，逃避潜伏期是指受试动物从入水到寻找并爬上潜伏在水中的平台上的时间，大鼠寻找平台的潜伏期可以很好地反映空间学习能力。在此次试验中，我们采用这个指标来评价 B[a]P 暴露后大鼠的空间学习能力。在为期 5 天的定位导航试验中，我们发现染毒 1 个月、2 个月和 3 个月后，B[a]P 染毒组[0mg/（kg·bw）、1.0mg/（kg·bw）、2.5mg/（kg·bw）、6.25mg/（kg·bw）]寻找平台的潜伏期随着训练天数的增加而降低，随着染毒时间的延长而增加。与空白对照组相比，B[a]P 染毒不同时长各组大鼠定位导航试验逃避潜伏期有增高的趋势。随着染毒时间的延长，2.5mg/（kg·bw）

B[a]p 和 6.25mg/（kg·bw）B[a]P 染毒组大鼠在 2 个月和 3 个月组的潜伏期明显增加，以上结果提示随着染毒时间的延长和染毒剂量的增加，B[a]P 对学习能力的损伤越加严重。各批空白对照组大鼠在 5 天的定位导航训练中寻找平台的潜伏期没有差别，ANOVE 分析的结果也显示在各组之间 5 次训练的潜伏期没有统计学意义（$P>0.05$）。之后组间的两两比较显示在 B[a]P 暴露 1 个月，各染毒组[0mg/（kg·bw）、1.0mg/（kg·bw）、2.5mg/（kg·bw）、6.25mg/（kg·bw）]寻找平台的潜伏期与空白对照组相比没有统计学差异，但是 B[a]P 暴露 2 个月、3 个月后，采用 LSD 法进行的两两比较显示 2.5mg/（kg·bw）和 6.25mg/（kg·bw）B[a]P 暴露组的潜伏期与其余各组比较明显延长（$P<0.01$）。之后我们采用 SAS 软件对整体的潜伏期进行了一个具有重复测量的三因素方差分析来分析训练天数、剂量和时长之间的交互作用，结果显示剂量与时长、剂量与训练天数、时长与训练天数及时长、剂量与训练天数之间的交互作用都是有统计学意义的（$F=2.16$，$P=0.0364$；$F=2.67$，$P=0.0015$；$F=13.91$，$P<0.001$；$F=1.62$，$P=0.0365$）（表 4-3～表 4-5）。

表 4-3　B[a]P 染毒 1 个月大鼠定位导航潜伏期比较（s，mean±SEM，$n=8$）

组别	第 1 天	第 2 天	第 3 天	第 4 天	第 5 天
空白对照组	18.45±1.65	12.89±1.39	12.99±1.58	10.81±1.07	10.41±1.23
0mg/（kg·bw）B[a]P 组	20.57±1.84	13.44±1.68	12.99±1.49	11.16±1.24	14.41±2.44
1.0mg/（kg·bw）B[a]P 组	21.75±2.24	15.26±1.75	15.87±1.77	13.65±1.63	15.55±2.42
2.5mg/（kg·bw）B[a]P 组	22.92±1.89	16.04±1.58	14.39±1.52	10.74±1.18	13.55±1.67
6.25mg/（kg·bw）B[a]P 组	21.29±1.88	16.73±1.8	15.79±1.66	12.54±1.08	13.08±1.27
F 值	0.755	1.009	0.780	1.026	1.035
P 值	0.556	0.405	0.539	0.396	0.391

表 4-4　B[a]P 染毒 2 个月大鼠定位导航潜伏期比较（s，mean±SEM，$n=8$）

组别	第 1 天	第 2 天	第 3 天	第 4 天	第 5 天
空白对照组	18.66±1.92	12.80±0.92	11.43±0.92	12.31±0.66	9.42±0.55
0mg/（kg·bw）B[a]P 组	18.10±2.10	13.64±1.11	12.65±0.89	12.54±0.76	10.64±0.72
1.0mg/（kg·bw）B[a]P 组	19.99±1.74	14.51±1.08	12.31±1.67	12.37±0.85	11.24±0.61
2.5mg/（kg·bw）B[a]P 组	21.69±2.04	15.34±0.91	14.51±0.88*	14.36±0.78	11.51±0.79
6.25mg/（kg·bw）B[a]P 组	26.72±3.05*##&	18.83±1.75**##&&@	15.65±1.46**	15.48±1.19**#&	13.27±1.13**#
F 值	2.552	3.809	2.518	2.709	3.165
P 值	0.041	0.006	0.044	0.032	0.016

注：*表示与空白对照组相比 $P<0.05$；**表示与空白对照组相比 $P<0.01$；#表示与 0mg/（kg·bw）B[a]P 组相比 $P<0.05$；##表示与 0mg/（kg·bw）B[a]P 组相比 $P<0.01$；&表示与 1.0mg/（kg·bw）B[a]P 组相比 $P<0.01$；&&表示与 1.0mg/（kg·bw）B[a]P 组相比 $P<0.01$；@表示与 2.5mg/（kg·bw）B[a]P 组相比 $P<0.05$。

表 4-5　B[a]P 染毒 3 个月大鼠定位导航潜伏期比较（s，mean±SEM，$n=8$）

组别	第 1 天	第 2 天	第 3 天	第 4 天	第 5 天
空白对照组	20.82±1.72	15.19±1.06	13.67±1.39	10.01±0.49	9.30±0.29
0mg/（kg·bw）B[a]P 组	21.13±2.47	16.48±1.72	13.56±0.77	11.18±0.53	10.63±0.45
1.0mg/（kg·bw）B[a]P 组	22.95±3.14	14.26±1.53	14.32±1.40	12.01±0.91	10.45±0.45
2.5mg/（kg·bw）B[a]P 组	28.74±3.7	18.24±2.11	16.28±1.95	12.16±0.7*	11.30±0.62**
6.25mg/（kg·bw）B[a]P 组	37.48±5.78*##&&	25.20±3.95**##&&@@	20.19±2.46**##&	13.42±0.87**#	12.51±0.94**#
F 值	3.707	3.587	2.708	3.105	3.962
P 值	0.006	0.008	0.032	0.017	0.004

注：*表示与空白对照组相比 $P<0.05$；**表示与空白对照组相比 $P<0.01$；#表示与 0mg/（kg·bw）B[a]P 组相比 $P<0.05$；##表示与 0mg/（kg·bw）B[a]P 组相比 $P<0.01$；&表示与 1.0mg/（kg·bw）B[a]P 组相比 $P<0.01$；&&表示与 1.0mg/（kg·bw）B[a]P 组相比 $P<0.01$；@@表示与 2.5mg/（kg·bw）B[a]P 组相比 $P<0.01$。

4. B[a]P 暴露大鼠水迷宫空间探索试验　定位导航试验第 5 天结束后 24 小时，对大鼠进行空间探索试验以用来评价空间记忆能力。空间记忆能力的评价指标包括目标象限停留时间（NS 象限）、穿越平台次数及第一次到达目标象限的时间。游泳轨迹用来说明大鼠在水池中的游泳是否漫无目的及在各个象限的停留时间。本实验中，染毒 2 个月和 3 个月组 2.5mg/（kg·bw）和 6.25mg/（kg·bw）B[a]P 组大鼠在水池中多沿四壁绕圈游动，在各象限的侧重点不太强，而染毒 1 个月各组及染毒 2 个月、3 个月其余各组大鼠多集中在目标象限及附近游泳，反复来回寻找平台，见图 4-2。

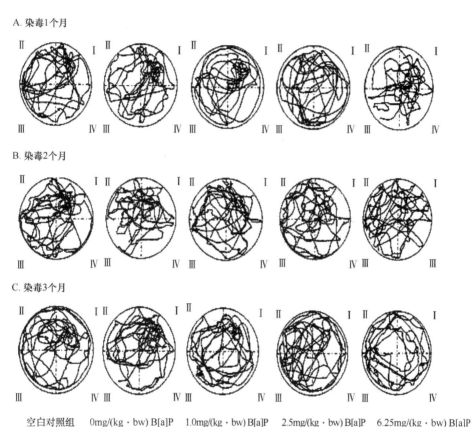

A. 染毒1个月

B. 染毒2个月

C. 染毒3个月

空白对照组　　0mg/(kg·bw) B[a]P　　1.0mg/(kg·bw) B[a]P　　2.5mg/(kg·bw) B[a]P　　6.25mg/(kg·bw) B[a]P

图 4-2　各组大鼠 Morris 水迷宫空间探索游泳轨迹图

空间探索试验结果显示 B[a]P 暴露目标象限的停留时间、穿越平台次数及第一次到达目标象限的时间有时间和剂量依赖性的变化，即随着染毒时间和剂量的增加，大鼠在目标象限停留的时间越短，穿越平台次数越少，而第一次到达目标象限的时间则有所延长。但是，对于 B[a]P 暴露 1 个月的各组大鼠，以上 3 个指标在各染毒组与空白对照组之间的差异没有统计学意义[$F_{(4,35)}$=0.027，P=0.998；$F_{(4,35)}$=0.555，P=0.697；$F_{(4,35)}$=1.940，P=0.126]。而 B[a]P 暴露 2 个月、3 个月，以上各指标的差别则具有显著的统计学差异[2 个月：$F_{(4,35)}$=2.829，P=0.039；$F_{(4,35)}$=0.833，P=0.514；$F_{(4,35)}$=2.488，P=0.061。3 个月：$F_{(4,35)}$=5.878，P=0.001；$F_{(4,35)}$=4.899，P=0.003；$F_{(4,35)}$=8.601，$P<0.001$]。而且暴露于 2.5mg/（kg·bw）和 6.25mg/（kg·bw）组的大鼠在染毒 1 个月、2 个月和 3 个月与空白对照组相比，目标象限停留时间和穿越平台次数减少，第一次到达目标象限的时间延长。以上空间探索的结果提示 B[a]P 暴露可对大鼠空间记忆能力产生损伤（表 4-6～表 4-8）。

表4-6　Morris 水迷宫大鼠空间探索目标象限停留时间比较（s，mean±SEM，$n=8$）

组别	染毒1个月	染毒2个月	染毒3个月
空白对照组	35.67±3.73	35.5±1.96	34.51±1.47
0mg/（kg·bw）B[a]P 组	34.67±2.5	33.69±1.2	34.28±1.65
1.0mg/（kg·bw）B[a]P 组	34.76±4.76	32.96±1.6	33.1±0.67
2.5mg/（kg·bw）B[a]P 组	34.17±2.91	30.85±1.83[*]	29.89±1.68[*#]
6.25mg/（kg·bw）B[a]P 组	34.32±3.34	28.28±1.55[**#&]	26.56±1.29[**##&&]
F 值	0.027	2.829	5.878
P 值	0.998	0.039	0.001

注：*表示与空白对照组比较 $P<0.05$，**表示与空白对照组比较 $P<0.01$；# 表示与空白对照组比较 $P<0.05$；##表示与空白对照组比较 $P<0.01$；&表示与 1.0mg/（kg·bw）B[a]P 组相比 $P<0.05$；&&表示与 1.0mg/（kg·bw）B[a]P 组相比 $P<0.01$。

表4-7　Morris 水迷宫大鼠空间探索穿越平台次数比较（mean±SEM，$n=8$）

组别	染毒1个月	染毒2个月	染毒3个月
空白对照组	6.5±0.71	7.88±1.2	8.63±0.73
0mg/（kg·bw）B[a]P 组	6.25±0.59	6.75±0.9	7.88±0.69
1.0mg/（kg·bw）B[a]P 组	7.75±0.77	6.63±0.89	7±1.09
2.5mg/（kg·bw）B[a]P 组	6.63±1.13	7±1.72	6.37±0.68[*]
6.25mg/（kg·bw）B[a]P 组	7.38±0.93	5±0.76	4.25±0.45[**##&&@]
F 值	1.940	0.833	4.899
P 值	0.126	0.514	0.003

注：*表示与空白对照组比较 $P<0.05$，**表示与空白对照组比较 $P<0.01$；##表示与空白对照组比较 $P<0.01$；&&表示与 1.0mg/（kg·bw）B[a]P 组相比 $P<0.01$；@表示与 2.5mg/（kg·bw）B[a]P 组相比 $P<0.01$。

表4-8　Morris 水迷宫大鼠空间探索第一次到达目标象限时间比较（s，mean±SEM，$n=8$）

组别	染毒1个月	染毒2个月	染毒3个月
空白对照组	5.39±1.14	6.21±1.86	5.22±0.76
0mg/（kg·bw）B[a]P 组	6.56±1.49	7.57±2.22	6.21±0.41
1.0mg/（kg·bw）B[a]P 组	8.22±1.71	8.6±0.76	9.59±1.13
2.5mg/（kg·bw）B[a]P 组	8.43±0.86	12.19±2.77	12.67±3.17[*#]
6.25mg/（kg·bw）B[a]P 组	10.45±1.56	19.15±6.67	23.44±4.43[**##&&]
F 值	0.555	2.488	8.601
P 值	0.697	0.061	<0.001

注：*表示与空白对照组比较 $P<0.05$，**表示与空白对照组比较 $P<0.01$；# 表示与空白对照组比较 $P<0.05$；##表示与空白对照组比较 $P<0.01$；&&表示与 1.0mg/（kg·bw）B[a]P 组相比 $P<0.01$。

5. B[a]P 染毒大鼠脑皮质 BPDE-DNA 加合物含量　B[a]P 是一种间接致癌物，它的致癌机制主要是通过一系列的酶促反应形成终致癌物环氧二醇苯并芘（BPDE），BPDE 可以和蛋白质、脂类及 DNA 结合形成 BPDE 加合物。在本实验中，采用 ELISA 试验对脑皮质中 BPDE-DNA 加合物的含量进行测定来反映 B[a]P 通过血脑屏障进入脑组织对 DNA 产生损伤作用的内暴露指标。B[a]P 暴露引起的脑组织 BPDE-DNA 加合物含量的上升存在剂量和时间的依赖性，即随着染毒剂量和时间的增加，BPDE-DNA 加合物含量升高（染毒 1 个月：$F=2.837$，$P=0.048$；染毒 2 个月：$F=6.600$，$P=0.001$；染毒 3 个月：$F=5.829$，$P=0.002$）（表4-9）。且在染毒 1 个月、2 个月及 3 个月时，6.25mg/（kg·bw）B[a]P 组与各空白对照组相比具有统计学意义（$P<0.05$）。到染毒 3 个月时，2.5mg/（kg·bw）B[a]P 与空白对照组的差别具有统计学意义（$P<0.05$）。通过析因分析得出染毒剂量跟时间之间的交互作用具有统计学意义（$F=2.064$，$P=0.05$）。

表 4-9　B[a]P 暴露大鼠脑皮质 BPDE-DNA 加合物含量比较（ng/ml，mean±SD，$n=6$）

组别	1 个月	2 个月	3 个月
空白对照组	16.14±0.40	14.60±1.53	16.27±3.31
0mg/（kg·bw）B[a]P 组	16.30±0.80	14.50±0.91	18.42±1.66
1.0mg/（kg·bw）B[a]P 组	15.93±0.43	14.02±0.53	19.08±2.15
2.5mg/（kg·bw）B[a]P 组	17.14±1.31	14.92±1.92	19.58±4.07*
6.25mg/（kg·bw）B[a]P 组	17.64±1.53*#&	18.58±2.80**##&&@@	23.73±1.70**##&&
F 值	2.837	6.600	5.829
P 值	0.048	0.001	0.002

注：*表示与空白对照组比较 $P<0.05$，**表示与空白对照组比较 $P<0.01$；#表示与空白对照组比较 $P<0.05$；##表示与空白对照组比较 $P<0.01$；&表示与 1.0mg/kgB[a]P 组相比 $P<0.05$；&&表示与 1.0mg/（kg·bw）B[a]P 组相比 $P<0.01$；@@表示与 2.5mg/（kg·bw）B[a]P 组相比 $P<0.05$。

三、讨　论

B[a]P 的神经毒性作用已经从流行病学和体内体外试验研究中初步得到证实。在本次研究中，我们成功地建立了 B[a]P 导致 SD 大鼠学习记忆损伤的模型。

作为多环芳烃类物质的典型代表，B[a]P 广泛存在于环境当中，环境中 B[a]P 的逐渐升高也被认为是城镇化和工业化的产物之一。本次试验依据文献报道的流行病学、体内体外动物实验研究及本课题组的前期试验来选择 B[a]P 染毒的剂量。人类饮食中 B[a]P 的摄入范围为每人每天 8.4～17μg。而对于吸烟者来说每日有高达 0.1μg 的额外 B[a]P 摄入，在每支烟的主流烟气中 B[a]P 的含量则高达 10ng。此外，职业接触 B[a]P（工人 1.4～25ng/m³；厨师 6.9ng/m³）及生活方式习惯（暴露于二手烟中的 B[a]P）均可使 B[a]P 的摄入量增加。另外居住于生活或者工业垃圾堆放点附近的居民也有长期暴露于高水平 B[a]P 的危险，在工业污染严重的地区，环境中 B[a]P 的含量经过长期的积累可达到相当高的水平。由于腹腔染毒注入体内的 B[a]P 并不能全部到达靶器官脑组织，而体内 B[a]P 的剂量也是经过长时期暴露的累积剂量，考虑到这些因素，在此次研究中我们所选取的 B[a]P 染毒剂量可以代表某一类人群的实际暴露水平，这也使得我们的实验对于人群多环芳烃的暴露的实验具有一定的借鉴意义。

Morris 水迷宫试验被广泛地用来评价啮齿类动物的学习和记忆功能。采用 Morris 水迷宫至少可以用来评价学习记忆的三个方面：学习能力（用潜隐平台试验中的潜伏期表示）、空间记忆能力（记住平台所在的位置）及记忆保持能力（在目标象限的停留时间）。在这三方面中，记忆保持能力与空间记忆能力的长期保持密切相关。而学习记忆损伤与神经退行性疾病之间的关系已得到广泛共识。在本研究中我们发现 B[a]P 暴露可对学习和记忆功能产生影响。夏茵茵等的研究显示在 2.5mg/（kg·bw）和 6.25mg/（kg·bw）B[a]P 暴露 13 周后，大鼠在水迷宫试验中寻找平台的平均潜伏期延长，穿越平台的次数及在目标象限的停留时间减少。我们的结果显示在 2.5mg/（kg·bw）和 6.25mg/（kg·bw）B[a]P 暴露 3 个月后大鼠的行为学表现与文献报道一致。大鼠脑组织中神经递质的调节及神经递质受体基因的表达，以及脑组织一些抗氧化酶类活性的抑制可能与 B[a]P 所致的大鼠学习记忆能力降低有关。不仅在实验动物研究中发现多环芳烃类物质暴露可以导致学习记忆损伤，而且在人群中也发现其可以导致人群认知功能障碍。Majchrzak 和 NIU 等的研究揭示了职业性多环芳烃暴露与人类记忆能力损伤之间的关系，而 B[a]P 作为多环芳烃危害的主要代表也得到了科学家的共识。此外，分子流行病学的研究也揭示了环境中多环芳烃暴露可以显著影响儿童的智商。另外，以往有研究发现 B[a]P 暴露[25～200mg/（kg·bw）]大鼠可观察到行为毒性作用，包括在运动和神经肌肉的改变，而在本次试验中我们没有观察到运动能力的损伤，即在水迷宫试验中各组大鼠的游行速度间没有差别。这可能与以往研究中所采用的 B[a]P 暴露剂量较高、其余诸如染毒途径和持续时间及水迷宫试验所采用的方法等因素有关。

B[a]P 引起学习记忆损伤，必然涉及复杂的生物学变化。B[a]P 进入机体后经过一系列酶代谢反应生成 BPDE，BPDE 可以与细胞内亲核的大分子共价结合，而形成 BPDE 也是 B[a]P 产生毒性作用的关键步骤。BPDE 具有较强的亲脂性，可以很容易通过膜结构而到达细胞内，与细胞内大分子如 DNA、蛋白质和脂类等结合形成 BPDE 加合物。由于 B[a]P 所导致的细胞内大分子的结构改变或者细胞内信号通路的调节可能是导致 B[a]P 毒性的关键因素。因此，对于脑组织中 BPDE-DNA 加合物的测量可以用来作为 B[a]P 暴露的生物有效剂量。在本实验中我们发现暴露于 6.25mg/（kg·bw）B[a]P 的大鼠从染毒 1 个月开始脑组织 BPDE-DNA 加合物的含量就显著高于对照组。且在染毒 1 个月和 3 个月各组，大鼠脑组织 BPDE-DNA 加合物随着剂量的升高也有所升高，并表现出良好的剂量依赖关系。而在 B[a]P 暴露 2 个月时，0mg/（kg·bw）、1.0mg/（kg·bw）和 2.5mg/（kg·bw）组大鼠的 BPDE-DNA 加合物含量相差不大，我们推测这可能与细胞具有修复损伤 DNA 的能力有关。随着染毒剂量和时间的延长，大鼠脑组织 BPDE-DNA 加合物的含量显著升高，也为 BPDE-DNA 加合物作为 B[a]P 神经毒性作用的原因提供了生物学上的证据。

第二节　苯并[a]芘染毒对大鼠脑 PKC-NMDAR 影响

多环芳烃由于其亲脂性，极易跨越血脑屏障，并在脑内蓄积和代谢，对神经系统产生毒性作用。多环芳烃神经毒性主要表现为对学习和记忆功能的损伤。蛋白激酶 C（PKC）是一种丝氨酸/苏氨酸激酶，激活后可磷酸化相应的蛋白底物，研究发现 PKC 与突触可塑性密切相关，PKC 可在 G 蛋白下游调控 NMDAR，影响 NMDAR 通道的开放，而 NMDAR 的活化是 LTP 诱导的必需条件。同时，Ca^{2+} 通过 NMDAR 进入突触后膜激活 CaMKII，并且在下游调控 LTP 的一系列重要反应，并形象称之为"记忆分子"。因此我们猜想，多环芳烃是否可通过 PKC—NMDAR—CaMKII 来影响突触可塑性，进而损伤学习记忆？我们在腹腔苯并[a]芘染毒造模成功基础上，探讨 PKC/NMDAR 及 CaMKII 在苯并[a]芘致学习记忆损伤中的作用。

一、材料和方法

1. 动物分组和染毒　同前所述，染毒 90 天后，大鼠采用 10%水合氯醛麻醉后，腹主动脉取血处死，在冰上迅速分离脑组织，并储存在-80℃备用。

2. 主要试剂和器械　苯并[a]芘（B[a]P）；橄榄油；Tris、十二烷基磺酸钠（SDS）、丙烯酰胺（ACR）、过硫酸铵、四甲基二乙胺（TEMED）、氯化钠、氯化钾、磷酸氢二钠、磷酸二氢钾、吐温-20、甘氨酸；脱脂奶粉；组织蛋白提取试剂盒、BCA 蛋白定量试剂盒、ECL 高灵敏发光液、GAPDH 鼠单克隆抗体、山羊抗鼠 IgG-HRP、山羊抗兔 IgG-HRP；PKC、NMDAR、CaMKII 一抗（Abcam）；DYY-22 型电泳仪、转膜仪；捷达 801 系列凝胶电泳图像分析系统。

二、结　果

苯并[a]芘染毒 **3 个月大鼠海马 PKC、NMDAR、CaMKⅡ的蛋白表达水平**　实验结果显示，随着染毒剂量的增加，各个蛋白的表达水平均降低。中高剂量组 CaMKⅡ的表达水平明显低于空白对照组（$P<0.01$），而高剂量组的 PKC、CaMKⅡ的蛋白表达水平低于中剂量组，其差异具有统计学意义（$P<0.05$）。与空白对照组相比，NMDAR 的低中剂量组的表达水平明显下降，其差异具有统计学意义（$P<0.05$，$P<0.01$），而高剂量组的 NMDAR 表达水平明显低于低剂量组（$P<0.05$）（图4-3，表4-10）。

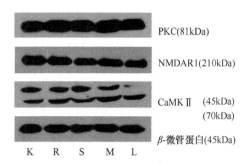

图4-3　不同剂量染毒大鼠脑组织各蛋白相对表达水平

K：空白对照组；R：溶剂对照组；S：1.0mg/（kg·bw）B[a]P组；M：2.5mg/（kg·bw）B[a]P组；L：6.25mg/（kg·bw）B[a]P组

表 4-10　脑组织中 PKC、NMDAR、CaMKⅡ的蛋白相对表达水平（$\bar{x}\pm s$）

组别	动物数（只）	PKC	NMDAR	CaMKⅡ
空白对照组	6	1.30±0.28	0.89±0.21	1.13±0.13
溶剂对照组	6	1.19±0.19	0.74±0.19	0.99±0.14
1.0mg/（kg·bw）B[a]P组	6	1.14±0.21	0.68±0.12[b]	1.05±0.08
2.5mg/（kg·bw）B[a]P组	6	1.14±0.14	0.68±0.08[b]	0.89±0.21[a]
6.25mg/（kg·bw）B[a]P组	6	0.88±0.12[acde]	0.50±0.10[acd]	0.67±0.12[acde]
F 值		3.553	5.327	8.021
P 值		0.02	0.003	<0.001

注：a 表示与空白对照组相比，$P<0.01$；b 表示与空白对照组相比，$P<0.05$；c 表示与溶剂对照组相比，$P<0.05$；d 表示与低剂量组相比，$P<0.05$；e 表示与中剂量组相比，$P<0.05$。

三、讨　论

学习记忆是一个非常复杂的生物学过程，苯并[a]芘引起学习记忆功能退化，必然会引起一系列生物学反应的改变。苯并[a]芘不仅可引起 DNA 损伤和神经细胞凋亡，也可以引起突触可塑性的改变，研究者对妊娠大鼠采用鼻腔吸入染毒的方法，发现子鼠的 LTP 受损，并且其海马的 NMDAR 表达下降，这一结果与采用灌胃方法得到的结果一致，可见苯并[a]芘可通过影响突触可塑性从而损伤学习记忆。近来研究表明，PKC 与突触可塑性有密不可分的关系，PKC 是一种丝氨酸/苏氨酸蛋白激酶，正常情况下以无活性的形式存在于细胞质中，当受体和配体结合后，可经 G 蛋白激活磷脂酶 C（PLC），PLC 可将细胞膜中的二磷酸磷脂酰肌醇迅速分解为三磷酸肌醇（IP$_3$）和二酰甘油（DAG），IP$_3$ 是水溶性小分子，生成后与内质网或肌质网膜上的 IP$_3$ 受体（IP$_3$R）结合，IP$_3$R 是一种化学门控的钙释放通道，激活后可导致内质网或肌质网中的 Ca^{2+} 释放和胞质中 Ca^{2+} 浓度升高，留在细胞膜中的脂溶性 DAG 与 Ca^{2+} 和膜磷脂中的磷脂酰丝氨酸共同促进 PKC 的转位与激活。早期研究显示 PKC 在大脑中广泛分布，尤其是在海马的椎体神经元中表达量很高，这一理论在培养的神经细胞中得到验证。同时研究显示，PKC 的激动剂可以引起突触传递增强，而 PKC 的阻断剂可以阻断 LTP 的产生。说明 PKC 的激活是 LTP 诱导的必要条件。

N-甲基-D-天冬氨酸受体（NMDAR）是中枢神经系统最主要的一种兴奋性谷氨酸离子型受体，正常情况下，NMDAR 被 Mg^{2+} 阻塞，当细胞受到刺激后，引起突触后膜去极化，当去极化到达一定程度后，可移除 Mg^{2+}，激活 NMDAR，进而 Ca^{2+} 内流，激活一系列激酶，如钙调蛋白激酶 II，并启动下游一系列生化反应。而大量的动物实验也显示，学习记忆降低的大鼠，其脑中 NMDAR 的表达下降，可见 NMDAR 活化是 LTP 诱导的重要条件，并且进一步研究发现，在获取记忆的过程中，NMDAR 通道的开放非常重要。而最近的研究显示，PKC 可以减轻 Mg^{2+} 对 NMDAR 的阻塞作用，同时增加 NMDAR 的开放频率及激活通道的数量。说明 PKC 可以通过调控 NMDAR 从而影响突触可塑性。

CaMK II 是一种 Ca^{2+} 依赖性的活化酶，并且研究显示 CaMK II 是最主要的下游效应分子。NMDAR 通道开放后，Ca^{2+} 内流到突触后膜的树突棘区，激活 CaMK II，使其聚集并结合于突触后膜的致密物质（PSD）中，从而通过 Ras 调控 AMPA 受体向膜上转运。而本研究的结果显示，暴露于苯并[a]芘后，随着染毒剂量的增加，PKC、NMDAR、CaMK II 的蛋白表达水平均降低，并且与对照组相比，高剂量组的蛋白表达水平明显降低，差异具有统计学意义。

综上所述，苯并[a]芘暴露可损伤大鼠的学习记忆能力，主要通过影响 PKC 的转位和激活，使得 NMDAR 的表达下调，进而影响 Ca^{2+} 内流和 CaMK II 的激活，并通过 Ras 影响 AMPA 受体的转运与磷酸化，损伤突触可塑性，并最终引起学习记忆功能退化。

第三节　苯并[a]芘染毒对大鼠脑代谢性谷氨酸受体的影响

近年来，研究发现 B[a]P 具有神经毒性，而且主要引起学习记忆功能的降低。代谢性谷氨酸受体（metabotropic glutamate receptor, mGluR）在突触可塑性调节中具有重要作用，且与脑组织神经元凋亡密切相关，可能在学习记忆中扮演重要角色。本课题组前期研究结果表明 B[a]P 可以引起大鼠脑组织中谷氨酸递质的改变且与学习记忆能力降低有关，可能会导致 mGluR 的改变。为此，本实验运用慢性 B[a]P 染毒的方法，观察不同剂量 B[a]P 暴露对大鼠认知能力、脑组织海马 mGluRs 的影响，探讨 B[a]P 导致学习记忆功能退化的可能机制。

一、方　　法

1. 动物分组和染毒　同前所述，染毒 90 天后，大鼠采用 10%水合氯醛麻醉后，腹主动脉取血处死，在冰上迅速分离脑组织，并储存在-80℃备用。

2. mGluR1、mGluR2、mGluR3 蛋白表达测定　取出在-80℃低温冰箱冻存的海马，称取适量组织（60～80mg），充分匀浆之后，加入组织蛋白抽提试剂，于冰上超声破碎细胞并低温孵育 15 分钟，4℃离心 10 000r/min，15 分钟，取上清液，采用 BCA 蛋白定量试剂盒测定浓度之后调整蛋白浓度至同一水平。加入等量的 2 倍浓度的上样缓冲液，95℃水浴煮沸 5 分钟。根据蛋白浓度每孔上样体积为 20μl，用 10%十二烷基磺酸钠-聚丙烯酰胺凝胶电泳分离样品，80V 恒压约 2 小时。湿室转膜，恒流 400mA，95 分钟将蛋白转至 PVDF 膜上，5%脱脂奶粉封闭 2 小时，一抗适当倍数稀释（mGluR1：1∶1000；mGluR2：1∶1000；mGluR3：1∶1000），4℃孵育过夜，0.02mol/L 磷酸盐缓冲液（加入适量吐温-20，PBST）洗 4 次，每次 15 分钟。辣根过氧化物酶标记的二抗 1∶10 000 稀释，37℃孵育 90 分钟，PBST 洗 4 次，每次 15 分钟。增强性化学发光显色。采用捷达凝胶图像分析系统对蛋白表达进行分析，然后计算目的蛋白与内参蛋白的光密度积分值，比较各组间 IOD $_{目的蛋白}$/IOD $_{内参蛋白}$的大小。

二、结　果

各组大鼠脑组织海马代谢性谷氨酸受体蛋白表达　免疫印迹法（Western blotting）结果显示：随着染毒剂量的增加，大鼠海马组织 mGluR1、mGluR2 蛋白表达增高，中高剂量组与对照组相比具有统计学意义（$P<0.05$），mGluR3 蛋白表达在各组之间变化没有统计学差异（$P>0.05$）（表 4-11，图 4-4）。

表 4-11　各组大鼠海马组织代谢性谷氨酸受体蛋白表达（$\bar{x}\pm s$，$n=8$）

组别	mGluR1	mGluR2	mGluR3
空白对照组	0.56 ± 0.13	0.54 ± 0.15	0.58 ± 0.24
溶剂对照组	0.59 ± 0.17	0.58 ± 0.10	0.51 ± 0.25
1.0mg/（kg·bw）B[a]P 组	0.70 ± 0.18	0.60 ± 0.09	0.51 ± 0.20
2.5mg/（kg·bw）B[a]P 组	$0.82\pm0.16^{*}$	0.71 ± 0.22	0.66 ± 0.18
6.25mg/（kg·bw）B[a]P 组	$1.09\pm0.29^{**\#\&@}$	$0.85\pm0.14^{*\#@}$	0.61 ± 0.15
F 值	7.256	4.167	0.580
P 值	<0.01	0.01	0.680

注：*表示与空白对照组比较 $P<0.05$；**表示与空白对照组相比 $P<0.01$；#表示与溶剂对照组比较 $P<0.01$；&表示与 1.0mg/（kg·bw）B[a]P 组相比 $P<0.01$；@表示与 2.5mg/（kg·bw）B[a]P 组相比 $P<0.05$。

三、讨　论

代谢性谷氨酸受体是 G 蛋白偶联受体，根据氨基酸序列的同源性及细胞信号内转导机制的不同，将其分为 3 组 8 个亚型，第 1 组包括 mGluR1 和 mGluR5，第 2 组包括 mGluR2 和 mGluR3，第 3 组包括 mGluR4、mGluR6、mGluR7 和 mGluR8。GluRs 既能分布在突触前，又能分布在突触后。而第 1 组 mGluRs 主要是位于突触前通过调节离子型 Glu 受体而调节神经元的兴奋性。第 2、3 组 mGluRs 主要是作为突触前受体来调节谷氨酸和其他神经递质释放。信号传导机制在学习和记忆中有重要的作用，主要表现为对突触可塑性长时程增强（long-term potentiation，LTP）和长时程抑制（long-term depression，LTD）的调节作用。在海马 CA1 区，第 1 组 mGluRs 激活后都可诱发 LTP，

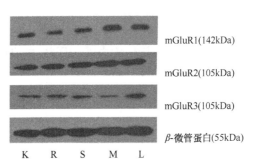

图 4-4　慢性苯并芘暴露后大鼠海马代谢性谷氨酸受体蛋白条带图

K：空白对照组；R：溶剂对照组；S：1.0mg/（kg·bw）B[a]P 组；M：2.5mg/（kg·bw）B[a]P 组；L：6.25mg/（kg·bw）B[a]P 组

两种亚型所起的作用是不同的。整体动物试验研究表明，第 1 组 mGluR 的拮抗剂 MCPG 能减弱空间学习能力，MCPG 在体内能部分阻断 LTP 及减弱学习和记忆的能力，而其激动剂 ACPD 能增强记忆力。也有一系列的动物实验结果表明，mGluRs 对短时记忆和长时记忆的获得都是必需的。本实验中，采用低剂量慢性 B[a]P 染毒所造的大鼠学习记忆能力下降的模型中，检测到脑组织海马区域 mGluR1、mGluR2 蛋白表达

升高。B[a]P 可以导致学习记忆损伤及神经细胞凋亡，而 mGluRs 不仅是学习记忆过程中必不可少的信号分子，也与神经细胞的凋亡密切相关。mGluRs 可调节 NMDA 受体的兴奋毒性，降低神经细胞的凋亡；mGluRs 激活也可保护 NO 引起的神经细胞和内皮细胞凋亡，可能是通过降低 caspase-3 活性实现的，这其中的机制有待于进一步研究。

第四节　苯并[a]芘染毒对大鼠脑 BDNF-TrkB 通路的影响

B[a]P 与学习记忆和突触可塑性密切相关。脑源性神经营养因子（brain-derived neurotrophic factor，BDNF）是神经营养因子（neurotrophin，NT）的一种，在神经元的生长、发育、突触的形成及突触可塑性中发挥着至关重要的作用。BDNF 特异性的受体酪氨酸蛋白激酶受体（tyrosine receptor kinase B，TrkB）与 BDNF 结合后，启动下游信号，进而对情绪、认知和记忆能力产生影响。有研究表明锰、镧等可以影响 BDNF 的表达，而使大鼠学习记忆能力下降。本研究将从 BDNF-TrkB 通路出发，探讨 B[a]P 导致大鼠学习记忆损伤的机制。

一、实 验 方 法

1. 动物分组及处理　依据相关文献和本课题组前期实验结果，选取中剂量 2.50mg/（kg·bw）的 B[a]P 作为染毒组，取 30 天、60 天、90 天为染毒时间。将 72 只 SPF 级健康雄性 SD 大鼠分为 3 组：空白组、溶剂组、B[a]P 组。每组再分为 3 个时间小组：30 天组、60 天组、90 天组，每个小组 8 只。空白组不做任何处理，溶剂组隔日腹腔注射橄榄油[1.00mg/（kg·bw）]，B[a]P 组隔日腹腔注射 B[a]P[2.50mg/（kg·bw）]。

2. 免疫印迹法检测大鼠 BDNF 和 TrkB 的蛋白表达　Morris 水迷宫试验结束后用每 100g 体重 0.3ml 的 10%水合氯醛麻醉大鼠，取下脑组织并于−80℃冻存。蛋白检测时切取适量的组织（60~80mg），按 1∶10（g/ml）比例加入组织蛋白提取试剂，冰上孵育 20 分钟，10 000r/min 离心 15 分钟后取上清液，用 BCA 蛋白定量试剂盒将蛋白浓度调整到同一水平，加入适量的上样缓冲液，水浴煮沸 5 分钟。上样体积为 13μl，用十二烷基磺酸钠-聚丙烯酰胺凝胶电泳分离样品（BDNF：10%；TrkB：8%）。60V 分离 MARK，调至 80V 分离样品。湿式转膜：400mA。转膜时间：BDNF 约 70 分钟；TrkB 约 120 分钟。5%脱脂牛奶封闭。一抗 4℃过夜孵育（BDNF：1∶1000；TrkB：1∶400），PBST 漂洗 15 分钟×4 次，二抗（BDNF：1∶4000；TrkB：1∶7000）37℃孵育 2 小时，PBST 漂洗 15 分钟×4 次。采用增强化学发光显色，用凝胶图像系统对蛋白表达量进行分析。

二、实 验 结 果

各组大鼠脑组织 BDNF 和 TrkB 蛋白表达情况　B[a]P 组随着染毒时间的延长，BDNF 蛋白的相对表达量（30 天：1.00 ± 0.00；60 天：0.70 ± 0.15；90 天：0.60 ± 0.13）和 TrkB 蛋白相对表达量（30 天：1.00 ± 0.00；60 天：0.83 ± 0.14；90 天：0.68 ± 0.12）均明显减少（$P<0.05$）。60 天组和 90 天组大鼠 BDNF 的相对表达量明显低于 30 天组（$P<0.05$）。

60 天组和 90 天组大鼠 TrkB 蛋白的相对表达量明显低于 30 天组（$P<0.05$），并且 60 天组和 90 天组相比，大鼠 TrkB 蛋白的相对表达量有统计学差异（$P<0.05$）。而在空白对照组和溶剂组中，各指标在各个时间点间差别均无统计学意义（$P>0.05$）（图 4-5，图 4-6）。

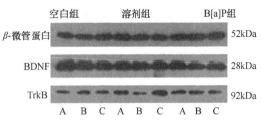

图 4-5 B[a]P 不同作用时间 BDNF、TrkB 蛋白表达条带图

A：30 天；B：60 天；C：90 天

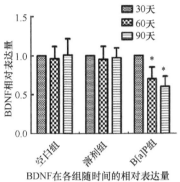

BDNF 在各组随时间的相对表达量

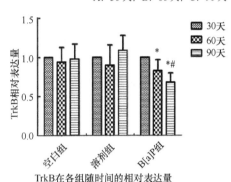

TrkB 在各组随时间的相对表达量

图 4-6 BDNF 和 TrkB 蛋白在各组随时间变化的相对表达量

*表示与 30 天组比较差别有统计学意义；#表示与 60 天组比较差别有统计学意义

三、讨 论

BDNF 作为神经营养因子重要成员之一，参与突触的形成，与突触可塑性关系密切，在学习记忆中发挥着重要的作用。妊娠期接触多环芳烃/芳香族污染物可能通过减少 BDNF 表达水平影响幼儿神经系统的发育。动物实验表明，转染了 BDNF 的创伤小鼠，其神经结构和功能可得到更好的恢复。

TrkB 是 BDNF 的特异性受体，当 BDNF 与细胞膜上的 TrkB 受体结合后，激活细胞内信号传导通路，通过细胞内 Ca^{2+} 对神经的生长和发育起到重要的作用，并且能提高神经细胞的存活率。另一方面参与调节 GABA 和谷氨酸突触后神经递质受体的数量和分布，从而调节突触可塑性，参与学习和记忆活动。在《美国科学院院刊》上发表的论文显示，BDNF 以自分泌方式调控神经元分化和生长过程中的两步嵌套自放大反馈信号机制：第一步，海马神经细胞通过分泌 BDNF，激活细胞质 cAMP 和 PKA 活性，进一步激发细胞 BDNF 自分泌，促使 TrkB 向海马神经元膜表面插入。第二步，BDNF/TrkB 信号激活 PI3k，促进受体 TrkB 囊泡运输，进一步地增强了局域的 BDNF/TrkB 信号。这种自放大的 BDNF 信号确保了局域 cAMP/PKA 活性稳步升高，在轴突发育和生长中发挥关键性的作用。本研究结果显示，随着 B[a]P 染毒时间的延长，BDNF 和 TrkB 蛋白的相对表达量呈下降趋势，而正常组和溶剂对照组中 BDNF 和 TrkB 蛋白的相对表达量并无明显差别，说明 B[a]P 可能通过影响 BDNF 和 TrkB 蛋白的表达量，进而导致大鼠学习记忆损伤。目前报道的 BDNF 转录的通路有 CAMP-CREB-BDNF 信号通路、PKA-CREB-BDNF 信号通路及 ERK-CREB-BDNF 信号通路等。但是关于影响 TrkB 变化的报道较少，故 B[a]P 通过影响 BDNF 和 TrkB 而导致大鼠学习记忆损伤的机制仍需进一步研究。

综上所述，B[a]P 可能通过影响 BDNF 和 TrkB 的表达量，继而导致学习记忆的损伤，为今后进一步研究提供理论基础。

第五节 苯并[a]芘染毒对大鼠脑 Tau 蛋白的影响

职业接触多环芳烃的工人表现出一定的神经功能缺陷，伴随植物神经系统调节紊乱和短期记忆缺失，并出现明显的脑电图改变，且其改变程度与多环芳烃的接触程度呈正相关。采用 B[a]P 染毒的大鼠和小鼠动物模型都提示 B[a]P 可导致学习记忆损伤，B[a]P 的脂溶性决定了 B[a]P 及其代谢产物可以很容易通过血脑屏障并对脑组织产生损伤。这些研究提示多环芳烃暴露可能与神经退行性变存在联系。

Tau 蛋白是一种微管相关蛋白质（microtubule associated protein，MAP），是一种维持微管稳定性的磷酸化蛋白。Tau 蛋白在胚胎期和成年期脑组织中均有表达。在正常的成年脑组织中，Tau 蛋白极少被磷酸化。Tau 蛋白的功能不仅维持神经元网络的正常结构，而且也在正常神经元的成熟、脑组织发育和学习及神经元可塑性方面发挥重要作用。过度磷酸化的 Tau 蛋白缺少正常 Tau 蛋白与微管的结合能力。已有大量的研究显示，在神经退行性疾病中 Tau 蛋白处于非正常的磷酸化状态。在很多患有皮克病、肌萎缩侧索硬化和帕金森病等神经退行性疾病的人体或者动物模型中均发现有 Tau 蛋白磷酸化引起的神经纤维缠结。Tau 蛋白过度磷酸化是多种神经退行性疾病的共同病理表现和标志，多种神经毒物都可引起 Tau 蛋白磷酸化水平升高。本次研究通过 B[a]P 慢性暴露检测大鼠进行学习记忆能力及 Tau 蛋白磷酸化水平，初步探讨 B[a]P 致 Tau 蛋白过度磷酸化的作用。

一、实 验 方 法

1. 动物分组及处理 选取中剂量 2.50mg/kg 的 B[a]P 作为染毒组，取 30 天、60 天、90 天为染毒时间。将 72 只 SPF 级健康雄性 SD 大鼠分为 3 组：空白组、溶剂组、B[a]P 组。每组再分为 3 个时间小组：30 天组、60 天组、90 天组，每个小组 8 只。空白组不做任何处理，溶剂组隔日腹腔注射橄榄油[1.00mg/（kg·bw）]，B[a]P 组隔日腹腔注射 B[a]P[2.50mg/（kg·bw）]。

2. 大鼠脑皮质总 Tau、Tau[PT181]、Tau[PS199]、Tau[PT231]、Tau[PS396]蛋白表达测定 根据蛋白浓度每孔上样体积为 15μl，10%十二烷基磺酸钠-聚丙烯酰胺凝胶电泳分离样品，积层胶 60V 约 45 分钟，分离胶 80V 约 2 小时。湿式转膜，恒流 400mA，75 分钟将蛋白转至 PVDF 膜上，5%脱脂奶粉封闭 2 小时，一抗适当倍数稀释（总 Tau 1∶5000，Tau[PT181] 1∶1000，Tau[PS199] 1∶5000，Tau[PT231] 1∶1000，Tau[PS396] 1∶5000），4℃孵育过夜，0.02mol/L 磷酸盐缓冲液（加入适量吐温-20）洗 4 次，15 分钟/次。辣根过氧化物酶标记的二抗 1∶8000 稀释，37℃孵育 120 分钟，PBST 洗 4 次，15 分钟/次。增强性化学发光显色。采用捷达凝胶图像分析系统对蛋白表达进行分析，然后计算目的蛋白与内参蛋白的光密度积分值，比较各组间 $IOD_{目的蛋白}/IOD_{内参蛋白}$ 的大小。

二、实 验 结 果

B[a]P 暴露可使大鼠脑皮质 Tau 蛋白磷酸化 有研究显示 B[a]P 暴露中可以观察到类

似阿尔茨海默病（AD）患者的学习记忆损伤表现。而大量的临床和实验室研究数据也显示 Tau 蛋白相关通路在认知功能损伤中起关键的作用。在神经退行性疾病过程中，Tau 蛋白过度磷酸化与学习记忆损伤的关系十分密切。因此，我们对 B[a]P 染毒大鼠脑组织的总 Tau 蛋白及一些与 CDK5 密切相关的磷酸化位点的蛋白表达进行了测定。免疫印迹的结果显示总 Tau、Ser199、Thr181 和 Thr231 的表达与空白对照组相比，随着染毒剂量的增加和时间的延长有显著升高的趋势（图 4-7～图 4-11）。在染毒 1 个月、2 个月和 3 个月染毒大鼠脑组织中，B[a]P 未对 Ser396 位点的磷酸化状态产生改变（$F=1.266$，$P=0.287$；$F=0.713$，$P=0.584$；$F=1.392$，$P=0.241$）。通过析因分析进一步分析了不同剂量和染毒时长暴露下对大鼠总 Tau 及各磷酸化位点的交互作用，结果显示随着暴露时间的延长和剂量的增加，Ser199、Thr181 和 Thr231 蛋白表达的升高存在剂量和时间的交互作用（$F=4.385$，$P<0.001$；$F=8.789$，$P<0.001$；$F=2.236$，$P=0.025$）。

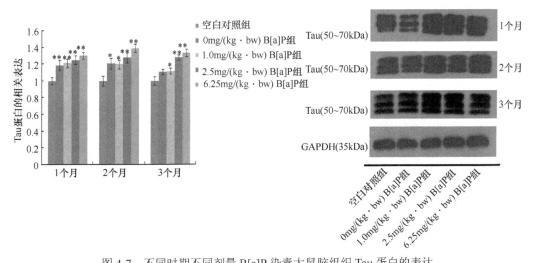

图 4-7　不同时期不同剂量 B[a]P 染毒大鼠脑组织 Tau 蛋白的表达
*表示与空白对照组比较 $P<0.05$；**表示与空白对照组比较 $P<0.01$

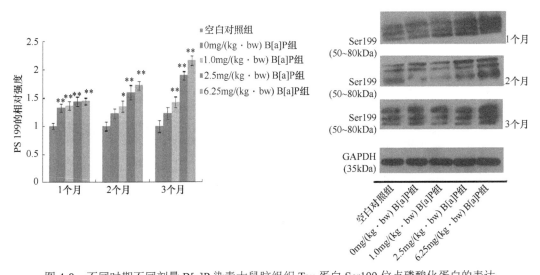

图 4-8　不同时期不同剂量 B[a]P 染毒大鼠脑组织 Tau 蛋白 Ser199 位点磷酸化蛋白的表达
*表示与空白对照组比较 $P<0.05$；**表示与空白对照组比较 $P<0.01$

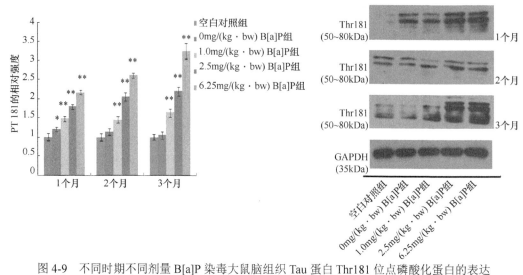

图 4-9　不同时期不同剂量 B[a]P 染毒大鼠脑组织 Tau 蛋白 Thr181 位点磷酸化蛋白的表达

*表示与空白对照组比较 P＜0.05；**表示与空白对照组比较 P＜0.01

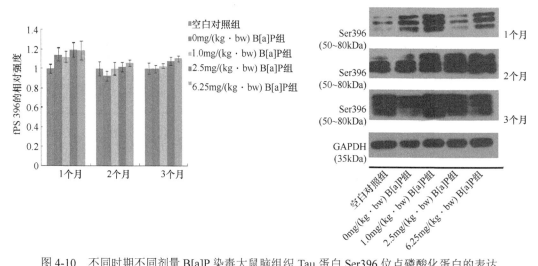

图 4-10　不同时期不同剂量 B[a]P 染毒大鼠脑组织 Tau 蛋白 Ser396 位点磷酸化蛋白的表达

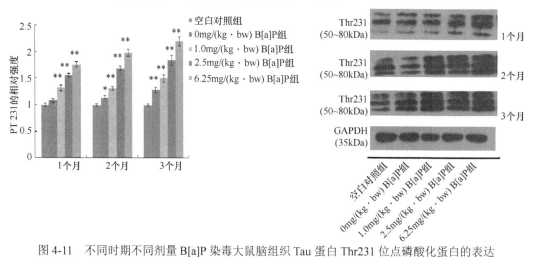

图 4-11　不同时期不同剂量 B[a]P 染毒大鼠脑组织 Tau 蛋白 Thr231 位点磷酸化蛋白的表达

*表示与空白对照组比较 P＜0.05；**表示与空白对照组比较 P＜0.01

三、讨　论

Tau 蛋白是一种微管相关蛋白质，在调节神经元的结构和功能，维持微管结构的稳定，细胞内物质的转运和轴突结构维持等细胞生理功能方面发挥重要作用。正常状态下每摩尔蛋白中含有 2～3mol 的磷酸根，在 AD 患者脑组织中，Tau 蛋白被过度磷酸化，每摩尔蛋白中含有 5～9mol 的磷酸根。过度磷酸化的 Tau 蛋白失去了其本身的生物活性，且是在 AD 和其他被称为"Tau 蛋白病"的神经退行性疾病中被发现的神经细胞中神经纤维的主要成分，而且 Tau 蛋白也被认为是引起神经退行性疾病患者学习记忆能力损伤的主要因素之一。我们的研究结果显示随着 B[a]P 染毒剂量和时间的增加，大鼠脑组织 Tau 蛋白和磷酸化 Tau 蛋白的含量显著升高。基于已经存在的 Tau 蛋白过度磷酸化与学习记忆之间的密切关系，我们推测 B[a]P 暴露大鼠脑组织 Tau 蛋白过度磷酸化可能在其所致的学习记忆功能损伤中发挥着重要的作用。

Tau 蛋白含有 79 个潜在的丝氨酸/苏氨酸磷酸化位点，其中有超过 30 个与 AD 等神经退行性疾病有关的磷酸化位点可被检测到。在诸多可以磷酸化 Tau 蛋白的激酶中，以 CDK5 和 GSK-3 对 Tau 蛋白的磷酸化效率最高。不同的激酶磷酸化的位点不同，但大多数位点可被 CDK5 磷酸化，CDK5 是 Ser-Thr 蛋白激酶，可在 KSPXK 基序磷酸化 Tau 蛋白，其中包括 Ser396、Thr231、Thr181 和 Ser199 等位点。在此次研究中，我们发现 B[a]P 可以显著升高大鼠脑组织 Thr231、Thr181 和 Ser199 位点的 Tau 蛋白磷酸化水平，且有随着剂量和时间的增加而升高的趋势。我们的结果提示 B[a]P 所致的学习记忆损伤可能与 Tau 蛋白的磷酸化有关。

过度磷酸化的 Tau 蛋白可以引起微管结构的破坏并且可以使 Tau 蛋白以双螺旋状聚合。而 Tau 蛋白在 Thr181、Thr205、Thr212、Thr217、Thr231、Ser199、Ser202、Ser235、Ser262 和 Ser396 等位点发生磷酸化被认为可以导致 Tau 蛋白自身聚合成神经纤维缠结，从而导致认知功能障碍。有文献报道在体内试验中，Thr231 位点的过度磷酸化与大鼠学习记忆损伤关系密切，在早期认知功能障碍的患者中也发现 Thr231 的磷酸化与认知能力下降有关。在本研究中，Thr231 位点的磷酸化水平在 B[a]P 染毒低剂量组[1.0mg/（kg•bw）] 有显著升高，且随着剂量和时间的延长，此位点过度磷酸化水平更为明显。在 AD 患者脑组织的早期病理改变中，也发现有 Thr181 位点的过度磷酸化，本研究也发现 Thr181 位点在 B[a]P 染毒 1 个月时就被过度磷酸化，到染毒 3 个月时，高剂量组[6.25mg/（kg•bw）]Thr181 位点磷酸化水平较对照组增高 3 倍。Ser199 位点位于微管结合区，它的磷酸化状态与 Tau 蛋白和微管的结合活性的调节密切相关，因此 Ser199 可能在与 Tau 蛋白过度磷酸化有关的学习记忆损伤中发挥重要作用。我们的研究结果也发现 Ser199 位点的磷酸化水平随着 B[a]P 染毒剂量和时间的增加而增加，这种 Ser199 与学习记忆损伤之间的关系在一些环境中重金属暴露的啮齿类动物实验中也得到了验证。例如，在铅暴露的 Wistar 大鼠实验中发现 Ser199 和 Thr231 位点的磷酸化水平与学习记忆损伤有显著的关系。

人群对于环境中 B[a]P 的暴露是持久存在的，而 Tau 蛋白的磷酸化在一些动物模型上是一种短暂存在的现象，因此在本次试验中所观察到的 B[a]P 染毒大鼠脑组织 Ser199、Thr181 和 Thr231 位点 Tau 蛋白磷酸化水平的升高有待于在人群试验中进一步验证。此外，本研究中观察到 Ser396 位点的磷酸化水平有升高的趋势，但与对照组相比其升高并不具有统计学意义，推测可能是由于 B[a]P 暴露的时间并不足够长或者在实验期间 B[a]P 并未激活与此磷酸化位点相关的磷酸酶，其具体的机制有待进一步研究。

第五章 苯并[a]芘染毒大鼠神经细胞凋亡及机制研究

第一节 苯并[a]芘染毒大鼠脑病理改变

虽然国外研究表明，B[a]P 急性染毒大鼠的行为学观察显示 B[a]P 神经毒性作用与其血浆及脑内代谢物浓度显著相关，也有文献报道 B[a]P 在一定条件下具有体外神经毒性，显示 B[a]P 可能具有神经毒性，但 B[a]P 的急性毒性很小，大鼠经口 $LD_{50} > 1000mg/kg$，小鼠腹腔注射 $LD_{50} > 500mg/kg$，B[a]P 能否引起明显的脑形态改变对于确证其神经毒性作用及敏感作用部位具有重要的意义。有研究通过 2 个月的腹腔注射慢性染毒，未发现 B[a]P 可引起大鼠明显行为改变和脑组织病理学变化，B[a]P 引起中枢神经系统损害动物模型的建立对于确证 B[a]P 的神经毒性作用具有重要意义，本次研究我们通过大鼠侧脑室注射 B[a]P 建立动物模型，观察了脑组织形态的改变。

一、材料与方法

1. 实验动物 健康雄性 SD 大鼠 40 只，2 月龄，体重 250～300g，活动能力相近。

2. 动物分组和染毒 所有动物称重后按体重编号将动物随机分为 5 组：空白对照组、二甲基亚砜（DMSO）组（溶剂对照组）、B[a]P 高浓度组（10mmol/L）、B[a]P 中浓度组（5mmol/L）、B[a]P 低浓度组（2.5mmol/L）。每组 8 只，动物饲养于不锈钢笼具内，动物房自然采光，室温控制在 18～28℃，湿度控制在 40%～80%，按昼夜节律自然采光（采光约 13 小时，黑暗约 11 小时），用全营养饲料及自来水喂养，一天换水、喂食两次。每天上午 8：00～11：00 清洁动物房，保持动物房清洁、安静。实验中每日观察记录动物的一般情况及神经系统反应。

染毒前用 25%乌拉坦（0.4ml/100g）经腹腔注射麻醉后，将大鼠置于立体定向仪上，固定鼠头，备皮。取旁正中切口，用手术剪刀剪开约 1.5cm 长切口，钝性分离皮下组织，手术刀刮净骨膜，清理出血，清晰暴露前囟十字缝。前囟十字缝交点向后移动 1.3～1.5mm，然后向左或向右水平移动至 1.5mm 处。在该点用牙钻钻至硬脑膜下 3.5～4.0mm，拔钻后将长 0.8cm，直径 1mm 的临床麻醉用插管插入硬脑膜下 3.5mm，502 胶水固定插管。50μl 微量进样器通过插管分别向高、中、低浓度组缓慢注入 B[a]P 溶液 10μl，溶剂对照组注入 DMSO 10μl，空白对照组注入生理盐水 10μl 后，再分别注入生理盐水 2～3μl 以保证 B[a]P 及 DMSO 被完全注入。缝皮。每日于大腿三角肌处注入青霉素 1.0ml 以抗感染。

染毒结束后将动物断头处死，取脑，冰皿上分离双侧海马，中性甲醛固定，石蜡包埋，病理切片，用于光镜观察。

3. 细胞凋亡的测定（TUNEL 法） 切片常规脱蜡至水。标本片加新鲜稀释 Proteinase K

37℃消化 30 分钟,PBS 洗 2 分钟,3 次;加标记缓冲液 50μl/片,37℃标记 1 小时;用 Hoechst 33258 衬染 10 分钟，PBS 洗 2 分钟，3 次;OLYMPUS 荧光显微镜观察，照相。加转化液 50μl/片，37℃下 30 分钟，PBS 洗 2 分钟，3 次;二氨基联苯胺（DAB）显色 15 分钟，水洗;然后苏木素轻度复染;蒸馏水洗;脱水;透明;封片。整个操作过程于湿盒中进行。用显微镜对标本进行观察。细胞核内出现棕黄即为凋亡细胞。选取海马神经细胞分布均匀的视野，在 400 倍物镜下计数 10 个视野凋亡细胞数，以此作为海马神经细胞凋亡指数（apoptosis index，AI）。

4. 统计方法　采用 SPSS10.0 软件进行统计分析。

二、结　果

1. 病理结果　光镜观察到，对照组小脑浦肯野细胞数目形态正常，海马神经细胞排列整齐，数目形态正常;随着 B[a]P 剂量的增高，神经细胞损伤加重，特别高剂量组有典型的神经细胞损伤现象出现，表现为小脑浦肯野细胞数目减少，部分细胞出现坏死表现，胞核聚集、浓缩、溶解;海马神经细胞出现排列紊乱，数目减少，胞质透明，核皱缩，脑皮质未发现典型的坏死灶和胶质细胞增生，脑桥和延髓部分也未见明显改变，见图 5-1、图 5-2。

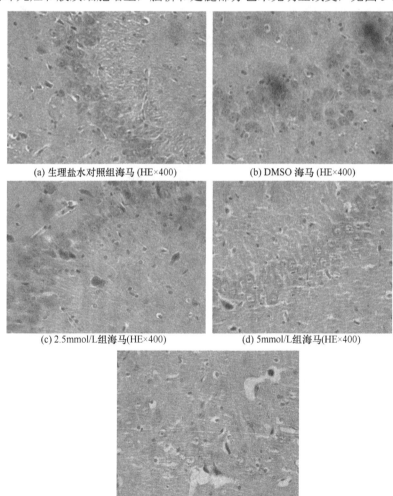

(a) 生理盐水对照组海马 (HE×400)　　　(b) DMSO 海马 (HE×400)

(c) 2.5mmol/L组海马(HE×400)　　　(d) 5mmol/L组海马(HE×400)

(e) 10mmol/L组海马(HE×400)

图 5-1　各组海马病理结果

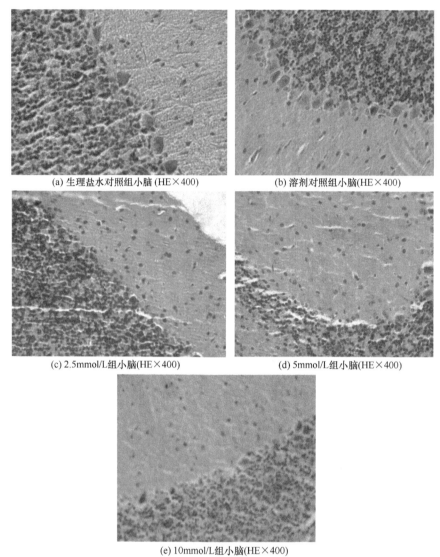

(a) 生理盐水对照组小脑 (HE×400)

(b) 溶剂对照组小脑(HE×400)

(c) 2.5mmol/L组小脑(HE×400)

(d) 5mmol/L组小脑(HE×400)

(e) 10mmol/L组小脑(HE×400)

图 5-2　各组小脑病理结果

2. 海马细胞的电镜观察结果

（1）细胞核的变化（图 5-3）：对照组细胞核形态规则，染色质分布均匀，而随着 B[a]P 剂量的增高，逐渐出现细胞核皱缩、染色质边聚、核膜破裂等形态学的变化。

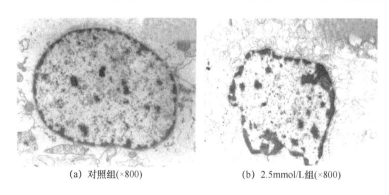

(a)　对照组(×800)

(b)　2.5mmol/L组(×800)

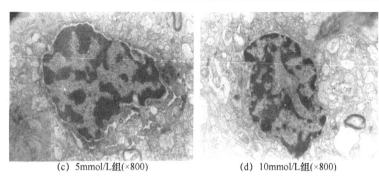

(c) 5mmol/L组(×800)　　　　　(d) 10mmol/L组(×800)

图 5-3　细胞核的变化

（2）线粒体的变化（图 5-4）：对照组海马神经细胞的线粒体形态规则，嵴排列较整齐，随染毒剂量的增高，线粒体形态逐渐出现肿胀，并可伴有线粒体嵴减少或消失，肿胀重者呈气球样变而且外膜破裂。

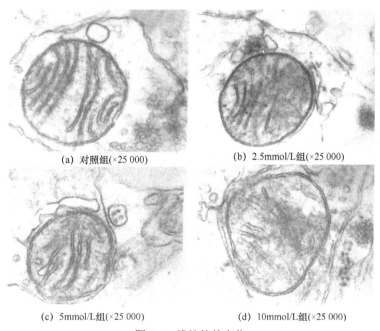

(a) 对照组(×25 000)　　　　　(b) 2.5mmol/L组(×25 000)

(c) 5mmol/L组(×25 000)　　　　　(d) 10mmol/L组(×25 000)

图 5-4　线粒体的变化

3. 海马神经细胞凋亡测定结果　由表 5-1 可见，随着 B[a]P 染毒剂量的增加，海马神经细胞凋亡指数增高，中高剂量组与对照组比较有显著性差异，低剂量组与对照组比较虽有增高，但无显著性差别，海马神经细胞凋亡指数显示出一定的剂量-效应关系。

表 5-1　细胞凋亡测定结果（$\bar{x} \pm s$）

组别	动物数	凋亡指数（AI）
空白对照组	6	15.2±3.10
2.5mmol/L B[a]P 组	6	17.5±4.51
5mmol/L B[a]P 组	6	29.5±3.32[*]
10mmol/L B[a]P 组	6	39.6±7.76[*]

注：*表示各剂量组与对照组相比有统计学意义（$P<0.05$）。

图 5-5 左侧为 Hoechst 33258 细胞核染色，右侧为 TUNEL 荧光染色，在对照中，可见凋亡的神经细胞占极少数，随着染毒剂量的增高，出现的凋亡细胞逐渐增多。

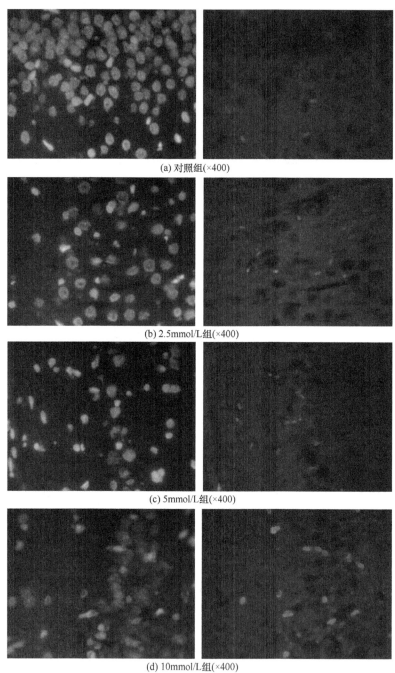

(a) 对照组(×400)

(b) 2.5mmol/L组(×400)

(c) 5mmol/L组(×400)

(d) 10mmol/L组(×400)

图 5-5　凋亡荧光观察结果

三、讨　论

国内涂白杰等对小鼠腹腔注射 B[a]P 2 个月，发现可引起小鼠脑的组织病理改变，损伤程度呈剂量依赖型，但总体来说损伤不严重。

人群研究发现 B[a]P 接触主要引起学习记忆功能的改变，动物试验也已表明 B[a]P 可引起大鼠学习记忆功能的改变，而海马是大鼠学习记忆的主要功能区，因此我们重点研究了海马的形态改变和凋亡。

我们在单次脑室注射染毒的基础上，进一步进行了脑室留管的多次染毒试验。病理切片显示，B[a]P 对大脑海马神经细胞具有明显的毒性作用，部分细胞有凋亡细胞的特征改变，且随着染毒浓度的增高，细胞数目明显减少，形态损伤也更明显。而且组织学观察显示多次小剂量染毒病理损伤比单次染毒要严重，提示慢性低剂量接触可引起神经功能的改变。但涂白杰等的研究结果表明 B[a]P 对神经组织的损害以脊髓损伤较为明显，而本次研究未发现这一现象，可能与给药途径和物种差异有关。

神经细胞凋亡是许多化学毒物引起脑细胞缺失和脑功能改变的重要方式，已有研究表明，B[a]P 可引起实验动物神经细胞凋亡，可能与损伤神经细胞的 DNA 有关。本实验利用生物学技术特异性标记 DNA 片段，原位检测凋亡细胞。研究结果显示，海马神经细胞凋亡指数随染毒剂量的增加而增大，B[a]P 可导致海马神经细胞的凋亡，凋亡可能是 B[a]P 引起海马细胞缺失的主要形式。

细胞凋亡发展过程中，在显微镜下观察到一系列形态学变化，如细胞膜对称性丧失、染色质凝集、细胞皱缩、DNA 破碎、线粒体肿胀和凋亡小体形成。但凋亡的共同特征是细胞容积收缩，以细胞核的形态改变尤为突出。光镜下，凋亡细胞体积缩小，染色质致密聚集成斑块状。在组织内，细胞凋亡的典型特征是影响并出现于单个细胞，且凋亡细胞周围有环状带。本研究中，光镜观察到对照组海马区神经细胞排列整齐，随着染毒剂量的增高，细胞排列逐渐凌乱，高剂量组可见细胞连接松解，细胞周围出现环状带。电镜观察可见，对照组细胞核形态规则，染色质分布均匀，而随着染毒剂量的增高，出现细胞核骤缩、染色质边聚、核膜破裂等形态学的变化。

正常状态下，线粒体弥散分布于整个细胞质，而细胞凋亡发生的早期，线粒体的分布变化表现为线粒体向核周聚集；线粒体的形态变化表现为线粒体呈气球样肿胀，伴有线粒体嵴数减少或消失；因此从线粒体的分布和形态变化可以早期观察反映细胞凋亡的情况。线粒体结构和功能的改变能加速核凋亡特征的出现，并是限制细胞凋亡进程关键的一步。研究表明，凋亡时线粒体结构改变的最主要特征是肿胀，并可伴有线粒体嵴数减少或消失。肿胀重者呈气球样变而且外膜破裂，其原因可能是内膜多嵴，其表面积远大于外膜，故当各种原因造成线粒体发生渗透性肿胀时，内膜扩张完整，外膜肿胀并破裂。本研究结果显示，对照组海马神经细胞的线粒体形态规则，嵴排列整齐，随染毒剂量的增高，线粒体形态逐渐出现肿胀，并可伴有线粒体嵴减少或消失，肿胀重者呈气球样变而且外膜破裂。提示在 B[a]P 致神经细胞凋亡过程中，出现了典型的线粒体形态的变化。

本次研究通过亚慢性脑室注射染毒证实了较小剂量 B[a]P 可直接造成脑海马神经细胞的缺失，海马神经细胞凋亡可能是 B[a]P 引起动物学习记忆功能降低的主要机制之一，这可能部分解释了接触人群学习记忆功能为何下降。而且，线粒体的典型变化提示神经细胞凋亡诱导可能是通过线粒体途径，但具体的作用机制有待进一步研究。

第二节 苯并[a]芘染毒大鼠脑神经细胞凋亡模型的建立

苯并[a]芘脑室注射的结果验证了苯并[a]芘具有神经细胞毒性，已有研究显示氧化应激和 DNA 损伤是苯并[a]芘生物学效应最基本的机制，直接作用于细胞核，引起 DNA 断裂，是诱发神经细胞凋亡的重要生物学因素。我们通过腹腔注射苯并[a]芘建立在体动物神经细胞凋亡模型。

一、实 验 方 法

1. 实验动物脑组织获取 大鼠随机分为空白对照组、溶剂对照组、低剂量组[1.0mg/（kg·bw）B[a]P]、中剂量组[2.5mg/（kg·bw）B[a]P]、高剂量组[6.25mg/（kg·bw）B[a]P]，腹腔注射不同剂量 B[a]P 染毒液，每注射一天间歇一天，以利完全吸收。分别染毒 1 个月、2 个月、3 个月。

染毒结束后各组随机选取 4 只大鼠给予心脏灌注进行组织固定。大鼠采用 10%水合氯醛腹腔注射麻醉后暴露心脏，于左心室插入导管至升主动脉后快速注入生理盐水，同时剪开右心耳使血液流出，灌注生理盐水至肝脏变白且从右心耳流出液体为清亮生理盐水时改灌注预冷 4%多聚甲醛，大鼠出现四肢僵硬时结束心脏灌流。迅速开颅取出大鼠脑组织投入 4%多聚甲醛溶液保存。

2. 大鼠海马组织细胞凋亡的测定（TUNEL 法） 石蜡切片于烤箱中 55～60℃烘烤 1 小时后二甲苯脱蜡 3 分钟，3 次；将脱蜡完成后的切片依次置于无水乙醇 2 分钟，洗 3 次，95%乙醇 2 分钟，洗 3 次，70%乙醇 2 分钟；蒸馏水中轻晃漂洗 2 分钟；滴加蛋白酶 K 溶液 37℃湿盒孵育 15 分钟，PBS 漂洗 15 分钟，3 次；将切片置于 0.3%过氧化氢溶液中灭活内源性过氧化物酶 10 分钟后，PBS 漂洗 3 次；滴加 TUNEL 反应混合液后 37℃湿盒孵育 1 小时；滴加 POD 转换液 37℃湿盒孵育 30 分钟，PBS 漂洗 3 次；滴加 DAB 染色液后室温放置 5 分钟，脱水至透明，中性树脂封片。400 倍光镜下观察并计数海马组织凋亡细胞数及细胞总数，并计算凋亡率。

3. 大鼠海马组织 BPDE-DNA 加合物的测定 将石蜡切片至于 55℃温箱中 90 分钟，随后取出依次于二甲苯脱蜡 3 分钟，3 次，无水乙醇 2 分钟，洗 3 次，95%乙醇 2 分钟，洗 3 次，70%乙醇 2 分钟；蒸馏水漂洗数分钟；取出切片置于柠檬酸盐缓冲液中进行抗原修复，再置于 95℃微波炉中修复 10 分钟，冷却至室温后用水冲洗数分钟；于组织切片位置滴加封闭山羊血清 100μl，置湿盒于 37℃温箱中孵育 1 小时。封闭结束后甩干，于组织切片位置滴加稀释后的 BPDE-DNA 加合物检测抗体，稀释比为 1∶100，于 4℃冰箱湿盒孵育过夜。孵育结束依次漂洗切片，PBST 洗 5 分钟，2 次，PBS 洗 5 分钟，3 次，于组织切片位置滴加稀释山羊抗小鼠 IgG，稀释比 1∶100，湿室于 37℃温箱中孵育 1 小时。孵育结束 PBS 洗 5 分钟，4 次，将切片置于 0.3%过氧化氢灭活内源性过氧化物酶后孵育 10 分钟；封闭结束后 PBS 漂洗切片 5 分钟，3 次，滴加 SABC 溶液于 37℃温箱中湿盒孵育 30 分钟，孵育结束后 PBST 漂洗切片 5 分钟，4 次；滴加 DAB 染液，5 分钟后冲洗，滴加苏木素复染，2 分钟后冲洗；梯度乙醇脱水，中性树脂封片，干燥后镜下观察拍取 3 个皮质组织细胞分布均匀视野，采用 IPP6.0 软件分析 DAB 染色积分光密度值。

二、结　果

1. B[a]P 染毒大鼠海马组织神经细胞凋亡的检测　通过 TUNEL 法观察大鼠海马组织中神经细胞的凋亡情况,细胞发生凋亡时伴随有 DNA 的断裂并使断端 3-OH 暴露,TUNEL 实验通过标记 3-OH 断端进行染色检测细胞的凋亡(图 5-6)。细胞核内出现棕黄色染色即为凋亡细胞。实验结果显示 B[a]P 暴露引起的神经细胞凋亡率的增加存在时间和剂量依赖性,随着染毒时间和剂量的增加,海马组织神经细胞凋亡率呈现增加趋势。B[a]P 染毒 1个月、2 个月和 3 个月时 6.25mg/(kg·bw) B[a]P 组与空白对照组相比,凋亡率分别增加100%、163%和155%,染毒 3 个月时凋亡率达到9.68%。染毒2 个月、3 个月时 2.5mg/(kg·bw)B[a]P 组与空白对照组相比,凋亡率分别增加82.3%和79%,且差异具有统计学意义($P<0.05$,$P<0.05$)。在染毒 3 个月时,溶剂对照组凋亡率较空白对照组出现显著降低,且差异具有统计学意义($P<0.05$)。这种现象的出现可能是由于作为溶剂的橄榄油具有抗氧化作用。析因设计分析结果显示染毒剂量和时间之间存在交互作用($F=4.646$,$P=0.001$)。

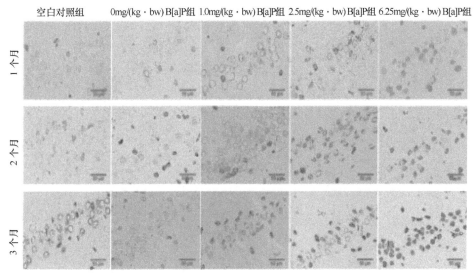

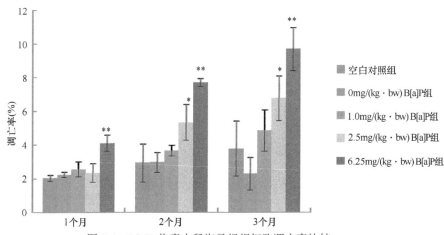

图 5-6　B[a]P 染毒大鼠海马组织细胞凋亡率比较

*表示与空白对照组比较 $P<0.05$;**表示与空白对照组比较 $P<0.01$

2. B[a]P 染毒大鼠海马组织 BPDE-DNA 加合物含量　B[a]P 作为一种间接致癌物，其作用机制主要是经过一系列的酶促反应形成终致癌物环氧二醇苯并芘（BPDE），BPDE 可以与 DNA 共价键结合形成 DNA 加合物，造成 DNA 损伤。在本次实验中，采用免疫组织化学法测量大鼠海马组织中的 BPDE-DNA 加合物的含量，作为内暴露指标反映 B[a]P 通过血脑屏障进入脑组织的有效剂量。如图 5-7 所示：随着 B[a]P 暴露时间和剂量的增加，BPDE-DNA 加合物的量呈现增加趋势，且存在时间和剂量的交互作用（$F=2.064$，$P=0.05$）。染毒 1 个月和 2 个月组 6.25mg/（kg·bw）B[a]P 组与空白对照组相比，DNA 加合物的含量分别增加 9.3% 和 27.3%，且与各剂量组相比差异具有统计学差异（$P<0.01$）；染毒 3 个月时 2.5mg/（kg·bw）和 6.25mg/（kg·bw）B[a]P 组与空白对照组相比 DNA 加合物含量分别增加 20.3% 和 45.9%，且差异具有统计学意义（$P<0.01$，$P<0.05$）。

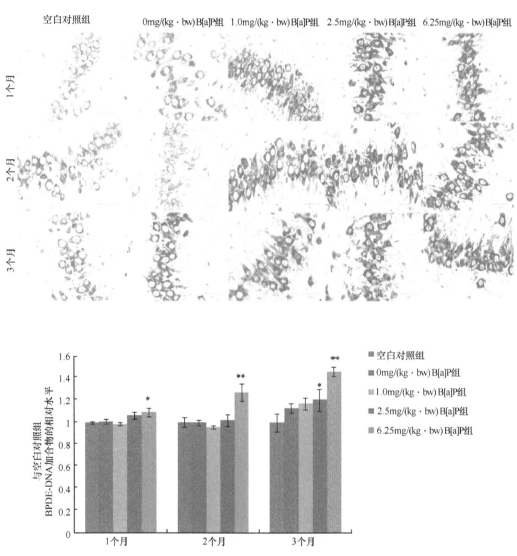

图 5-7　B[a]P 暴露大鼠海马组织 BPDE-DNA 加合物相对含量比较

*表示与空白对照组比较 $P<0.05$；**表示与空白对照组比较 $P<0.01$

三、讨　论

海马组织是暂时存储信息的部位，被认为与学习记忆功能密切相关。此前有研究显示 B[a]P 暴露可导致大鼠脑组织中出现明显细胞凋亡。同样在体外实验中也观察到 B[a]P 可以诱导神经细胞的凋亡。本次试验在低剂量长时间的 B[a]P 暴露条件下观察到神经细胞的凋亡现象，且伴随有时间和剂量的相互作用。在染毒 3 个月时，6.25mg/（kg·bw）B[a]P 组与空白对照组相比，凋亡率增加 155%，达到 9.68%。有研究显示人群饮食摄入 B[a]P 的量最高可达每人每天 17μg，对于吸烟人群则有更高的额外摄入量；职业环境中 B[a]P 污染可达 1.4～25ng/m^3，且人群 B[a]P 暴露具有长时间蓄积效应。本次研究中在较低 B[a]P 暴露剂量下观察到了神经细胞的凋亡，更接近于人群实际暴露水平，结果更具有现实借鉴意义。脑组织神经细胞凋亡与神经退行性疾病的关系已经得到广泛共识。在阿尔茨海默病、肌萎缩侧索硬化和帕金森病等神经退行性疾病中均观察到了神经细胞的凋亡。因此，推测 B[a]P 可能是导致神经退行性疾病的环境因素之一。

B[a]P 引起神经细胞凋亡，必然涉及复杂的生物学机制。B[a]P 进入体内后通过一系列复杂的生物学效应生成 BPDE，BPDE 可以与细胞内的大分子物质结合并产生毒作用。BPDE 与 DNA 结合形成加合物对 DNA 造成损伤可能是导致 B[a]P 毒作用的关键因素。因此本次实验中通过检测 BPDE-DNA 加合物的含量来反映 B[a]P 进入脑组织中的生物有效剂量。实验结果显示，随着染毒时间和剂量的增加，BPDE-DNA 加合物的含量明显增加。更加有效地证明 B[a]P 可以导致 DNA 损伤，也为 BPDE-DNA 加合物作为 B[a]P 的内暴露指标提供依据。

第三节　线粒体途径在苯并[a]芘染毒致神经细胞凋亡中的作用

B[a]P 诱导神经细胞凋亡的机制仍不清楚，B[a]P 作为一种细胞毒性的环境污染物，可以在巨噬细胞、小鼠 HEPA-1c1c7、子宫内膜癌细胞模型中诱导细胞凋亡。Tuetal 和 Cenetal 的报告中提到：长期暴露于 B[a]P 的成年小鼠可以导致海马神经细胞凋亡。细胞凋亡的机制非常复杂，导致细胞凋亡的信号事件可分为两种主要途径：Fas/FasL 信号通路或线粒体途径。Fas/FasL 途径涉及膜死亡受体激活，招募衔接蛋白 FAS 相关蛋白死亡结构域并且诱导自动活化 procaspase-8，激活的 caspase-8 通过激活下游效应器 caspase-3 来启动凋亡过程。线粒体途径是线粒体细胞色素 C 释放的结果，细胞色素 C 一旦被释放到细胞质中，与凋亡蛋白酶活化因子 1（Apaf1）形成复合物并且裂解和激活 caspase-9，随后激活下游的 caspase-3。我们利用体外培养大鼠皮质神经元的 B[a]P 染毒模型研究了 B[a]P 致神经细胞凋亡的分子机制，为多环芳烃的神经毒作用机制提供新的线索。

一、实　验　方　法

1. 原代培养的神经元制备　从新生的 SD 大鼠（出生后 0～3 天）大脑皮质制备原代皮质细胞。简单地说，就是将新生大鼠放入冷的 75%乙醇溶液中 10 分钟，从新生大鼠分离大脑皮质后，清除脑膜和白质，大脑皮质组织用 0.25%胰蛋白酶在 37℃下处理 20 分钟。

分离的皮质细胞通过 220 目尼龙网过滤，并在涂有一层聚-赖氨酸的 Nunc 4-孔（3×10^5 细胞/孔）或 35mm×10mm（1.5×10^6 细胞）培养皿中进行培养。培养基是由 Dulbecco 改良的 Eagle 培养基（DMEM）、5%胎牛血清（培养基）、5%马血清（培养基）、青霉素（100U/ml）、链霉素（100mg/ml）组成。最后，在 37℃、5%的二氧化碳和 95%的湿度环境中进行培养。24 小时后，将皮质细胞添加到含有阿拉伯糖胞嘧啶的培养基中以防止非神经元细胞的增殖。整个细胞培养基每周更换两次。至少 95%的细胞可被 tubulin-3 免疫染色证实为神经元。

2. B[a]P 处理 经过 5 天的培养，80%神经元细胞生长成融合单层细胞，用 40mmol/L B[a]P 溶液溶解于二甲基亚砜溶液的培养基中，并用不同浓度的 B[a]P 处理细胞。B[a]P 需要通过生物激活作用产生活性代谢产物才能发挥其毒性作用。3% S9 混合物添加到 3%（V/V）的完全培养基中[S9 混合物备用，加入 500ml 磷酸盐缓冲液（0.2mol），130ml 去离子水，100ml 的氯化钾（0.33mol），80ml 氯化镁（0.1mol），100ml S9、50ml 葡萄糖-6-磷酸（0.1mol）和 40ml NADP（0.1mol）]。B[a]P 溶液的暴露时间为 40 小时，每个样品要重复测量 3 次。

3. 细胞活性检测 四氮唑盐，包括 3-（4，5-二甲基噻唑-2）-2，5-二苯基四氮唑溴和 2，3-bis（2-methoxy-4-nitro-5-sulfophenyl）-2H-tetrazolium-5-carbox-anilide 染料，已被广泛用于检测细胞毒性。在本研究中，采用 Cell Counting Kit-8，这是一种具有更高灵敏度和低毒性的替代 MTT 法检测细胞存活率的方法。10ml CCK-8 溶液加入到各板的孔中，然后在培养箱中孵育 1～4 小时，每个孔的吸光度值（OD）在 450nm 处用酶标仪进行测量。用下面公式计算细胞存活率。

$$\text{细胞活性（\%）} = \left(1 - \frac{\text{B[a]P 处理组的 OD 平均值}}{\text{空白组 OD 平均值}}\right) \times 100$$

4. 神经元凋亡检测 根据试剂盒说明，使用 Annexin V-FITC 和 PI 检测试剂盒检测细胞凋亡，细胞被采集并重新悬浮在结合缓冲液（1×10^6 细胞/ml）中。10^5 个细胞样品与 5μl 的 Annexin V-FITC 和 10μl 的 PI 混合。在避光室温下孵育 15 分钟后，流式细胞仪检测荧光值。细胞凋亡的百分率由 Annexin V（+）/PI（－）细胞的数量和 Annexin V（+）/PI（+）细胞的数量决定。

5. 线粒体膜电位的测量 用罗丹明 123 检测线粒体膜电位（MMP）作为线粒体功能障碍的指标。在 1×10^5 细胞/ml 的六孔培养板中用 B[a]P（10μmol/L、20μmol/L、40μmol/L）处理神经元细胞 40 小时。然后除去培养基，并用无血清 DMEM 培养液洗 3 次，接着在新鲜的含有 3mg/L 罗丹明 123 的无血清培养基中黑暗培养 30 分钟，温度为 37℃。最后，收集细胞，用磷酸盐缓冲液（PBS）洗涤两次，然后通过流式细胞仪分析。

6. caspase 和 Bcl-2 家族蛋白 Western blot 分析 培养的神经元用裂解缓冲液溶解，裂解缓冲液中含有 150mmol/L 氯化钠，1% NONIDET P-40，0.5%脱氧胆酸钠，0.1%烷基硫酸钠（SDS），50ml 的三羟甲基氨基甲烷（Tris）–盐酸（pH8），5mmol/L 四乙酸二氨基乙烯，10mg/ml 亮肽素，10mg/ml 的苯甲脒，10mg/ml 抑肽酶，2mg/ml 胃蛋白酶抑制剂和 0.1mmol/L 苯甲基磺酰氟（PMSF）。在 15 000r/min 下离心 20 分钟，收集溶解的上清液，用蛋白测定试剂盒 BCA 法测定蛋白浓度。把每个样品的蛋白质提取物添加到凝胶上样缓冲液[100mmol/L Tris-HCl，pH 6.8，20%甘油，200mmol/L 的二硫苏糖醇（DTT），4% SDS，0.03%溴酚蓝]，沸水浴 5 分钟。加载缓冲液的蛋白质（25mg/样品）在 10%～12% SDS-聚丙烯酰胺凝胶上进行分离。蛋白质转移到聚偏氟乙烯（PVDF）膜，膜与下列稀释抗体进行孵育在 4℃隔夜放置：①多克隆抗体（单克隆抗鼠 caspase-9）；②多克隆抗体（单克隆抗鼠 caspase-3）；③单克隆抗体；④抗 bcl-2 多克隆抗体。而后用含 0.05% Tween-20 的 DPBS 洗涤 4 次，每次 5 分钟，将膜封闭在 5%脱脂奶粉中 2 小时，然后膜与抗免疫球蛋白 G（IgG）抗体孵育 2 小时，恒温 37℃，在含有 0.05%的 Tween-20 的 DPB 洗涤 4 次，每次 10 分钟，在膜上的免疫反应蛋白通过增强化学发光显影，确认等量的蛋白样品进行加载、膜洗脱和重新用单克隆抗肌动蛋白抗体重新印迹。为了测量目标蛋白表达的变化，用密度计对凝胶带进行定量分析，在相同的膜上用实验肌动蛋白信号标准化，结果用对照组的相对值来表示。

7. caspase-3、caspase-8 和 caspase-9 的活性测量　caspase-3、caspase-8 和 caspase-9 的活性检测使用胱天蛋白酶比色法检测试剂盒，神经元裂解的细胞裂解后 15 000r/min 离心 5 分钟，4℃上清液与底物进行孵育，在 37℃下孵育 2 小时。用酶标仪在 405nm 处测定。

8. 细胞色素 C 的免疫印迹分析　为了分析线粒体释放的细胞色素 C，制备了神经元细胞的线粒体和胞质组分。神经元被溶解在含有 210mmol 甘露醇、70mmol 蔗糖、10mmol HEPES、1mmol 乙二醇四乙酸、1mmol DTT、5mg/ml 抑胃肽酶、5mg/ml 亮肽素、5mg/ml 抑肽酶和 0.3mmol/L PMSF，pH 为 7.3 的冰冷缓冲液中。细胞匀浆（破碎的），细胞溶解物在 500r/min 离心 10 分钟，于 4℃将上清液在 9500r/min 离心 9min，收集线粒体，由此产生的上清液，进一步于 16 000r/min 4℃离心 20 分钟，最终的上清液作为胞浆部分。用 BCA 蛋白测定试剂盒测定蛋白浓度。将每个样品的蛋白质提取物添加到凝胶上样缓冲液（100mmol/L Tris-HCl，pH 6.8，甘油 20%，200mmol/L DTT，4% SDS，0.03%溴酚蓝）煮 5 分钟。胞质和线粒体提取物的蛋白质样品（15mg）在 15% SDS 聚丙烯酰胺凝胶上分离并转移到聚偏氟乙烯膜上。然后于 4℃过夜，用稀释的单克隆抗细胞色素 C 抗体孵育该膜。含 0.05% Tween-20 的 PBS 洗涤 4 次，每次 5 分钟，膜与抗 IgG 抗体孵育 2 小时，膜洗净，用含 0.05% Tween-20 的 PBS 洗涤 4 次，每次 10 分钟，膜上的免疫反应蛋白通过化学发光显影。验证线粒体部分的纯度，并检测细胞质提取物可能的线粒体污染，膜洗脱后并重新用单克隆抗细胞色素 C 氧化酶亚基Ⅳ（COX-Ⅳ）重新印迹，COX-Ⅳ是一种线粒体标记物。COX-Ⅳ在线粒体中存在，而在胞质提取液中未检测到。通过凝胶成像仪定量显影条带，采用目标条带与肌动蛋白和 COX-Ⅳ光密度比值分别作为胞质和线粒体蛋白量值，结果采用对照组的相对值来表示。

9. 统计分析　除了 V-FITC/PI 实验和细胞活性实验进行 5 次试验，其他指标的实验次数为 3 次。此外，每个实验重复 3 次。用方差分析方法进行统计分析，并采用 Tukey 方法进行两两比较。每个值均表示为（平均值±SD）。$P<0.05$ 时，差异被认为具有统计学意义。

二、结　果

1. B[a]P 诱导神经细胞凋亡　共使用 8 个 B[a]P 浓度处理，分别为 0.5μmol/L、1μmol/L、2μmol/L、5μmol/L、10μmol/L、20μmol/L、40μmol/L、80μmol/L。CCK-8 实验表明，B[a]P 在 2μmol/L、5μmol/L、10μmol/L、20μmol/L、40μmol/L、80μmol/L 诱导脑神经元细胞死亡，如图 5-8 所示。本研究采用流式细胞术对 B[a]P 诱导的大脑神经元细胞凋亡进行评价。

与对照相比，0.5μmol/L、1μmol/L、2μmol/L、5μmol/L 的神经元细胞凋亡率没有显著差异，10μmol/L、20μmol/L、40μmol/L、80μmol/L 的神经元细胞凋亡水平显著增加，呈剂量依赖性，这些结果提示 B[a]P 通过激活凋亡通路发挥其神经毒性作用。如图 5-9 所示，在 10μmol/L、20μmol/L、40μmol/L 的剂量下，神经细胞凋亡率呈线性下降趋势，因此，在接下来的试验中选择了 10μmol/L、20μmol/L 和 40μmol/L 作为实验剂量。

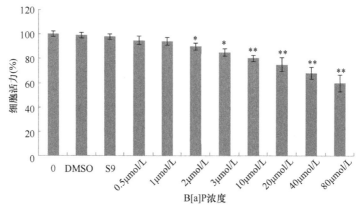

图 5-8　不同剂量 B[a]P 引起神经细胞活力降低

*与对照组比较 $P<0.05$；**与对照组比较 $P<0.01$

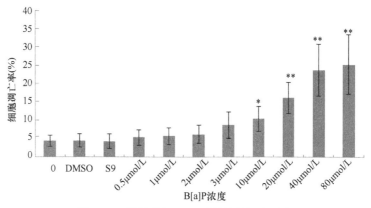

图 5-9　不同剂量 B[a]P 诱导神经细胞凋亡

*与对照组比较 $P<0.05$；**与对照组比较 $P<0.01$

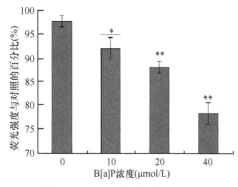

图 5-10　B[a]P 减少线粒体膜电位

*与对照组比较 $P<0.05$；**与对照组比较 $P<0.01$

2. B[a]P 降低线粒体膜电位　线粒体膜完整性的破坏是导致细胞凋亡的早期事件之一。为了评估在皮质神经元中 B[a]P 对膜电位变化的影响，用流式细胞仪进行分析，检测罗丹明 123 的荧光强度。如图 5-10 所示，暴露在 B[a]P 40 小时后线粒体膜电位显著下降，在 10μmol/L B[a]P 中从 97.69% + 1.17% 下降到 92.01% +2.28%，在 20μmol/L B[a]P 中下降到 88.02% + 1.23%，在 40μmol/L B[a]P 中下降到 78.45%+2.28%。这些结果表明，不同浓度的 B[a]P（10μmol/L、20μmol/L、40μmol/L）处理神经细胞 40 小时后使膜电位显著降低，且 B[a]P 导致线粒体膜电位的减少具有浓度依赖性。

3. B[a]P 下调大脑神经元的 Bcl-2 表达，上调 Bax 蛋白表达　由于 Bcl-2 家族从线粒体转移到细胞质在多种凋亡刺激诱导的线粒体介导的细胞凋亡中起关键作用，因此，我们进行了 Western blot 分析，评估 B[a]P 对 Bcl-2 和 Bax 蛋白表达的影响[图 5-11（a）]。在不同浓度的 B[a]P 处理大脑神经元 40 小时后，Bax 的蛋白水平被上调，Bcl-2 的蛋白水平被下调[图 5-11（b）]，因此，Bcl-2/Bax 比值降低[图 5-11（c）]。

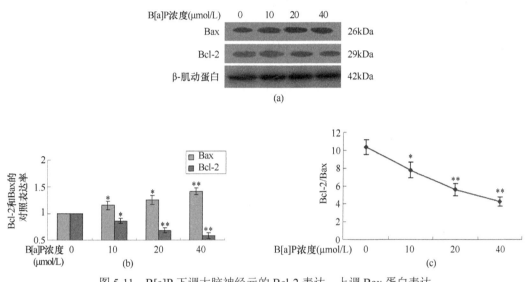

图 5-11　B[a]P 下调大脑神经元的 Bcl-2 表达，上调 Bax 蛋白表达
*与对照组比较 $P<0.05$；**与对照组比较 $P<0.01$

4. 细胞色素 C 从线粒体释放到细胞质　细胞色素 C 从线粒体释放是细胞凋亡级联反应中最关键的一步，因为这激活下游的胱天蛋白酶。通过 Western blot 分析，观察 B[a]P 对线粒体和胞质中细胞色素 C 变化的影响，不同浓度的 B[a]P 处理脑细胞 40 小时后，胞质中细胞色素 C 蛋白含量增加[图 5-12（a），图 5-12（b）]，线粒体细胞色素 C 减少（图 5-12）。

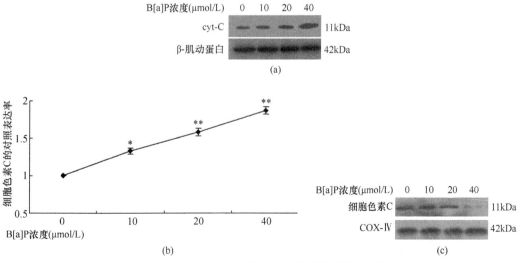

图 5-12　B[a]P 诱导细胞色素 C 从线粒体释放到细胞质
*与对照组比较 $P<0.05$；**与对照组比较 $P<0.01$

5. B[a]P 激活 caspase-9 和 caspase-3 胱天蛋白酶在调解各种凋亡反应中发挥核心作用，我们进行了 Western blot 分析，以研究 caspase-9 的激活（这是由于 procaspase-9 的裂解和活化）。caspase-9 被合成为一个 45kDa 的酶，之后被裂解为一个 35kDa 片段才具有生物活性。用不同浓度的 B[a]P 处理脑神经元 40 小时后，用识别活性 caspase-9 的检测抗体进行 Western blot 显示，活性 caspase-9 片段在大脑神经元中表达[图 5-13（a），图 5-13（b）]。caspase-9 活性也通过分析比色底物 LEHD PNA 裂解测定。与对照组神经细胞相比，暴露于 B[a]P 的脑神经细胞的 caspase-9 活性显著增加。然而，对 caspase-8 活性的分析表明，B[a]P 处理组和对照组之间没有差异[图 5-13（c）]。

我们还发现，B[a]P 显著地以剂量依赖性的方式增加 procaspase-3 裂解为活性形式[图 5-13（a），图 5-13（b）]。随后，通过检测 caspase-3 的活性，进一步证实了活化的 caspase-3 的存在。与对照组神经元相比，B[a]P 暴露组的大脑神经元增加了 caspase-3 的活性，并具有剂量依赖性[图 5-13（c）]。

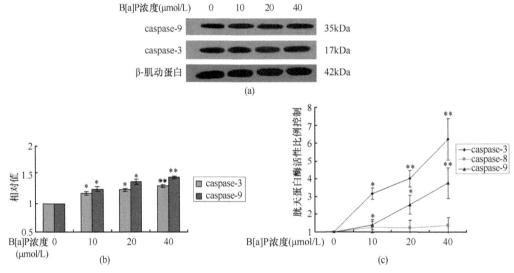

图 5-13 B[a]P 激活 caspase-9 和 caspase-3

*与对照组比较 $P<0.05$；**与对照组比较 $P<0.01$

三、讨　论

由于 B[a]P 具有亲脂性，很容易穿过血脑屏障，可在大脑中蓄积和代谢。据推测，神经细胞可能非常容易受到 B[a]P 的伤害，本研究提供了直接证据，证明 B[a]P 诱导了脑神经细胞凋亡。

线粒体在各种凋亡过程的调控中起关键作用，其中包括毒物诱导的细胞凋亡。在线粒体介导的细胞凋亡中，Bcl-2 家族蛋白的抗凋亡和促凋亡分子发挥着关键作用。促凋亡分子 Bax 由 Bcl-2 家族 BH3-蛋白（包括 Bim）激活，诱导线粒体外膜通透性的增加，导致细胞死亡并促进细胞色素 C 的排出。另一方面，抗凋亡分子 Bcl-2 通过阻止 Bax 或 Bh3 蛋白的激活，抑制线粒体凋亡通路。Bcl-2 家族蛋白抗凋亡和促凋亡与 Bax 蛋白的表达和激活之间的平衡变化可能导致线粒体依赖性的 caspase 激活和凋亡细胞死亡。我们的研究表明，B[a]P 上调体外培养的脑神经元 Bax 和下调 Bcl-2 蛋白表达。B[a]P 对 Bax 的上调和活化已被证明可以介导中枢神经系统神经元的凋亡，以应对各种导致死亡的神经毒素，包括丙烯酰胺、铅、可卡因等。在胚胎和成年神经元中表达的 Bcl-2 在抑制脑发育或病理刺激后激活的神经元凋亡级联反应中起关键作用。因此，B[a]P 引起的 Bcl-2-Bax 蛋白表达率的下降，Bax 的激活，导致线粒体释放的凋亡蛋白和神经元凋亡。

线粒体促凋亡分子细胞色素 C 的释放是一个关键的事件，可以导致后续 caspase-9 的激活和细胞凋亡。与这些结果相同的是，在 B[a]P 处理的神经元细胞的细胞质中，在 B[a]P 处理神经元细胞 40 小时后可以检测到细胞色素 C。细胞色素 C 一旦被释放到细胞质中，与 procaspase-9、三磷酸腺苷和 Apaf-1 进行一系列激活反应，形成凋亡体。这个复合体激活了 caspase-9，反过来，它通过激活 caspase-3 来裂解 caspase-9。在 B[a]P 处理的细胞中，线粒体的细胞色素 C 释放，紧随其后的是 caspase-9 和 caspase-3 的活化。

据报道，细胞色素 C 的释放似乎依赖于线粒体通透性转变，这与线粒体膜电位降低有关，因此，线粒体膜电位降低和细胞色素 C 等促凋亡因子的释放，与外源性毒物诱导的细胞凋亡有关。本次研究中，在 B[a]P 诱导的神经元细胞中观察到线粒体膜电位的减少和细胞色素 C 的释放导致 caspase-9 和 caspase-3 的活化，最后导致细胞凋亡。此外，事实上，线粒体膜电位的下降可能是线粒体释放大量细胞色素 C 的结果。因此，线粒体损伤相关途径可能是 B[a]P 诱导的神经元细胞凋亡的主要通路。

虽然 caspase-8 的活性轻微升高，但在 B[a]P 暴露的脑神经细胞中没有观察到 caspase-8 的改变，死亡受体介导的凋亡通路可能没有启动。当然，在 B[a]P 诱导的神经元凋亡中，外源性死亡受体介导的凋亡通路中除了 caspase-8，caspase-10 也参与死亡受体介导的细胞凋亡，两者具有相似的功能。一些报告显示，B[a]P 诱导细胞死亡不仅有凋亡，而且也有坏死性死亡。我们的研究结果还表明，B[a]P 会导致大脑神经元坏死（数据未显示），这项研究正在进行中。

在本研究中，虽然 B[a]P 诱导神经元细胞凋亡浓度高于人类暴露的剂量，但本研究为研究 B[a]P 对神经元的直接细胞毒性提供了一个有用的模型。有研究显示灌胃 2mg/kg 或腹腔注射 2.5mg/kg 和 6.25mg/kg，B[a]P 对大鼠的学习和记忆能力有损害，大鼠腹腔注射 1.3mg/kg 和 3.2mg/kg 的 B[a]P 10 周后诱导神经元凋亡。在特定人群中，长期通过食物或烟草慢性摄入或职业接触（如焦炉排放的情况下）与目前剂量可能有一定的相关性。Waldman 等估计，居住在被多环芳烃污染的危险废物场所附近的人群 B[a]P 的摄入量为 20～800ng/d，B[a]P 在主流烟草烟雾中的含量是 20～40ng/支，焦炉工人暴露在多达 42 000ng/m^3 的 B[a]P 环境中。高剂量的 B[a]P 使凋亡细胞死亡在其他研究中也有报道，10mmol/L B[a]P 通过细胞色素 P4501A1 活化诱导人子宫内膜癌细胞 RL95-2 凋亡；硝基衍生物、氨基多环化合物和 B[a]P 在 10～30mmol/L 浓度也可导致人支气管上皮细胞 BEAS-2B 细胞的细胞死亡；在浓度为 100～200mmol/L 的范围内，B[a]P 等多环芳烃诱导视网膜神经上皮细胞（R28）凋亡；也有报道荧蒽（0.2mmol）在 T 细胞杂交瘤中诱导细胞凋亡。

总之，目前的研究表明，B[a]P 上调体外培养的脑神经元的 Bax 和下调 Bcl-2 的表达，从而导致线粒体释放细胞色素 C，使 caspase-3 活化从而使神经细胞凋亡。

第四节 P25/CDK5 在苯并[a]芘染毒致神经细胞凋亡中的作用

文献表明钙依赖性蛋白激酶 5（CDK5）在神经元凋亡通路中处于经典线粒体途径的上游，在线粒体形态改变之前就有 CDK5 过度激活。CDK5 是一种脯氨酸依赖的丝氨酸/苏氨酸蛋白激酶，广泛表达于中枢神经系统中，并在中枢神经系统的正常发育、神经传递、突触重塑、认知功能中发挥重要作用。早期研究发现，单体形态的 CDK5 在真核细胞体内各组织均有分布，但只有脑组织中的 CDK5 呈现高度的激酶活性。进一步研究结果显示，CDK5 需要与非周期素蛋白 P35、P39 等激活因子相结合而被激活，而这些激活因子只特异地分布在中枢神经系统中。P35 主要分布于大脑皮质，P39 主要分布于小脑。P35 是半衰期仅 20～30 分钟的不稳定蛋白质，通过泛素激活蛋白酶途径而裂解失活。生理情况下 CDK5 酶活性与 P35 稳定性之间存在负反馈调节，因此 CDK5 酶活性不至于过度激活。在应激或毒物刺激下[如脑缺血、H_2O_2、β-淀粉样蛋白（Aβ）、自由基、氧化应激等]，经过钙蛋白酶（calpain）作用，P35 能在羧基末端第 208 位裂解成 P25 和另一大小为 10kDa 的片段，P25 虽比 P35 片段小，但具备完备的激活 CDK5 的功能，半衰期却比 P35 长 5～10 倍。由于缺乏膜锚定信号基序，致使 P25/CDK5 复合物细胞内定位发生改变，过度地磷酸化其适宜底物。CDK5 活性失调或异常分布均对神经元有毒害作用，抑制 CDK5 活性可减轻神经元的损伤。在 B[a]P 的神经毒性中，B[a]P 需经代谢活化后才能产生神经行为损伤，代谢过程中必然伴随自由基的产生，我们和其他学者的研究结果显示在 B[a]P 的神经毒性中存在氧化应激，而氧化应激可激活 calpain，分解 P35 为 P25。而且 DNA 损伤也可激活 calpain，B[a]P 可引起神经细胞 DNA 损伤，同样加速分解 P35 为 P25，因而 CDK5 能在 B[a]P 致细胞凋亡过程中被过度激活，但未见报道。calpain 参与神经细胞的重塑，而且处于神经细胞死亡的起始阶段，可以使 P35 转化为一种 CDK5 的更为潜在的激活剂 P25。例如，CPT 可以引起 P25 水平升高，并且与 calpain 活性增高有关。P53 为肿瘤抑制蛋白，是多种细胞功能的重要调节者，可诱发包括神经细胞在内的多种细胞凋亡；调节 P53 稳定性和活化的主要机制包括磷酸化和泛素连接酶介导的蛋白降解。CDK5 活性与 P53 磷酸化及稳定性有关，提示 P53 调节可能是 CDK5 活化的结果。P53 翻译后修饰磷酸化位点很多，而 CDK5 磷酸化 P53 位点主要在 Ser15、Ser33、Ser46。CDK5 还可以通过翻译后修饰或调节 Hdm2 与其他细胞蛋白相互作用来阻断 Hdm2 功能从而导致 P53 积聚。DNA 损伤可以引起 P53 在 Ser15 位点磷酸化，而 CDK5 在 DNA 损伤诱导下可以与 P53 直接作用，磷酸化的 P53 在神经细胞凋亡中起重要作用。因此，CDK5 可以使 P53 磷酸化及积聚，从而引起神经细胞凋亡。

一、实 验 方 法

1. 细胞培养和染毒　在神经细胞培养第 5 天左右，选取同批次生长良好的神经细胞，以 B[a]P 同时加入 S9 对细胞染毒，染毒组终浓度分别为 10μmol/L、20μmol/L、40μmol/L，并设空白对照组、溶剂对照（DMSO）组和 S9 组，继续培养观察，分别于染毒 0 小时、6 小时、12 小时、24 小时、48 小时后，观察细胞的生长状况和形态学改变。

2. MTT 法测细胞活力

（1）收集细胞，调整单细胞悬液：10^3～10^4 细胞/孔，每孔加入培养基 200μl，37℃、5%CO_2 培养箱中培养一段时间。

（2）染毒后培养 48 小时，加入 5mg/ml MTT 液 20μl/孔，设平行孔，继续培养 4 小时。

（3）吸出孔内培养液后，加入 DMSO 液（150μl/孔），将培养板置于微孔板振荡器上振荡 10 分钟，使结晶物溶解。

（4）酶标仪 490nm 处检测各孔 OD 值，记录结果。

3. AO/EB 荧光染色法观察细胞凋亡　取出经 B[a]P 染毒处理的贴壁神经细胞，用 D-Hanks 液清洗 2 次，5 分钟后加入配置好的 AO/EB 荧光显色剂，室温放置 3 分钟，吸出显色剂，换成 D-Hanks 液，在荧光显微镜 515～565nm 下观察神经细胞的生长状态，并拍照记录。

4. Annexin-V/PI 双染法检测神经细胞凋亡

（1）取出经 B[a]P 染毒处理的贴壁神经细胞，加入 0.25% 胰酶消化，4℃ 下 1000 r/min 离心 4 分钟。

（2）弃上清液，用 PBS 洗涤神经细胞 2 次，1000r/min 离心 4 分钟，弃上清液。每次加液体前都要将细胞弹散。

（3）用细胞计数板调节细胞量为 1×10^6，先加入 300μl 染色缓冲液，再加入 FITC 标记的 Annexin-V（20μg/ml）5μl，PI（50μg/ml）5μl，摇匀，室温避光反应 30 分钟。

（4）1 小时内上流式细胞仪检测。

5. DNA 损伤的检测　碱性单细胞琼脂糖凝胶电泳（彗星实验）检测神经细胞 DNA 损伤，基本步骤如下所示。

（1）制备细胞悬液：弃去旧培养基，D-Hanks 液清洗 3 次，用 0.25% 胰酶消化 2～3 分钟，加入含血清的培养基终止消化，用移液管轻轻吹打细胞，使细胞成单个细胞悬液，移入 15ml 离心管，1000r/min 离心 4 分钟，弃上清液，加入 0.5ml D-Hanks，将细胞弹开，使细胞分散成单个。

（2）玻片制备

1）实验前一天将磨砂玻片用蒸馏水清洗，晾干后，浸泡于 75% 乙醇中，临用前晾干。

2）铺胶：铺第一层胶，0.5%NMPA（正常熔点琼脂糖溶液）100μl 于磨砂玻片面，用载玻片迅速推开，使 NMPA 均匀满铺于磨砂玻片面上，室温 20 分钟使其固化，即为第一层胶；铺第二层胶，0.5%LMPA（低熔点琼脂糖）100μl+50μl（$1 \times 10^6 \sim 2 \times 10^6$）细胞悬液（10：1）混匀，迅速铺于第一层胶上，盖上新盖玻片，移入 4℃ 冰箱 20 分钟，以使其固化。

（3）细胞溶解：弃去盖玻片，将载玻片缓慢浸入预冷的细胞溶解液（新鲜配制）中，4℃ 中放置超过 1 小时。

（4）碱化处理，电泳：取出玻片，将其移入水平电泳槽中。将预冷电泳缓冲应用液（新鲜配制）倒入电泳槽中。放置 20 分钟，使 DNA 解链。300mA，25V 条件下电泳 25 分钟。

（5）中和：将电源切断，取出玻片，用中和缓冲液浸洗 3 次，每次 5 分钟。

（6）染色：将玻片晾干，用 5μg/ml EB 应用液 50μl 染色。

（7）镜检及结果评价：经 EB 染色的 DNA 样品应尽快用荧光显微镜观察并拍照（400 倍），每个样品至少随机挑选 100 个细胞测定。用 CometIMI11.0 分析软件进行分析，计算每组彗星的 OTM（Olive 尾矩）。

6. BPDE-DNA 加合物检测　用 BPDE-DNA Adduct ELISA Kit 试剂盒检测经 B[a]P 染毒处理的神经细胞 BPDE-DNA 加合物的含量，基本步骤如下所示。

（1）样品制备：采用细胞基因组 DNA 提取试剂盒提取经 B[a]P 染毒处理的神经元细胞中的 DNA，用紫外-可见分光光度法测定 260nm 和 280nm 处的吸光度值，计算 DNA 的纯度和浓度，将 DNA 浓度调整至同一水平 2μg/ml。

（2）8 个标准孔中按照操作说明加入标准系列，依次制备的标准品浓度为 500ng/ml、250ng/ml、125ng/ml、62.5ng/ml、31.3ng/ml、15.6ng/ml、7.8ng/ml、0ng/ml。将制备的标准品及浓度为 2μg/ml 的样本 DNA 溶液依次加入 DNA 高结合力酶标板中，每孔 100μl。用保鲜膜封闭裹紧酶标板后，室温放置 2 小时。

（3）弃上清液，用 PBS 清洗两次，每孔加入 200μl Assay 稀释液，室温封闭 1 小时后弃去板中液体。

（4）每孔中加入 100μl 已稀释的抗 BPDE-I 抗体，室温摇床孵育 1 小时，然后弃去液体，用 250μl 漂洗缓冲液清洗 5 次。

（5）每孔加入 150μl 已稀释的封闭液，室温摇床孵育 1 小时后，用漂洗缓冲液清洗 3 次。

（6）每孔加入 100μl 稀释的辣根过氧化物酶标记的二抗，室温摇床孵育 1 小时后，用漂洗缓冲液清洗 5 次。

（7）每孔加入 100μl 已至室温的基质溶液（注意观察板中颜色变化），5～10 分钟，每孔加入 100μl 的停止液使反应停止，轻轻振荡，使板内液体充分混匀。除去板内的气泡，在波长 450nm 下读取各孔的 OD 值。

7. 活性氧检测

（1）取出经 B[a]P 染毒处理的贴壁神经细胞，加入 0.25%胰酶消化，于 4℃1000r/min 离心 4 分钟。

（2）弃上清液，用 PBS 洗涤神经细胞 2 次，1000r/min 离心 4 分钟，弃上清液。每次加液体前都要将细胞弹散。

（3）按照 1∶1000 用无血清培养液稀释 DCFH-DA（2′, 7′-二氯荧光黄双乙酸盐染料），使终浓度为 10μmol/L。细胞收集后悬浮于稀释好的 DCFH-DA 中，细胞浓度为 1 000 000～20 000 000/ml，37℃细胞培养箱内孵育 20 分钟。每隔 3～5 分钟颠倒混匀一下，使探针和细胞充分接触。用无血清细胞培养液洗涤细胞 3 次，以充分去除未进入细胞内的 DCFH-DA。

（4）用流式细胞仪检测活性氧变化情况。

8. 目标蛋白 Western blot 分析　将配制好的裂解液（将 PMSF 按 3∶100 加入细胞裂解液中）按 100μl/1.5×10^6 加入预先处理好的细胞样本中，混匀，4℃裂解 2 小时，12 000r/min 离心 20 分钟，将上清液移入另一个 EP 管中为细胞总蛋白。根据 BCA Protein Assay Kit（蛋白检测试剂盒）定量蛋白，并将蛋白浓度调节成同一水平。

蛋白印迹方法如下所示。

（1）分离胶配置：玻璃板清洗，晾干后将玻璃板对齐，放入夹中卡紧，准备灌胶（操作时要使两玻璃板对齐，以免漏胶），配置 10%～12%分离胶 15ml，充分混匀即可灌胶。然后胶上加一层水，液封后的胶凝地更快。当水和胶之间有一条折线时，说明胶已凝固。再等 3 分钟使胶充分凝固就可倒去胶上层水并用吸水纸吸干，即为分离胶。

（2）浓缩胶配置：配浓缩胶时，充分摇匀即可灌胶，将剩余空间灌满浓缩胶然后将梳子插入浓缩胶中。灌胶时也要使胶沿玻璃板流下以免胶中有气泡产生。插梳子时要使梳子保持水平。

（3）加样：根据定量好的蛋白浓度确定上样量。

（4）电泳：电泳时间一般为 2～3 小时，电压为 60～80V。

（5）转膜：拆卸玻璃板，弃去上层的浓缩胶，分离胶在 400mA 恒流转膜 60 分钟。正确组装转膜结构，即三明治结构——负极-三层滤纸-分离胶-PVDF膜-三层滤纸-正极，PVDF 膜使用前应在甲醇中浸泡 30 分钟。

（6）封闭：在常温下，用 5%脱脂奶粉在摇床上封闭 2 小时；并配置 2%脱脂奶粉的 PBST 溶液，稀释抗体用。

（7）一抗孵育：将一抗用 PBST 稀释至适当浓度，4℃孵育过夜。取出样品放入玻璃皿中，PBST 溶液洗涤 3 次，20 分钟/次。

（8）二抗孵育：准备二抗稀释液，室温下孵育 1~2 小时，用 PBST 溶液洗涤 3 次，20 分钟/次。

（9）显影：在暗室中进行。

（10）计算目的蛋白与 β-肌动蛋白光密度（IOD）的比值，以此作为目的蛋白表达的相对含量，并在各组间进行比较。

9. 统计学方法 所得资料经整理后，用 SPSS 11.5 和 SAS 统计软件对数据进行统计分析，服从正态、方差齐性的计量资料以均数±标准差（$\bar{x} \pm s$）的方式表示，用 SNK 法进行多重比较，染毒浓度与时间之间的交互作用采用析因设计的方差分析法，显著性水平以双侧 $P < 0.05$ 和 $P < 0.001$ 判断。

二、实 验 结 果

1. 神经元纯度检测 图 5-14 为经神经元细胞特异性表达蛋白 Neuron-specific class Ⅲ β-Tublin 进行免疫组化检测的图片，图 5-15 为普通光镜下培养的原代神经细胞，神经元细胞的数量＞95%，所培养的神经细胞为神经元。

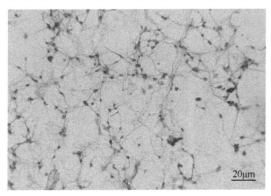
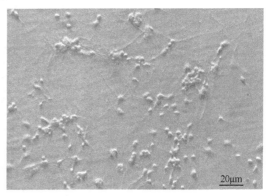

图 5-14 原代神经细胞 β-Tublin Ⅲ免疫组化图　　　　图 5-15 原代神经细胞

2. 神经细胞的形态学改变

（1）普通光学显微镜下神经细胞的形态学改变（图5-16）：大鼠原代皮质神经细胞培养，不同剂量 B[a]P（空白对照组、DMSO 组、S9 组、10μmol/L B[a]P 组、20μmol/L B[a]P 组、40μmol/L B[a]P 组）染毒 48 小时后，在光学显微镜下观察细胞形态改变。

由图 5-16 可知，空白对照组原代培养物在普通光镜下富含神经元，分布均匀，突起走行清楚，形态良好，核大而清晰，周边光晕明显，突起增粗伸长，细胞连接丰富。10μmol/L B[a]P 组在形态上仅见轻微的改变，少量神经细胞突起变短，细胞连接减少；20μmol/L B[a]P 组神经元的细胞数量较少，体积缩小，突起缩短，细胞连接减少。40μmol/L B[a]P 组神经元胞体体积明显收缩、变圆，突起进一步减少，神经元的大部分树突融解、消失，突起严重受损，细胞连接明显减少。

（2）AO/EB 染色荧光显微镜下神经细胞的形态学改变（图 5-17）：大鼠原代皮质神经细胞培养，不同剂量 B[a]P（空白对照组、DMSO 组、S9 组、10μmol/L B[a]P 组、20μmol/L B[a]P 组、40μmol/L B[a]P 组）染毒 48 小时后，用 AO-EO 染色在荧光显微镜下观察细胞形态改变。

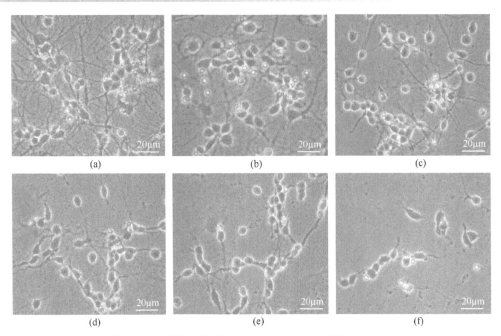

图 5-16　原代神经细胞 B[a]P 染毒 48 小时后的形态改变

（a）～（f）分别表示空白对照组、DMSO 组、S9 组、10μmol/L B[a]P 组、20μmol/L B[a]P 组、40μmol/L B[a]P 组

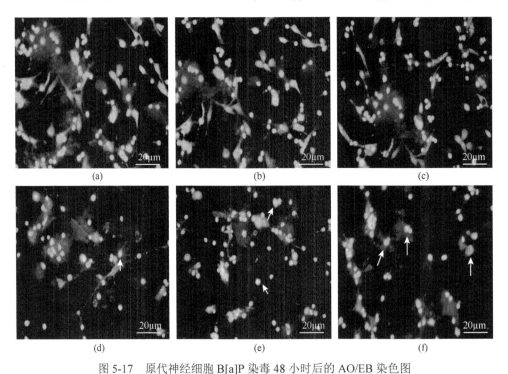

图 5-17　原代神经细胞 B[a]P 染毒 48 小时后的 AO/EB 染色图

（a）～（f）分别表示空白对照组、DMSO 组、S9 组、10μmol/L B[a]P 组、20μmol/L B[a]P 组、40μmol/L B[a]P 组，箭头所指为凋亡细胞

　　图 5-17 为神经细胞在 B[a]P 染毒 48 小时后用 AO/EB 荧光双染色法染色结果，荧光显微镜下空白对照组神经细胞表现为均匀绿染的活细胞，有较多的突起，细胞间连接丰富；10μmol/L B[a]P 组仅见轻微的改变，少量神经元突起变短，20μmol/L B[a]P 组神经细胞与

对照组的胞体相比明显缩小，胞体呈橘黄色，染色质聚集，突起减少，细胞间连接减少。40μmol/L B[a]P 组可见突起的数量进一步减少，胞体明显缩小，细胞与突触间、胞体与胞体间连接明显减少甚至消失，染色质聚集，细胞呈橘红色。

3. 神经细胞活力　不同剂量 B[a]P（空白对照组、DMSO 组、S9 组、10μmol/L B[a]P 组、20μmol/L B[a]P 组、40μmol/L B[a]P 组）染毒 48 小时后，用 MTT 法检测神经细胞活力变化。从表 5-2 得知，B[a]P 组神经细胞活力呈下降趋势，且中高剂量组与空白对照组相比明显下降（$P<0.05$）。低、中、高剂量组神经细胞存活率与空白对照组相比分别下降了 13.9%、19.0%、22.5%。

表 5-2　B[a]P 染毒体外培养神经细胞活力（$\bar{x}\pm s$，$n=4$）

分组	细胞活力（%）	P 值
空白对照组	100	－
溶剂对照组	94.5±19.6	0.478
S9 组	96.9±11.8	0.684
10μmol/L B[a]P 组	86.1±4.4	0.083
20μmol/L B[a]P 组	81.0±8.6*	0.022
40μmol/L B[a]P 组	77.5±8.3*	0.008

注：*表示与对照组比较，$P<0.05$。

4. 神经细胞的凋亡　不同剂量 B[a]P（空白对照组、DMSO 组、S9 组、10μmol/L B[a]P 组、20μmol/L B[a]P 组、40μmol/L B[a]P 组）分别染毒不同时点（0 小时、6 小时、12 小时、24 小时、48 小时）后，用流式细胞仪检测神经细胞凋亡率，每组设 3 个平行样，检测结果见表 5-3。

表 5-3　B[a]P 染毒体外培养神经细胞凋亡率（$\bar{x}\pm s$，$n=3$）

分组浓度	时间（小时）				
	0	6	12	24	48
空白对照组	0.02±0.02	2.30±0.82#	4.19±0.34##	7.04±1.45##	8.14±0.49##
溶剂对照组	0.33±0.01	2.28±1.66	4.23±2.08#	7.14±1.72#	8.61±1.39##
S9 组	0.36±0.02	2.95±1.15#	6.76±2.01##	8.18±1.63##	8.99±1.06##
10μmol/L B[a]P 组	0.87±0.09	3.31±1.44	8.87±0.86#	10.23±4.75**##	13.51±3.62**##
20μmol/L B[a]P 组	1.41±0.40	6.05±0.21#	10.15±1.72*##	16.21±7.39*##	23.40±1.00**##
40μmol/L B[a]P 组	1.43±0.48	6.87±0.24#	10.77±2.38*##	20.59±0.77**##	25.52±0.37**##
不同浓度比较	$F=44.566$			$P<0.001$	
不同时间比较	$F=119.490$			$P<0.001$	
交互作用	$F=5.773$			$P<0.001$	

注：*表示与空白对照组相比 $P<0.05$；**表示与空白对照组相比 $P<0.001$；#表示与相同浓度 0 小时组相比 $P<0.05$；##表示与相同浓度 0 小时组相比 $P<0.001$。

由析因设计方差分析结果可知，不同浓度 B[a]P 染毒组神经细胞凋亡率差别有统计学意义（$P<0.001$），不同时间 B[a]P 染毒组神经细胞凋亡率差别有统计学意义（$P<0.001$），即体外培养的原代神经元 B[a]P 染毒与神经细胞凋亡率之间存在剂量和时间依赖性，且浓度与时间之间存在交互作用（$P<0.001$）。随着染毒时间的延长，不同浓度 B[a]P 染毒组凋亡率水平变化趋势不同，即时间越长，高剂量组细胞凋亡率越高。在 B[a]P 染毒 48 小时后，低、中、高剂量组与空白对照组相比神经细胞凋亡率分别增加了 0.66 倍、1.90 倍和 2.14 倍。

5. 单细胞凝胶电泳检测结果　大鼠原代皮质神经细胞培养，不同剂量 B[a]P（空白对照组、DMSO 组、S9 组、10μmol/L B[a]P 组、20mol/L B[a]P 组、40μmol/L B[a]P 组）分别在不同时间点染毒（0 小时、6 小时、12 小时、24 小时、48 小时）后，用单细胞琼脂糖凝胶电泳实验检测神经细胞 DNA 损伤情况，每组选取 100 个细胞。检测结果见表 5-4、图 5-18 为染毒 48 小时后单细胞琼脂糖凝胶电泳实验检测图。

由析因设计方差分析结果可知，不同浓度 B[a]P 染毒组神经细胞 Olive 尾矩差别有统计学意义（$P<0.001$），不同时间 B[a]P 染毒组神经细胞 Olive 尾矩差别有统计学意义（$P<0.001$），即体外培养的原代神经元 B[a]P 染毒与神经细胞 Olive 尾矩之间存在剂量和时间依赖性，且浓度与时间之间存在交互作用（$P<0.001$）。随着染毒时间的延长，不同浓度 B[a]P 染毒组 Olive 尾矩水平变化趋势不同，即时间越长，高剂量组细胞 Olive 尾矩越高。在 B[a]P 染毒 48 小时后，低、中、高剂量组与空白对照组相比神经细胞 Olive 尾矩分别增加了 0.33 倍、0.77 倍和 1.68 倍。

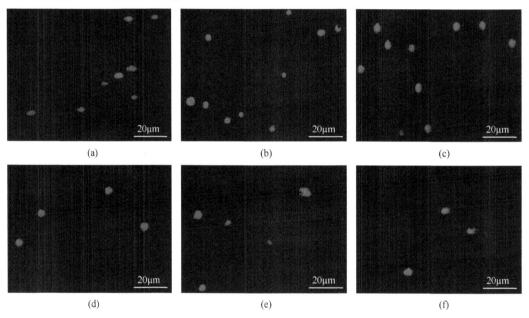

图 5-18　原代神经细胞 B[a]P 染毒 48 小时后的彗星图

（a）～（f）分别表示空白对照组、DMSO 组、S9 组、10μmol/L B[a]P 组、20μmol/L B[a]P 组、40μmol/L B[a]P 组

表 5-4　B[a]P 染毒体外培养神经细胞 Olive 尾矩变化表（$\bar{x}\pm s$，$n=100$）

分组浓度	时间（小时）				
	0	6	12	24	48
空白对照组	1.99±1.32	2.56±1.74	2.82±1.64	2.95±1.98	3.68±2.11
溶剂对照组	2.02±1.00	2.76±2.14[#]	2.89±1.61[#]	3.72±2.80[##]	4.36±2.81[##]
S9 组	2.05±1.37	2.78±1.75[#]	3.15±2.97[#]	3.82±2.23[##]	4.56±3.07[##]
10μmol/L B[a]P 组	2.06±1.21	3.15±2.04[#*]	4.17±2.49[##*]	4.59±3.51[##*]	4.91±3.19[##*]
20μmol/L B[a]P 组	2.07±1.49	3.51±1.47[#*]	4.81±3.07[##**]	5.91±4.79[##**]	6.50±3.25[##**]
40μmol/L B[a]P 组	2.09±1.59	3.86±2.67[#**]	6.11±5.86[##**]	6.27±3.33[##**]	9.88±5.97[##**]
不同浓度比较	$F=65.717$			$P<0.001$	
不同时间比较	$F=131.411$			$P<0.001$	
交互作用	$F=9.299$			$P<0.001$	

注：*表示与空白对照组相比 $P<0.05$；**表示与空白对照组相比 $P<0.001$；#表示与相同浓度 0 小时组相比 $P<0.05$；##表示与相同浓度 0 小时组相比 $P<0.001$。

6. BPDE-DNA 加合物含量检测结果　大鼠原代皮质神经细胞培养，不同剂量 B[a]P（空白对照组、DMSO 组、S9 组、10μmol/L B[a]P 组、20μmol/L B[a]P 组、40μmol/L B[a]P 组）分别染毒不同时点（0 小时、6 小时、12 小时、24 小时、48 小时）后，提取用 BPDE-DNA 加合物试剂盒检测神经细胞 DNA 损伤情况，每组设 3 个平行样。检测结果见表 5-5、图 5-19。由析因设计方差分析结果可知，不同浓度 B[a]P 染毒组神经细胞 BPDE-DNA 量差别有统计学意义（$P<0.001$），不同时间 B[a]P 染毒组神经细胞 BPDE-DNA 量差别有统计学意义（$P<0.001$），即体外培养的原代神经元 B[a]P 染毒与神经细胞 BPDE-DNA 量之间存在剂量和时间依赖性，且浓度与时间之间存在交互作用（$P<0.001$）。随着染毒时间的延长，不同浓度 B[a]P 染毒组 BPDE-DNA 量水平变化趋势不同，即时间越长，高剂量组细胞 BPDE-DNA 量越高。在 B[a]P 染毒 48 小时后，低、中、高剂量组与空白对照组相比神经细胞 BPDE-DNA 量分别增加了 1.02 倍、1.27 倍和 1.59 倍。

表 5-5　B[a]P 染毒体外培养神经细胞 DNA 加合物的量变化表（$\bar{x}\pm s$，$n=3$）

分组 浓度	时间（小时）				
	0	6	12	24	48
空白对照组	2.12 ± 0.96	3.35 ± 0.76	$5.24\pm0.22^{\#\#}$	$5.38\pm0.69^{\#\#}$	$5.67\pm0.66^{\#\#}$
溶剂对照组	2.39 ± 0.73	3.14 ± 1.05	$6.74\pm1.47^{\#\#}$	$5.87\pm0.92^{\#\#}$	$6.82\pm0.16^{\#\#}$
S9 组	2.39 ± 0.92	4.00 ± 0.29	$7.46\pm0.29^{\#\#}$	$6.86\pm1.69^{\#\#}$	$7.28\pm1.27^{\#\#}$
10μmol/L B[a]P 组	2.48 ± 0.57	$5.33\pm0.38^{*\#\#}$	$8.19\pm0.33^{\#\#}$	$9.23\pm0.38^{\#\#}$	$11.48\pm0.68^{**\#\#}$
20μmol/L B[a]P 组	2.70 ± 0.76	$6.52\pm0.74^{**}$	$10.13\pm0.39^{*\#}$	$11.20\pm2.25^{*\#}$	$12.88\pm1.41^{**\#\#}$
40μmol/L B[a]P 组	2.92 ± 0.14	$7.48\pm0.47^{**\#}$	$12.74\pm1.01^{**\#}$	$13.60\pm2.46^{**\#}$	$14.67\pm1.21^{**\#\#}$
不同浓度比较	$F=77.033$			$P<0.001$	
不同时间比较	$F=162.105$			$P<0.001$	
交互作用	$F=5.565$			$P<0.001$	

注：*表示与空白对照组相比 $P<0.05$；**表示与空白对照组相比 $P<0.001$；#表示与相同浓度 0 小时组相比 $P<0.05$；##表示与相同浓度 0 小时组相比 $P<0.001$。

7. 活性氧检测结果　不同剂量 B[a]P（空白对照组、DMSO 组、S9 组、10μmol/L B[a]P 组、20μmol/L B[a]P 组、40μmol/L B[a]P 组）在不同时点染毒（0 小时、6 小时、12 小时、24 小时、48 小时）后，用流式细胞仪检测神经细胞活性氧变化情况，每组设 3 个平行样，检测结果见表 5-6、图 5-20。

由析因设计方差分析结果可知，不同浓度 B[a]P 染毒组神经细胞活性氧差别有统计学意义（$P<0.001$），不同时间 B[a]P 染毒组神经细胞活性氧差别有统计学意义（$P<0.001$），即体外培养的原代神经元 B[a]P 染毒与神经细胞活性氧之间存在剂量和时间依赖性，且浓度与时间之间存在

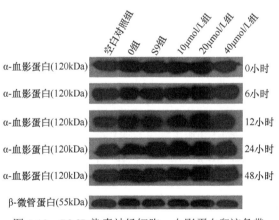

图 5-19　B[a]P 染毒神经细胞 α-血影蛋白印迹条带

交互作用（$P<0.001$）。随着染毒时间的延长，不同浓度 B[a]P 染毒组活性氧水平变化趋势不同，即染毒时间越长，高剂量组细胞活性氧水平越高。在 B[a]P 染毒 48 小时后，低、中、高剂量组与空白对照组相比神经细胞活性氧分别增加了 0.75 倍、0.97 倍和 1.64 倍。

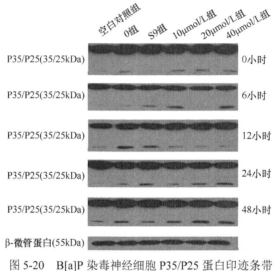

图 5-20　B[a]P 染毒神经细胞 P35/P25 蛋白印迹条带

表 5-6　B[a]P 染毒体外培养神经细胞活性氧变化（$\bar{x}\pm s$，$n=3$）

分组浓度	时间（小时）				
	0	6	12	24	48
空白对照组	14.84±0.68	15.36±0.82	16.60±0.28	16.67±0.42	19.41±11.71
溶剂对照组	15.08±0.20	15.78±0.74	17.07±0.20	16.93±0.40	23.24±4.92##
S9组	15.37±0.75	15.96±1.03	17.27±0.50	17.24±0.90	27.90±4.73##
10μmol/L B[a]P 组	15.43±0.53	16.22±0.62	17.37±0.39	17.31±0.47	34.01±5.63*##
20μmol/L B[a]P 组	15.53±0.38	17.23±0.43*	18.89±1.09*	23.94±1.71**#	38.29±10.40**##
40μmol/L B[a]P 组	15.68±0.44	17.45±0.26*	20.79±2.46**	27.08±1.71**#	51.33±7.05**##
不同浓度比较	$F=16.911$			$P<0.001$	
不同时间比较	$F=76.691$			$P<0.001$	
交互作用	$F=5.828$			$P<0.001$	

注：*表示与空白对照组相比 $P<0.05$；**表示与空白对照组相比 $P<0.001$；#表示与相同浓度 0 小时组相比 $P<0.05$；##表示与相同浓度 0 小时组相比 $P<0.001$。

8. B[a]P 染毒引起原代神经细胞 calpain 活性变化结果　大鼠原代皮质神经细胞培养，不同剂量 B[a]P（空白对照组、DMSO 组、S9 组、10μmol/L B[a]P 组、20μmol/L B[a]P 组、40μmol/L B[a]P 组）分别在不同时点染毒（0 小时、6 小时、12 小时、24 小时、48 小时）后，提取蛋白，用 Western blot 检测 alpha-spectrin 蛋白变化，每组重复 6 次试验。检测结果见图 5-21、表 5-7。

由析因设计方差分析结果可知，不同浓度 B[a]P 染毒组神经细胞 α-血影蛋白表达差别有统计学意义（$P<0.001$），不同时间 B[a]P 染毒组神经细胞 α-血影蛋白表达量差别有统计学意义（$P<0.001$），即体外培养的原代神经元 B[a]P 染毒与神经细胞 α-血影蛋白表达量之

间存在剂量和时间依赖性。浓度与时间之间无交互作用（$P>0.05$）。在 B[a]P 染毒 48 小时后，低、中、高剂量组与空白对照组相比神经细胞 α-血影蛋白表达量分别增加了 1.71 倍、1.95 倍和 2.40 倍。

表 5-7 B[a]P 染毒神经细胞 calpain 裂解蛋白 α-血影蛋白表达变化表（$\bar{x} \pm s$，$n=6$）

分组浓度	时间（小时）				
	0	6	12	24	48
空白对照组	0.92±0.06	1.17±0.39	1.36±0.38	1.54±0.82	1.71±0.67
溶剂对照组	1.05±0.86	1.48±0.51	1.80±0.62	2.31±1.39#	2.54±1.48#
S9 组	1.09±0.18	1.57±0.78	1.88±0.70	2.50±1.57	3.17±2.48#
10μmol/L B[a]P 组	1.21±0.42	1.95±0.31	2.75±1.33*#	3.55±0.62*#	4.63±2.11*##
20μmol/L B[a]P 组	1.32±0.48	2.44±0.35*	3.03±1.26*	3.86±2.24*#	5.04±3.12*#
40μmol/L B[a]P 组	1.47±0.73	2.87±1.84*	3.25±1.25*	4.21±0.99*#	5.81±3.23*##
不同浓度比较	$F=10.955$			$P<0.001$	
不同时间比较	$F=18.985$			$P<0.001$	
交互作用	$F=0.852$			$P=0.647>0.05$	

注：*表示与空白对照组相比 $P<0.05$；#表示与相同浓度 0 小时组相比 $P<0.05$；##表示与相同浓度 0 小时组相比 $P<0.001$。

9. B[a]P 染毒引起原代神经细胞 P25/CDK5-P53 通路上相关蛋白变化结果 之前的实验结果显示，原代培养神经元经 B[a]P 染毒后引起 DNA 损伤，从而使 calpain 激活。这部分我们应用 Western blot 实验研究 calpain 激活后是否引起 P35、P25、CDK5、P53、P-P53Ser15 蛋白表达增加，每组重复 6 次试验。图 5-20～图 5-23，表 5-8～表 5-12 分别表示原代培养神经细胞染毒 B[a]P 后神经元 P35、P25、CDK5、P53、P-P53Ser15 位点蛋白表达变化。

由析因设计方差分析结果可知，不同浓度 B[a]P 染毒组神经细胞 P35、P25、CDK5、P53、P-P53Ser15 蛋白表达差别有统计学意义（$P<0.001$），不同时间 B[a]P 染毒组差别也有统计学意义（$P<0.001$），即体外培养的原代神经元 B[a]P 染毒与神经细胞 P35、P25、CDK5、P53、P-P53Ser15 蛋白表达之间存在剂量和时间依赖性，且浓度与时间之间存在交互作用（$P<0.001$）。随着染毒时间的延长，不同浓度 B[a]P 染毒组 P35、P25、CDK5、P53、P-P53Ser15 蛋白表达水平变化趋势不同，即时间越长，高剂量组 P35、P25、CDK5、P53、P-P53Ser15 蛋白表达水平越高。在 B[a]P 染毒 48 小时后，低、中、高剂量组与空白对照组相比神经细胞 P35、P25、CDK5、P53、P-P53Ser15 蛋白表达量分别增加了 0.94 倍、1.19 倍和 1.69 倍；0.91 倍、2.00 倍和 3.03 倍；1.40 倍、1.78 倍和 3.10 倍；0.45 倍、0.51 倍和 0.73 倍；1.25 倍、1.36 倍和 1.96 倍。

表 5-8 B[a]P 染毒神经细胞 P35 蛋白表达变化表（$\bar{x} \pm s$，$n=6$）

分组浓度	时间（小时）				
	0	6	12	24	48
空白对照组	0.61±0.16	0.76±0.49	0.81±0.26	0.99±0.29	1.06±0.30#
溶剂对照组	0.75±0.37	0.83±0.29	0.96±0.22	1.27±1.24	1.44±0.43

续表

分组浓度	时间（小时）				
	0	6	12	24	48
S9组	0.79±0.08	0.84±0.71	0.97±0.18	1.30±0.42[#]	1.46±0.26[#]
10μmol/L B[a]P组	0.77±0.31	1.02±0.46	1.47±0.20[*#]	1.82±0.64[*##]	2.06±0.47[**##]
20μmol/L B[a]P组	0.78±0.38	1.31±0.36[*#]	1.80±0.57[**##]	1.95±0.35[*##]	2.32±0.34[**##]
40μmol/L B[a]P组	0.77±0.08	1.53±0.19[##]	1.97±0.38[**##]	2.46±0.32[**##]	2.85±0.22[**##]
不同浓度比较	F=24.462			P<0.001	
不同时间比较	F=60.508			P<0.001	
交互作用	F=3.465			P<0.001	

注：*表示与空白对照组相比 P<0.05；**表示与空白对照组相比 P<0.001；#表示与相同浓度 0 小时组相比 P<0.05；##表示与相同浓度 0 小时组相比 P<0.001。

表 5-9　B[a]P 染毒神经细胞 P25 蛋白表达变化表（$\bar{x}\pm s$，n=6）

分组浓度	时间（小时）				
	0	6	12	24	48
空白对照组	0.12±0.07	0.14±0.06	0.22±0.09	0.26±0.04[#]	0.33±0.06[##]
溶剂对照组	0.15±0.07	0.16±0.12	0.23±0.10	0.31±0.12[#]	0.38±0.10[##]
S9组	0.15±0.12	0.18±0.22	0.24±0.14	0.32±0.13	0.39±0.09[#]
10μmol/L B[a]P组	0.15±0.06	0.21±0.16	0.44±0.11[*#]	0.50±0.14[**#]	0.63±0.34[*##]
20μmol/L B[a]P组	0.16±0.06	0.35±0.20[*]	0.50±0.32[*#]	0.62±0.09[**##]	0.99±0.09[**##]
40μmol/L B[a]P组	0.17±0.07	0.38±0.19[*]	0.63±0.19[**#]	0.75±0.09[**##]	1.33±0.41[**##]
不同时间比较	F=36.347			P<0.001	
不同浓度比较	F=58.329			P<0.001	
交互作用	F=5.081			P<0.001	

注：*表示与空白对照组相比 P<0.05；**表示与空白对照组相比 P<0.001；#表示与相同浓度 0 小时组相比 P<0.05；##表示与相同浓度 0 小时组相比 P<0.001。

表 5-10　B[a]P 染毒神经细胞 CDK5 蛋白表达变化表（$\bar{x}\pm s$，n=6）

分组浓度	时间（小时）				
	0	6	12	24	48
空白对照组	0.19±0.04	0.26±0.08	0.31±0.08	0.35±0.14[#]	0.58±0.12[##]
溶剂对照组	0.21±0.10	0.29±0.06	0.38±0.06	0.68±0.12[#]	0.85±0.57[##]
S9组	0.21±0.05	0.34±0.08	0.39±0.12	0.72±0.14[#]	0.93±0.74[##]
10μmol/L B[a]P组	0.22±0.06	0.38±0.10	0.56±0.09[*]	1.11±0.60[*##]	1.39±0.43[*##]
20μmol/L B[a]P组	0.26±0.10	0.65±0.15[**]	0.72±0.27[**]	1.22±0.53[*#]	1.61±0.97[*##]
40μmol/L B[a]P组	0.27±0.09	0.77±0.13[**]	0.74±0.35[**]	1.42±1.05[*#]	2.38±0.47[**##]
不同时间比较	F=18.698			P<0.001	
不同浓度比较	F=47.831			P<0.001	
交互作用	F=2.738			P<0.001	

注：*表示与空白对照组相比 P<0.05；**表示与空白对照组相比 P<0.001；#表示与相同浓度 0 小时组相比 P<0.05；##表示与相同浓度 0 小时组相比 P<0.01。

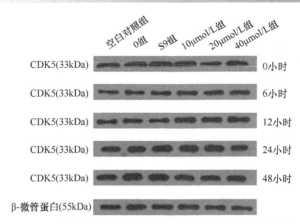

图 5-21　B[a]P 染毒神经细胞 CDK5 蛋白印迹条带及蛋白表达变化

表 5-11　B[a]P 染毒神经细胞 P53 蛋白表达变化表（$\bar{x} \pm s$，$n=6$）

分组 浓度	时间（小时）				
	0	6	12	24	48
空白对照组	0.19±0.02	0.29±0.04#	0.37±0.08#	0.48±0.05##	0.71±0.15##
溶剂对照组	0.20±0.06	0.33±0.10	0.39±0.14#	0.51±0.09##	0.77±0.13##
S9 组	0.19±0.03	0.35±0.07#	0.43±0.07##	0.54±0.06##	0.81±0.12##
10μmol/L B[a]P 组	0.21±0.02	0.36±0.05#	0.45±0.10##	0.62±0.08*##	1.03±0.12*##
20μmol/L B[a]P 组	0.23±0.03	0.47±0.08**#	0.50±0.10*##	0.66±0.08**##	1.07±0.19**##
40μmol/L B[a]P 组	0.23±0.02	0.54±0.03**##	0.56±0.11*##	0.76±0.09**##	1.23±0.16**##
不同浓度比较	F=32.279			P<0.001	
不同时间比较	F=309.913			P<0.001	
交互作用	F=3.435			P<0.001	

注：*表示与空白对照组相比 P<0.05；**表示与空白对照组相比 P<0.001；#表示与相同浓度 0 小时组相比 P<0.05；##表示与相同浓度 0 小时组相比 P<0.001。

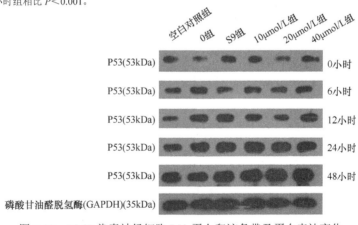

图 5-22　B[a]P 染毒神经细胞 P53 蛋白印迹条带及蛋白表达变化

表 5-12　B[a]P 染毒神经细胞 P-P53Ser15 蛋白表达变化表（$\bar{x} \pm s$，$n=6$）

分组 浓度	时间（小时）				
	0	6	12	24	48
空白对照组	0.15±0.05	0.22±0.13	0.29±0.04	0.37±0.05#	0.56±0.24##
溶剂对照组	0.14±0.02	0.30±0.09#	0.30±0.09#	0.59±0.08##	0.61±0.14##

续表

分组 浓度	时间（小时）				
	0	6	12	24	48
S9 组	0.18±0.10	0.31±0.14	0.34±0.16	0.63±0.05##	0.75±0.36##
10μmol/L B[a]P 组	0.19±0.08	0.54±0.46	0.56±0.10**	0.87±0.27*#	1.26±0.69*##
20μmol/L B[a]P 组	0.23±0.14	0.60±0.44*	0.63±0.10**	0.93±0.42**#	1.32±0.52*##
40μmol/L B[a]P 组	0.24±0.02	0.63±0.26*	0.80±0.15**	1.18±0.35**#	1.66±1.00*##
不同浓度比较	F=16.205			P<0.001	
不同时间比较	F=37.916			P<0.001	
交互作用	F=1.471			P<0.001	

注：*表示与空白对照组相比 $P<0.05$；**表示与空白对照组相比 $P<0.001$；#表示与相同浓度 0 小时组相比 $P<0.05$；##表示与相同浓度 0 小时组相比 $P<0.001$。

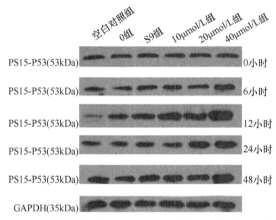

图 5-23　B[a]P 染毒神经细胞 P-P53Ser15 蛋白印迹条带及蛋白表达变化

10. MDL28170 抑制 calpain 活性后相关指标变化情况

（1）MDL28170 抑制 calpain 活性后神经细胞凋亡率变化。

表 5-13　MDL28170 抑制 calpain 活性后细胞凋亡率变化表（$\bar{x}\pm s$，$n=6$）

分组	时间（小时）				
	0	6	12	24	48
空白对照组	0.90±0.20	1.91±0.64	2.81±1.26	3.79±1.29	5.48±1.14
溶剂对照组	0.91±0.20	1.99±0.75	3.05±0.81	4.63±2.09	6.38±2.53
Roscovitine 组	0.96±0.34	2.02±0.31	3.27±0.64	4.78±1.54	6.84±1.93
ROS+10μmol/L B[a]P 组	0.98±0.37	2.26±0.71	3.30±0.81	5.09±1.84	7.10±1.46
ROS+20μmol/L B[a]P 组	1.11±0.31	2.29±0.68	3.68±0.65	5.31±1.83	7.38±2.15
ROS+40μmol/L B[a]P 组	1.14±0.34	2.73±0.39*	3.76±0.74	5.51±1.19	7.52±1.58

注：*表示与空白对照组相比 $P<0.05$。

由表 5-13 结果可知，MDL28170 与 B[a]P 共同作用于神经细胞后神经细胞凋亡率与空白对照组相比有增加趋势，但是与 B[a]P 单独作用于神经细胞相比，神经细胞凋亡率有所下降。B[a]P 与 MDL28170 共同染毒时，在染毒后 6 小时，高剂量组与空白对照组相比，各蛋白表达量有统计学意义（$P<0.05$）；染毒后 12 小时、24 小时、48 小时，各染毒组与

空白对照组相比无统计学意义（$P>0.05$）。在 MDL28170 与 B[a]P 共同作用于神经细胞 48 小时后，与 B[a]P 单独作用于神经细胞相比，低、中、高剂量组神经细胞凋亡率分别降低了 0.47 倍、0.68 倍和 0.71 倍。

（2）MDL28170 抑制 calpain 活性后 P25/CDK5-P53 通路上相关蛋白表达变化结果：calpain 特异性抑制剂 MDL28170（100μmol/L）与 B[a]P 共同作用于原代培养的神经元后 P25/CDK5 凋亡通路上相关蛋白表达结果如表 5-14～表 5-18 所示。每组重复 6 次试验。结果显示，MDL28170 与 B[a]P 共同作用于神经元后，P25/CDK5 相关通路上各蛋白表达量与 B[a]P 单独作用于神经元相比有所下降。B[a]P 与 MDL28170 共同染毒，在染毒后 6 小时，高剂量组与空白对照组相比，各蛋白表达量有统计学意义（$P<0.05$）；染毒后 12 小时、24 小时、48 小时，各染毒组与空白对照组相比无统计学意义（$P>0.05$）。没有检测到 P25 蛋白的表达。在 MDL28170 与 B[a]P 共同作用于神经细胞 48 小时后，与 B[a]P 单独作用于神经细胞相比，低、中、高剂量组神经细胞 α-spectrin、P35、CDK5、P53、P-P53Ser15 蛋白表达量分别降低了 0.46 倍、0.47 倍和 0.50 倍；0.42 倍、0.47 倍和 0.48 倍；0.54 倍、0.57 倍和 0.70 倍；0.29 倍、0.34 倍和 0.37 倍；0.48 倍、0.45 倍和 0.53 倍。

表 5-14　MDL28170 抑制后 calpain 裂解蛋白 α-血影蛋白表达变化表（$\bar{x}\pm s$，$n=6$）

分组	时间（小时）				
	0	6	12	24	48
空白对照组	1.25±0.08	1.47±0.53	1.76±1.09	1.84±0.89	2.09±0.71
溶剂对照组	1.27±0.29	1.58±0.22	1.89±0.72	1.95±1.10	2.12±0.52
MDL28170 组	1.34±0.14	1.57±0.18	1.90±0.82	2.18±0.82	2.27±0.52
MDL+10μmol/L B[a]P 组	1.34±0.09	1.77±0.26	1.96±0.72	2.21±0.78	2.45±0.98
MDL+20μmol/L B[a]P 组	1.33±0.21	1.83±0.09	2.06±0.88	2.35±0.71	2.73±0.69
MDL+40μmol/L B[a]P 组	1.31±0.11	1.97±0.44*	2.67±0.64	2.80±0.65	2.93±0.93

注：*表示与空白对照组相比 $P<0.05$。

表 5-15　MDL28170 抑制 calpain 活性后 CDK5 表达变化表（$\bar{x}\pm s$，$n=6$）

分组	时间（小时）				
	0	6	12	24	48
空白对照组	0.25±0.06	0.31±0.06	0.33±0.06	0.41±0.09	0.57±0.13
溶剂对照组	0.26±0.05	0.33±0.06	0.34±0.05	0.41±0.04	0.58±0.07
MDL28170 组	0.27±0.07	0.34±0.06	0.37±0.07	0.46±0.15	0.60±0.07
MDL+10μmol/L B[a]P 组	0.24±0.04	0.36±0.10	0.38±0.07	0.48±0.14	0.64±0.11
MDL+20μmol/L B[a]P 组	0.27±0.07	0.38±0.12	0.41±0.07	0.52±0.10	0.69±0.08
MDL+40μmol/L B[a]P 组	0.27±0.06	0.45±0.13*	0.43±0.17	0.55±0.22	0.71±0.20

注：*表示与空白对照组相比 $P<0.05$。

表 5-16　MDL28170 抑制 calpain 活性后 P35 表达变化表（$\bar{x}\pm s$，$n=6$）

分组	时间（小时）				
	0	6	12	24	48
空白对照组	0.65±0.23	0.70±0.16	0.83±0.24	0.98±0.25	1.04±0.43
溶剂对照组	0.66±0.12	0.78±0.19	0.85±0.13	1.02±0.14	1.12±0.44
MDL28170 组	0.67±0.39	0.79±0.10	0.89±0.10	1.07±0.24	1.15±0.27
MDL+10μmol/L B[a]P 组	0.70±0.18	0.82±0.09	0.89±0.06	1.10±0.14	1.19±0.48
MDL+20μmol/L B[a]P 组	0.71±0.08	0.86±0.21	0.92±0.21	1.13±0.13	1.24±0.08
MDL+40μmol/L B[a]P 组	0.75±0.10	0.94±0.15*	1.02±0.15	1.29±0.51	1.47±0.36

注：*表示与空白对照组相比 $P<0.05$。

表 5-17　**MDL28170 抑制 calpain 活性后 P53 蛋白表达变化表**（$\bar{x} \pm s$，$n=6$）

分组	时间（小时）				
	0	6	12	24	48
空白对照组	0.21 ± 0.11	0.28 ± 0.11	0.37 ± 0.07	0.49 ± 0.21	0.60 ± 0.12
溶剂对照组	0.23 ± 0.09	0.33 ± 0.16	0.38 ± 0.16	0.51 ± 0.19	0.67 ± 0.17
MDL28170 组	0.23 ± 0.07	0.35 ± 0.15	0.42 ± 0.17	0.52 ± 0.12	0.70 ± 0.15
MDL+10μmol/L B[a]P 组	0.24 ± 0.08	0.41 ± 0.17	0.43 ± 0.19	0.56 ± 0.13	0.73 ± 0.16
MDL+20μmol/L B[a]P 组	0.23 ± 0.06	0.44 ± 0.14	0.47 ± 0.19	0.60 ± 0.20	0.71 ± 0.15
MDL+40μmol/L B[a]P 组	0.24 ± 0.10	$0.49 \pm 0.13^*$	0.51 ± 0.18	0.68 ± 0.20	0.77 ± 0.14

注：*表示与空白对照组相比 $P < 0.05$。

表 5-18　**MDL28170 抑制 calpain 活性后 P-P53 蛋白表达变化表**（$\bar{x} \pm s$，$n=6$）

分组	时间（小时）				
	0	6	12	24	48
空白对照组	0.21 ± 0.11	0.25 ± 0.06	0.33 ± 0.10	0.40 ± 0.15	0.51 ± 0.13
溶剂对照组	0.22 ± 0.03	0.31 ± 0.07	0.36 ± 0.15	0.44 ± 0.10	0.58 ± 0.20
MDL28170 组	0.23 ± 0.03	0.41 ± 0.23	0.43 ± 0.17	0.47 ± 0.21	0.59 ± 0.19
MDL+10μmol/L B[a]P 组	0.24 ± 0.06	0.45 ± 0.27	0.49 ± 0.18	0.55 ± 0.29	0.66 ± 0.28
MDL+20μmol/L B[a]P 组	0.24 ± 0.06	0.47 ± 0.14	0.53 ± 0.23	0.61 ± 0.29	0.72 ± 0.18
MDL+40μmol/L B[a]P 组	0.24 ± 0.07	$0.53 \pm 0.30^*$	$0.59 \pm 0.24^*$	0.68 ± 0.36	0.78 ± 0.33

注：*表示与空白对照组相比 $P < 0.05$。

11. Roscovitine 拮抗 CDK5 后相关指标变化情况

（1）Roscovitine 拮抗 CDK5 后，神经细胞凋亡率变化。

表 5-19　**Roscovitine 抑制 CDK5 后细胞凋亡率变化表**（$\bar{x} \pm s$，$n=6$）

分组	时间（小时）				
	0	6	12	24	48
空白对照组	0.90 ± 0.20	1.94 ± 0.33	2.78 ± 0.82	4.15 ± 0.79	6.10 ± 2.23
溶剂对照组	0.91 ± 0.20	2.29 ± 0.59	3.13 ± 0.85	4.25 ± 1.12	6.63 ± 0.89
Roscovitine 组	0.96 ± 0.34	2.47 ± 0.27	3.38 ± 0.75	5.05 ± 1.26	6.98 ± 1.49
ROS+10μmol/L B[a]P 组	0.98 ± 0.37	2.46 ± 0.70	3.36 ± 1.19	5.36 ± 1.37	7.25 ± 0.80
ROS+20μmol/L B[a]P 组	1.11 ± 0.31	$2.73 \pm 0.51^*$	$3.91 \pm 1.09^*$	5.27 ± 2.00	7.50 ± 1.83
ROS+40μmol/L B[a]P 组	1.14 ± 0.34	$2.94 \pm 0.60^*$	$4.11 \pm 0.88^*$	$6.06 \pm 1.71^*$	7.76 ± 1.86

注：*表示与空白对照组相比 $P < 0.05$。

由表 5-19 结果可知，CDK5 特异性抑制剂 Roscovitine 与 B[a]P 共同作用于原代培养的神经元后神经细胞凋亡率与对照组相比有增加趋势，但是与 B[a]P 单独作用于神经细胞相比神经细胞凋亡率有所下降。Roscovitine 与 B[a]P 共同染毒，在染毒后 6 小时、12 小时，中高剂量组与空白对照组相比，各蛋白表达量有统计学意义（$P < 0.05$）；在染毒 24 小时，高剂量组与空白对照组相比，各蛋白表达量有统计学意义（$P < 0.05$）；染毒 48 小时，各染毒组与空白对照组相比无统计学意义（$P > 0.05$）。在 MDL28170 与 B[a]P 共同作用于神经细胞 48 小时后，与 B[a]P 单独作用于神经细胞相比，低、中、高剂量组神经细胞凋亡率分别降低了 0.37 倍、0.42 倍和 0.47 倍。

（2）Roscovitine 抑制 CDK5 后，P25/CDK5-P53 通路上相关蛋白表达变化结果：CDK5 特异性拮抗剂 Roscovitine 与 B[a]P 共同作用于原代培养的神经元后 P25/CDK5 凋亡通路上相关蛋白表达结果如表 5-20～表 5-22 所示，每组重复 6 次试验。结果显示，Roscovitine 与 B[a]P 共同作用于神经元后 P25/CDK5 相关通路上各蛋白表达量与 B[a]P 单独作用于神经元相比有所下降。Roscovitine 与 B[a]P 共同染毒，在染毒后 6 小时、12 小时，中高剂量组与空白对照组相比，各蛋白表达量有统计学意义（$P<0.05$）；在染毒 24 小时，高剂量组与空白对照组相比，各蛋白表达量有统计学意义（$P<0.05$）；染毒 48 小时，各染毒组与空白对照组相比无统计学意义（$P>0.05$）。在 MDL28170 与 B[a]P 共同作用于神经细胞 48 小时后，与 B[a]P 单独作用于神经细胞相比，低、中、高剂量组神经细胞 CDK5、P53、P-P53Ser15 蛋白表达量分别降低了 0.37 倍、0.42 倍和 0.60 倍；0.38 倍、0.30 倍和 0.37 倍；0.53 倍、0.50 倍和 0.58 倍。

表 5-20　Roscovitine 抑制 CDK5 后 CDK5 表达变化表（$\bar{x}\pm s$，$n=6$）

分组	时间（小时）				
	0	6	12	24	48
空白对照组	0.19±0.04	0.28±0.02	0.36±0.03	0.40±0.07	0.60±0.18
溶剂对照组	0.21±0.06	0.31±0.04	0.39±0.07	0.43±0.14	0.72±0.25
Roscovitine 组	0.24±0.11	0.36±0.12	0.41±0.05	0.48±0.16	0.79±0.34
ROS+10μmol/L B[a]P 组	0.23±0.09	0.36±0.05	0.44±0.06	0.53±0.10	0.88±0.41
ROS+20μmol/L B[a]P 组	0.23±0.06	0.55±0.29*	0.59±0.14*	0.55±0.20	0.94±0.35
ROS+40μmol/L B[a]P 组	0.23±0.04	0.62±0.20*	0.67±0.08*	0.61±0.23*	0.96±0.30

注：*表示与空白对照组相比 $P<0.05$。

表 5-21　Roscovitine 抑制 CDK5 后 P53 蛋白表达变化表（$\bar{x}\pm s$，$n=6$）

分组	时间（小时）				
	0	6	12	24	48
空白对照组	0.21±0.01	0.30±0.03	0.37±0.03	0.47±0.04	0.58±0.16
溶剂对照组	0.22±0.04	0.30±0.03	0.38±0.03	0.49±0.02	0.62±0.14
Roscovitine 组	0.22±0.04	0.33±0.05	0.40±0.04	0.50±0.03	0.60±0.19
ROS+10μmol/L B[a]P 组	0.21±0.05	0.35±0.02	0.42±0.05	0.51±0.05	0.64±0.15
ROS+20μmol/L B[a]P 组	0.23±0.05	0.42±0.04*	0.50±0.08*	0.52±0.09	0.75±0.27
ROS+40μmol/L B[a]P 组	0.24±0.05	0.50±0.06*	0.53±0.04*	0.63±0.03*	0.78±0.10

注：*表示与空白对照组相比 $P<0.05$。

表 5-22　Roscovitine 抑制后 P-P53 蛋白表达变化表（$\bar{x}\pm s$，$n=6$）

分组	时间（小时）				
	0	6	12	24	48
空白对照组	0.21±0.05	0.25±0.10	0.31±0.02	0.41±0.09	0.55±0.10
溶剂对照组	0.23±0.05	0.29±0.06	0.34±0.04	0.45±0.12	0.59±0.14
Roscovitine 组	0.23±0.05	0.32±0.09	0.35±0.12	0.47±0.11	0.60±0.20
ROS+10μmol/L B[a]P 组	0.23±0.03	0.37±0.05	0.39±0.02	0.49±0.10	0.59±0.17
ROS+20μmol/L B[a]P 组	0.24±0.05	0.50±0.12*	0.42±0.07*	0.52±0.18	0.66±0.08
ROS+40μmol/L B[a]P 组	0.23±0.05	0.59±0.18*	0.66±0.08*	0.66±0.20*	0.70±0.14

注：*表示与空白对照组相比 $P<0.05$。

三、讨　论

国内外研究已经证实 B[a]P 具有神经毒性。在出生早期暴露于 B[a]P 的小鼠，可引起持续的神经行为损害，表现在出生后的青春期及成人期。B[a]P 可引起小鼠皮质和海马神经细胞凋亡，且 Bcl-2 和 Bax 蛋白表达在神经细胞凋亡中起重要作用。本课题组前期试验结果也表明职业接触 B[a]P 使焦化厂工人神经行为功能下降、自主神经调节功能降低。在本次研究中我们采用形态及 Annexin-V 与 PI 检测 B[a]P 致神经细胞凋亡，结果显示 B[a]P 染毒与原代神经细胞凋亡率之间存在剂量和时间依赖性，且 B[a]P 致神经细胞凋亡在 12 小时中剂量组与空白对照组相比有统计学差别。这与涂白杰等 B[a]P 染毒小鼠神经组织形态学改变及细胞凋亡的结果是一致的。这些结果进一步证实 B[a]P 能引起体外原代培养神经细胞的凋亡，且具有时间和剂量依赖性。

环境中的 B[a]P 主要通过呼吸道进入人体，也可由皮肤、消化道等进入人体，另外由于其具有脂溶性，也能通过血脑屏障进入脑组织。进入体内的 B[a]P 通过芳烃受体进入细胞内，再经过一系列的酶代谢反应生成 BPDE。BPDE 具有亲电子性，可以与 DNA 的亲核位点鸟嘌呤的外环氨基端共价结合，形成加合物，产生特异突变，进而导致 DNA 损伤。BPDE 也具有较强的亲脂性，可以很容易通过膜结构而到达细胞内，与细胞内大分子如 DNA、蛋白质和脂类等结合形成 BPDE 加合物。因此，可以将 BPDE-DNA 加合物的含量作为 B[a]P 暴露的生物有效剂量。碱性单细胞琼脂糖凝胶电泳实验对各种理化因子作用后引起的 DNA 链断裂都可以使用，可灵敏地在单个细胞中评价由遗传毒物所致的 DNA 损伤。本次试验用单细胞琼脂糖凝胶电泳实验和 BPDE-DNA 加合物含量检测结果显示，B[a]P 引起神经细胞 DNA 损伤具有时间和剂量依赖性。单细胞琼脂糖凝胶电泳检测结果显示，在 B[a]P 染毒 6 小时后，低、中、高剂量组 Olive 尾矩与空白对照组相比都有统计学意义，而用 BPDE-DNA 加合物含量检测结果显示低剂量组在 B[a]P 染毒 12 小时、24 小时后，BPDE-DNA 加合物含量与空白对照组相比无统计学意义，我们推测这可能是由于细胞具有 DNA 损伤修复能力，而且 B[a]P 所致的 DNA 损伤主要通过核苷酸切除修复途径修复，在核苷酸切除修复过程中也会对损伤的单链片段进行切除。从时间序列上也可以看出 DNA 损伤发生在细胞凋亡之前，因此可以推断出 B[a]P 致 DNA 损伤后诱导神经细胞凋亡。

在 B[a]P 的神经毒性中，B[a]P 需要经代谢活化才能产生神经行为损害，代谢过程必然伴随自由基的产生，研究结果显示在 B[a]P 的神经毒性中存在氧化应激。氧化应激是指机体在遭受各种有害刺激时，体内高活性分子如活性氧自由基（ROS）产生过多，氧化程度超出氧化物的清除，氧化系统和抗氧化系统失衡，导致活性氧在体内堆积进而引起脂质过氧化反应，从而产生细胞毒性作用。活性氧是氧直接或间接转变的氧自由基及其衍生物，正常情况下活性氧的生成与清除处于动态平衡，但当各种因素打破这一平衡而致活性氧浓度增高时，就会损伤生物大分子。本次实验发现，随着 B[a]P 染毒剂量和染毒时间的增加，神经细胞活性氧水平表现出上升趋势，这与以往研究结果是一致的，进一步从时间和剂量上证实了 B[a]P 致神经细胞凋亡机制可能与氧化应激有关。

大量研究证实氧化应激和 DNA 损伤可以激活 calpain。calpain 是钙依赖性蛋白激酶，在多种生理和病理条件下发挥重要作用，包括细胞周期进程的调节、突触可塑性和神经细胞凋亡。有研究表明在多种神经退行性疾病中发现 calpain 被激活，而且钙离子稳态失衡在神经退行性疾病中发挥重要作用。外界因子诱导细胞发生凋亡时，细胞内钙离子浓度会显著持续升高，进而表现出一系列生物学效应。中波段紫外线照射在诱导细胞 DNA 损伤的同时会影响到细胞内钙离子的浓度，且随着照射剂量的增加，胞内钙离子浓度表现出增加趋势。而氧化应激和钙稳态失调被认为是神经细胞损伤的关键因素，神经细胞死亡主要是不可控制的大量钙离子内流和细胞溶解，当细胞内钙离子持续增加，并同时存在自由基时，会出现恶性循环，且钙离子会加速自由基的生成，或反过来，自由基会增加细胞内钙离子堆积。因此 DNA 损伤和氧化应激可引起钙稳态失调，激活钙蛋白酶激酶，进而发生一系列生物学效应。

calpain 的典型结构是细胞骨架蛋白 α-血影蛋白。calpain 将这个蛋白裂解为 150kDa 和 145kDa 的碎片，此碎片可由抗体 α-血影蛋白通过 Western blot 和免疫组化检测到。在体内外试验中，α-血影蛋白碎片已经被广泛应用为检测 calpain 活性的指标。本次试验应用 Western blot 方法检测 α-血影蛋白变化结果，来间接反映 calpain 活性变化。B[a]P 可引起神经细胞 DNA 损伤和氧化应激，calpain 在 DNA 损伤和氧化应激诱导下可加速分解 P35 为 P25。P25 是 CDK5 潜在的激活剂，因而 CDK5 能在 B[a]P 致细胞凋亡过程中被过度激活，但未见报道。然而 CDK5 作为神经细胞凋亡的调节者已备受关注，其不仅在神经兴奋刺激、β-淀粉样蛋白、氧化应激作用的神经细胞中过表达，而且在脑卒中、帕金森病动物模型中也过表达。CDK5 活化与神经细胞凋亡密切相关，然而，尽管活化的 CDK5 在细胞凋亡中发挥重要作用，但其诱导细胞凋亡的具体机制还不是很明确。有文献报道 CDK5 活化与 P53 表达增加及活化有关，ERK 通路经 DNA 损伤引起 CDK5 与 P53 活化后诱导神经细胞凋亡，而活化的 CDK5 与 P53 的稳定性及活性密切相关。我们课题组前期研究结果表明 B[a]P 通过经典线粒体途径 P53-Bcl-2/Bax 致神经细胞凋亡。本次研究应用 B[a]P 对原代神经细胞染毒，从时间序列上发现，calpain 的激活发生在 DNA 损伤之后，因此 B[a]P 在引起 DNA 损伤之后诱发钙蛋白酶激活，这与 calpain 在细胞凋亡早期阶段发挥重要作用是一致的。随后我们又检测了 B[a]P 对原代神经细胞染毒后，P25/CDK5-P53 凋亡通路上相关蛋白的表达。结果表明随着 B[a]P 染毒浓度和染毒时间的增加，calpain 下游分子 P35、P25、CDK5、P-P53Ser15 蛋白表达存在剂量与时间效应关系。说明 B[a]P 可以通过 DNA 损伤和氧化应激激活钙蛋白酶激酶，进而通过 P25/CDK5-P53 通路致神经细胞凋亡。我们接下来又利用 caplain 特异性药物抑制剂 MDL28170 和 CDK5 特异性药物拮抗剂 Roscovitine，进一步证实 B[a]P 通过 P25/CDK5-P53 通路致神经细胞凋亡的机制。

calpain 特异性抑制剂 MDL28170 是一种肽基醛类化合物，通过其醛部分与 calpain 活性部位的硫醇形成半硫醇中间体，对 μ-calpain 和 m-calpain 均有较高的抑制作用。脑缺血缺氧损伤时，calpain 的激活与 DNA 损伤及神经细胞凋亡之间存在时间关系，而 calpain 抑制剂不仅可以阻断蛋白酶降解，还可以使神经细胞凋亡减少，从而显著减轻神经细胞缺血缺氧损伤。MDL28170 能够通过血脑屏障，抑制海马 CA1 区 caspase-3 的表达，减少脑细胞凋亡，起到保护脑的作用。Buki 等报道 MDL28170 能抑制减轻大鼠脑外伤后轴突损伤。本研究中采用 MDL28170 抑制 calpain 活性，设其终浓度为 100μmol/L，MDL28170 与 B[a]P 共染毒原代神经元后，神经细胞凋亡率降低，其 P25/CDK5 凋亡通路上相关蛋白表达与 B[a]P 单独染毒时有所下降。

CDK5 作为细胞周期蛋白依赖性蛋白激酶家族中的一个特殊成员，与 CDC2 和 CDK2 的同源性高达 60%，而 CDK5 的激活因子 P35 和 P39 主要分布在有丝分裂后的神经元中，不参与细胞周期调控。以 CDK5 为靶点的抑制剂种类很多，大多是 ATP 竞争性抑制剂，这种抑制剂按结构可分为嘌呤类、吲哚类、吡咯并吡嗪类、喹啉酮类、氨基噻唑类等。嘌呤类化合物对 CDK5 具有较好的抑制活性，而 Roscovitine 属于嘌呤类化合物。Mapelli 等报道了 CDK5 与其抑制剂 Roscovitine（对 CDK5 的 $IC_{50}=0.16\mu mol/L$）的晶体复合物构象，Roscovitine 的手性羟乙基上的氢原子与 CDK5 主链 Gln130 羧基上的氧形成氢键，而乙基则与 Ile10 和 Val18 形成疏水性作用；R1 用大的疏水性基团苄基取代，可以进入 Ile10 与 Phe82 形成的疏水性口袋，这也是 Roscovitine 活性优于 R1 用异戊烯基取代（IC_{50}=80μmol/L）的原因之一。Roscovitine 通过与 ATP 竞争结合激酶的 ATP 结合位点而起作用，属于丝氨酸/苏氨酸蛋白激酶抑制剂。Roscovitine 对 CDK5 的抑制活性十分强烈，而且其对细胞的毒性较小。本次研究中采用 Roscovitine 拮抗 CDK5，设其终浓度为 20μmol/L，Roscovitine 与 B[a]P 共染毒原代神经元后，其 P25/CDK5 凋亡通路上相关蛋白表达与 B[a]P 单独染毒时有所下降。

从实验结果中我们发现，MDL28170 抑制 calpain 活性后，神经细胞凋亡在 B[a]P 染毒后 12 小时与空白组相比就没有统计学意义，而 Roscovitine 在拮抗 CDK5 后，神经细胞凋亡却在 B[a]P 染毒后 48 小时与空白组相比没有统计学意义。这与我们上述实验结果 calpain 处于 CDK5 上游是一致的。本次实验的不足之处在于对 calpain 和 CDK5 采用药物抑制后，有可能通过其他途径致神经细胞凋亡。更重要的是，这些抑制剂还可能阻断其他靶点。这些潜在的混杂效应使得用药物抑制实验很难解释，需采用 RNA 干扰（RNAi）技术来进一步验证实验结果。

在 DNA 损伤及氧化应激作用下，CDK 活性增加，从而介导 P53 在 Ser15、33、46 位点磷酸化；CDK5 还可以阻断 P53 与 Hdm2 相互作用，进而阻断 Hdm2 介导的 P53 泛素化及其降解，使细胞核中 P53 积聚；CDK5 使磷酸化依赖的 p300 结合增加，从而诱导 P53 乙酰化；CDK5 使 P53 蛋白稳定之后具有转录活性，诱导凋亡前基因 Bax、PUMA、Noxa 的表达，以及后续的线粒体介导的细胞凋亡。本研究表明 B[a]P 可以引起神经细胞 DNA 损伤及氧化应激，使 P25/CDK5、P35/CDK5 表达增加，进而使 P53 表达及 P53 在 Ser15 位点磷酸化增加。值得注意的是，P53 的 Ser15 位点并不是与 CDK5 的共有序列，但是在 B[a]P 染毒诱导神经细胞凋亡中检测到 P53 在 Ser15 位点磷酸化，提示 CDK5 或者可在非共有序列磷酸化，或者可能是 CDK5 通过激活其他激酶，磷酸化 P53 的 Ser15 位点，还有可能激活 P53 的更多磷酸化位点。最近有研究表明在 DNA 损伤引起的神经细胞凋亡中，ATM 缺乏可以降低但并非完全阻断 P53 积聚，Ser15 磷酸化位点作为 ATM 很明确的磷酸化位点，并没有完全受阻，而且在本实验中用 Roscovitine 抑制 CDK5 表达后，P53 蛋白表达及 Ser15 磷酸化下降，但是也并没有完全恢复到正常水平，提示在这一凋亡通路中可能存在其他因素影响 P53 稳定及转录活化。我们的结果提示，在 B[a]P 引起的神经细胞凋亡中，P25/CDK5 对 P53 稳定调节及其转录活性起重要作用。

第五节　神经元细胞周期重启在苯并[a]芘染毒致神经细胞凋亡中的作用

越来越多的研究显示，在病理状态下神经细胞可以突破 G0 期重新进入细胞周期进而引起神经细胞凋亡。在神经退行性疾病中如阿尔茨海默病（Alzheimer's disease，AD）、帕金森病（Parkinson's disease，PD）等，DNA 损伤和神经细胞重新进入细胞周期是其重要的神经病理学特征之一。在 AD 患者大脑神经细胞中存在 DNA 的损伤和细胞周期调控因子的异常表达，尤其是调节神经元离开 G0 期进入 G1 期的关键分子——CyclinD1 的异常表达，以及细胞周期重启的标志分子 Rb 蛋白的异常磷酸化，表明 AD 患者脑中神经细胞存在细胞周期的重新进入。此外在患有肌萎缩侧索硬化（amyotrophic lateral sclerosis，ALS）和帕金森病等神经退行性疾病的人体或者动物模型中均发现细胞周期相关蛋白的异常表达及神经细胞凋亡的出现。这些发现均提示细胞周期重启和神经细胞凋亡可能是神经退行性疾病的共同病理表现。更进一步的研究表明细胞周期重启诱导神经细胞凋亡可能通过P53 途径实现。RBP-JK 蛋白作为一种 NOTCH 受体可抑制 P53 活力，而神经元细胞周期重启可抑制 RBP-JK 活性，使 P53 蛋白表达增加，同时细胞周期重启激活 C/EBPβ 表达并与 P53-972、P53-953 调控区启动子结合进而促进 P53 表达。P53 表达增加可激活 PUMA、Noxa 及 BOX 等进而通过经典的线粒体通路诱导神经细胞凋亡。因此推测 B[a]P 引起神经元细胞周期重启可能是诱导神经细胞凋亡的机制之一。

细胞周期调控依赖于细胞周期蛋白激酶（CDK）和细胞周期蛋白（cyclin）的共同调节，在细胞周期从 G0 期激活进入 G1 期的过程中伴随有 Rb 蛋白的磷酸化和 E2F1 的激活。E2F1 作为一种转录调节因子在细胞周期调节中发挥重要作用，在细胞周期沉默状态下，Rb 与 E2F1 形成复合物进而抑制 E2F1 的活性。当细胞受到毒物等外界刺激时，CyclinD1 表达首先增加并使 CDK4 激活进而磷酸化 Rb 蛋白使 Rb-E2F1 复合物分离，激活 E2F1 活性。我们首先对 B[a]P 是否可以引起大鼠脑组织神经元细胞周期重启进行了观察和探讨。

一、材料和方法

1. 动物染毒和分组　同第四章第一节。

2. 大鼠海马组织 P35/25，Rb，Rb[pS807/811]，Rb[pS780]，E2F1，CDK4，cyclin D1 蛋白表达测定　称取约 80mg 大鼠海马组织，加入组织蛋白抽提试剂 1ml，超声破碎细胞 15 秒后于冰上孵育 20 分钟，10 000r/min 离心 15 分钟后取上清液；BCA 蛋白定量试剂盒测定上清液蛋白浓度并调整所有样品至同一蛋白浓度。加入等量 2 倍浓度上样缓冲液后 95℃水浴煮沸 5 分钟。10%十二烷基磺酸钠-聚丙烯酰胺凝胶电泳分离样品，上样 20μl，80V 恒压电泳约 3 小时；400mA 恒流湿式转膜 90 分钟；将蛋白转移至 PVDF 膜上后 5%脱脂牛奶室温封闭 2 小时，采用相应一抗按照适当倍数稀释后 4℃过夜孵育，PBST 摇床漂洗 15 分钟×4 次；使用相对应的辣根过氧化物酶标记的二抗 37℃孵育 2 小时，PBST 摇床漂洗 15 分钟×4 次；ECL 增强型化学发光显色。采用凝胶图像分析系统对蛋白显色条带进行分析，计算目的蛋白与相对应内参的积分光密度值，比较各样本目的蛋白与内参蛋白积分光密度值的比值。

3. 大鼠海马组织 P53 蛋白表达测定　石蜡切片经梯度乙醇复水后于 10mmol/L 柠檬酸盐缓冲液中 95℃以上微波煮沸修复 10 分钟，自然冷却至室温，ddH$_2$O 流水冲洗 10 分钟；使用正常山羊封闭血清 37℃湿盒孵育 1 小时；甩去封闭液滴加 P53 抗体（1∶200）4℃湿盒过夜孵育，PBS 摇床漂洗 5 分钟×4 次；滴加相应二抗 37℃湿盒孵育 30 分钟，PBS 摇床漂洗 5 分钟×3 次；3%H$_2$O$_2$ 室温封闭 10 分钟去除内源性过氧化物酶；滴加 SABC 显色增强液后 37℃湿盒孵育 20 分钟，PBST 摇床漂洗 5 分钟×4 次；DAB 染色 5 分钟；苏木素复染，脱水，透明，中性树脂封片。400 倍光镜下观察。选取海马细胞均匀分布的视野 10 个，拍片并采用 IPP6.0 分析大鼠海马组织 P53 染色的积分光密度值。

二、结　　果

1. B[a]P 染毒对大鼠海马组织细胞周期相关蛋白表达影响　研究显示在以神经细胞凋亡为主要病理表现的神经退行性疾病中存在神经元细胞周期相关蛋白的表达，提示神经元细胞周期重启可能在神经细胞凋亡中起关键性作用。Rb 作为 G1/S 调控点的中心，通过磷酸化与去磷酸化调控细胞周期的进行。因此，我们对 B[a]P 染毒大鼠海马组织的 E2F1 蛋白、总 Rb 蛋白及与细胞周期调控密切相关的 Ser807/811 和 Ser780 磷酸化位点的蛋白表达进行检测。Western blot 结果显示 E2F1 蛋白、总 Rb 蛋白、Ser807/811 和 Ser780 磷酸化位点蛋白的表达随着染毒计量的增加和时间的延长呈显著增加的趋势。进一步的析因分析显示，Rb 各磷酸化位点蛋白的表达增加存在时间和剂量的交互作用（$F=4.426$，$P<0.001$；$F=7.582$，$P<0.001$）。我们进一步观察了在细胞周期早期首先对 Rb 具有上游调控作用的 CyclinD1 和 CDK4/6 蛋白的表达情况。在 B[a]P 染毒 1 个月和 2 个月时，与空白对照组相比，各染毒组 CyclinD1 和 CDK4/6 的表达呈上升趋势，且差异具有统计学意义。当 B[a]P 染毒 3 个月时，与空白对照组相比，2.5mg/（kg·bw）B[a]P 组 CyclinD1 和 CDK4/6 的表达显著增加，且具有统计学意义（$P<0.001$，$P<0.001$）；而 6.25mg/（kg·bw）B[a]P 组 CyclinD1 和 CDK4/6 的表达并未观察到明显的增加（$P=0.50$，$P=0.47$）（表 5-23～表 5-28）。

表 5-23　B[a]P 染毒大鼠海马组织 E2F1 蛋白表达（$\bar{x}\pm s$，$n=6$）

组别	1 个月	2 个月	3 个月
空白对照组	1.00±0.22	0.96±0.19	1.09±0.20
0mg/（kg·bw）B[a]P 组	1.07±0.17	1.08±0.08	1.17±0.17
1.0mg/（kg·bw）B[a]P 组	1.10±0.14	1.24±0.20**^	1.33±0.17*^
2.5mg/（kg·bw）B[a]P 组	1.14±0.18	1.25±0.19**^	1.34±0.12*^
6.25mg/（kg·bw）B[a]P 组	1.20±0.20	1.31±0.12**^	1.40±0.15**^
F 值	1.95	8.85	7.628
P 值	0.115	<0.001	<0.001

注：*表示与空白对照组相比 $P<0.05$；**表示与空白对照组相比 $P<0.001$；^表示与 0mg/（kg·bw）B[a]P 组相比 $P<0.05$。

表 5-24　B[a]P 染毒大鼠海马组织 Rb 蛋白表达（$\bar{x}\pm s$，$n=6$）

组别	1 个月	2 个月	3 个月
空白对照组	1.09±0.22	1.17±0.57	1.65±0.46
0mg/（kg·bw）B[a]P 组	1.34±0.39	1.24±0.54	2.25±0.83
1.0mg/（kg·bw）B[a]P 组	1.57±0.48*	1.86±0.84*	2.50±1.15*
2.5mg/（kg·bw）B[a]P 组	1.68±0.38*^	2.35±1.07*^	2.90±1.22*
6.25mg/（kg·bw）B[a]P 组	1.75±0.46**^	2.40±0.99*^	2.90±0.96^
F 值	5.516	5.96	3.483
P 值	0.001	<0.001	0.13

注：*表示与空白对照组相比 $P<0.05$；**表示与空白对照组相比 $P<0.001$；^表示与 0mg/（kg·bw）B[a]P 组相比 $P<0.05$。

表 5-25　B[a]P 染毒大鼠海马组织 Rb-Ser807/811 位点磷酸化蛋白（$\bar{x}\pm s$，$n=6$）

组别	1 个月	2 个月	3 个月
空白对照组	0.97±0.35	0.68±0.34	0.66±0.22
0mg/（kg·bw）B[a]P 组	0.95±0.24	0.65±0.28	0.80±0.16
1.0mg/（kg·bw）B[a]P 组	1.04±0.33	0.94±0.30^	0.93±0.18**
2.5mg/（kg·bw）B[a]P 组	0.96±0.37	1.08±0.44*^	1.00±0.18**^
6.25mg/（kg·bw）B[a]P 组	1.07±0.28	1.15±0.21*^^	1.04±0.14**^
F 值	0.36	6.04	9.121
P 值	0.836	<0.001	<0.001

注：*表示与空白对照组相比 $P<0.05$；**表示与空白对照组相比 $P<0.001$；^表示与 0mg/（kg·bw）B[a]P 组相比 $P<0.05$；^^表示与 0mg/（kg·bw）B[a]P 组相比 $P<0.001$。

表 5-26　B[a]P 染毒大鼠海马组织 Rb-Ser780 位点磷酸化蛋白（$\bar{x} \pm s$，$n=6$）

组别	1 个月	2 个月	3 个月
空白对照组	0.84±0.20	0.81±0.22	0.75±0.25
0mg/（kg·bw）B[a]P 组	0.99±0.40	0.86±0.28	0.76±0.16
1.0mg/（kg·bw）B[a]P 组	1.18±0.26*	0.96±0.17	0.93±0.26
2.5mg/（kg·bw）B[a]P 组	1.12±0.23*	1.03±0.16*	1.06±0.28*^
6.25mg/（kg·bw）B[a]P 组	1.23±0.22*^	1.05±0.20*^	1.20±0.20**^^&
F 值	3.935	3.00	8.187
P 值	0.007	0.026	<0.001

注：*表示与空白对照组相比 $P<0.05$；**表示与空白对照组相比 $P<0.001$；^表示与 0mg/（kg·bw）B[a]P 组相比 $P<0.05$；^^表示与 0mg/（kg·bw）B[a]P 组相比 $P<0.001$；&表示与 1.0mg/（kg·bw）B[a]P 组相比 $P<0.05$。

表 5-27　B[a]P 染毒大鼠海马组织 CDK4 蛋白表达（$\bar{x} \pm s$，$n=6$）

组别	1 个月	2 个月	3 个月
空白对照组	1.18±0.25	1.08±0.34	1.74±0.58
0mg/（kg·bw）B[a]P 组	1.53±0.49	1.10±0.25	1.74±0.34
1.0mg/（kg·bw）B[a]P 组	1.63±0.27*	1.76±0.61**^	1.92±0.61
2.5mg/（kg·bw）B[a]P 组	1.78±0.54*	1.94±0.58**^^	2.47±0.63*^&
6.25mg/（kg·bw）B[a]P 组	1.64±0.40*	1.64±0.28*^	1.90±0.49
F 值	3.638	9.69	3.696
P 值	0.011	<0.001	0.01

注：*表示与空白对照组相比 $P<0.05$；**表示与空白对照组相比 $P<0.001$；^表示与 0mg/（kg·bw）B[a]P 组相比 $P<0.05$；^^表示与 0mg/（kg·bw）B[a]P 组相比 $P<0.001$；&表示与 1.0mg/（kg·bw）B[a]P 组相比 $P<0.05$。

表 5-28　B[a]P 染毒大鼠海马组织 CyclinD1 蛋白表达（$\bar{x} \pm s$，$n=6$）

组别	1 个月	2 个月	3 个月
空白对照组	0.85±0.24	0.68±0.13	0.60±0.34
0mg/（kg·bw）B[a]P 组	1.25±0.39	0.77±0.16	0.83±0.29
1.0mg/（kg·bw）B[a]P 组	1.39±0.30*	1.07±0.24**^^	1.00±0.41
2.5mg/（kg·bw）B[a]P 组	1.30±0.65*	0.96±0.10**^	1.20±0.54**^
6.25mg/（kg·bw）B[a]P 组	1.35±0.39*	1.05±0.18**^^	0.94±0.31
F 值	3.255	12.71	3.875
P 值	0.018	<0.001	0.008

注：*表示与空白对照组相比 $P<0.05$；**表示与空白对照组相比 $P<0.001$；^表示与 0mg/（kg·bw）B[a]P 组相比 $P<0.05$；^^表示与 0mg/（kg·bw）B[a]P 组相比 $P<0.001$。

2. B[a]P 染毒大鼠海马组织 P53 蛋白表达改变　随着 B[a]P 暴露剂量和时间的增加，大鼠海马组织中 P53 蛋白表达呈显著增加趋势。染毒第 1 个月、第 2 个月和第 3 个月时，与空白对照组相比，2.5mg/（kg·bw）与 6.25mg/（kg·bw）B[a]P 组 P53 蛋白的表达明显升高，且差异具有统计学意义（$P<0.05$，$P<0.05$，$P<0.001$）。通过析因分析进一步分析不同剂量和染毒时长暴露对大鼠 P53 蛋白表达的交互作用，结果显示随着时间的延长和剂量的增加，P53 蛋白表达增加存在时间和剂量的交互作用（$F=2.552$，$P=0.03$）（图 5-24）。

三、讨　论

G0 期进入 G1 期，开始细胞分裂活动。长期以来研究者认为神经细胞属于终末分化细胞，停留于 G0 期不会再进入细胞周期，即不再进行细胞分裂活动。近年来有研究发现，在 AD 等患者脑组织中有细胞周期的活化现象，包括 CDK4、cyclin D、E2F1、cyclinE、P16 等细胞周期调控蛋白及标志蛋白的异常表达。但是目前为止并没有在 AD 等患者脑组织中观察到成功的核分裂现象，因此认为这些病变的神经细胞并没有成功地完成细胞分裂过程。这种由于异常的刺激使得细胞周期重启并跨过 G0/G1 期检查点之后的细胞周期事件并不是完整的，细胞最终凋亡而不是分裂。这种异常的细胞周期重启被认为是神经退行性疾病患者出现神经细胞凋亡的主要机制之一。本次研究结果显示，随着 B[a]P 染毒剂量和时间的延长，大鼠海马组织细胞周期相关蛋白 CDK4、cyclinD1、E2F1、Rb 及磷酸化 Rb 的表达显著升高，由此推测 B[a]P 导致的细胞周期重启可能在其所致的神经细胞凋亡中发挥重要作用。

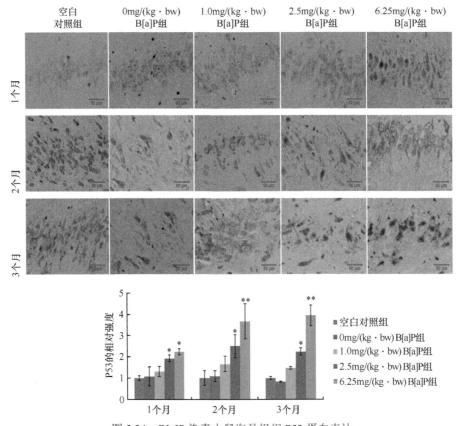

图 5-24　B[a]P 染毒大鼠海马组织 P53 蛋白表达

*表示与 1.0mg/（kg·bw）B[a]P 组相比 $P < 0.05$；**表示与 1.0mg/（kg·bw）B[a]P 组相比 $P < 0.01$

细胞周期的进行受到细胞周期蛋白和周期蛋白依赖性激酶等一系列调控因子的调控。Cyclin D 作为 G1 期的标志性细胞周期蛋白，在调控细胞跨越静止的 G0 期进入 G1 期的过程中发挥关键作用。在细胞周期重启过程中，Cyclin D 首先表达增加并与 CDK4/6 结合，使下游的 Rb 蛋白于 Ser807/811、Ser780 位点磷酸化增加，磷酸化的 Rb 能够释放 E2F1。

E2F1 作为一种转录因子可以促进许多细胞周期相关基因的转录，如 Cyclin E、CyclinA、CDK1 等基因，这些基因的产物促进细胞通过 G1/S 期调控点，使细胞周期有序进行。因此在细胞周期调控中 Rb 磷酸化蛋白及 E2F1 蛋白表达的增加意味着细胞突破 G0 期进入了 G1 期。在神经退行性疾病患者脑组织的病理改变中，发现有 Rb 蛋白的磷酸化现象。同时这种 Rb 蛋白磷酸化与神经细胞凋亡的关系在一些其他的脑损伤中也得到了验证。例如，在大鼠的脑损伤模型中发现 Rb 蛋白的磷酸化与神经细胞的凋亡有明显的关系。在本研究中，Rb 蛋白的磷酸化水平在染毒 1 个月时即有明显升高，且随着染毒时间和剂量的增加，磷酸化水平逐渐增加。因此我们认为 B[a]P 暴露可以使神经细胞突破 G0 期进入 G1 期。观察 Rb 蛋白磷酸化起关键作用的 Cyclin D1 和 CDK4 发现，在 B[a]P 染毒第 1 个月和第 2 个月时，随着染毒时间的增加，两种蛋白的表达与空白对照组相比呈现增加趋势。而在染毒第 3 个月时，与空白对照组相比，6.25mg/（kg·bw）B[a]P 组两种蛋白的表达均未见增加。推测可能是由于 CyclinD1 的半衰期较短，在高剂量长时间染毒的条件下，大鼠海马组织中绝大多数细胞已经处于细胞周期 G1 期晚期。

细胞周期重启必然导致两种结局：细胞分裂或细胞死亡。大量的研究表明神经元细胞周期重启最终导致凋亡。P53 作为一种转录抑制因子，可以与 DNA 特异性结合从而调节细胞周期蛋白的表达，调控细胞周期进程。而且 P53 在 G1 期检查 DNA 损伤点，监视基因组的完整性。P53 表达增加可以诱导 Bax 表达，介导细胞色素 C 释放，通过线粒体途径诱导细胞凋亡。在其他毒物导致的神经细胞凋亡模型中也发现有 P53 的异常高表达。本次研究发现随着 B[a]P 暴露剂量的增加和时间的延长，P53 的表达呈现增加趋势。已有研究发现 B[a]P 暴露可以引起 Bax 表达增加同时抑制 Bcl-2 的表达，促进细胞色素 C 释放，激活 caspase 级联反应，通过线粒体途径诱导神经细胞凋亡。因此我们推测 B[a]P 诱导的神经细胞凋亡可能与 P53 介导的线粒体凋亡途径有关。

细胞周期重启是包括 AD 在内的一系列神经退行性疾病的重要病理改变，在本研究中我们证实 B[a]P 可以导致大鼠海马组织神经元细胞周期的重启并使 P53 蛋白表达增加。在一系列的人群流行病学研究和动物模型中均证实 B[a]P 可以诱导神经细胞凋亡，此次动物模型中我们更进一步地证实在低剂量长时间暴露的条件下，B[a]P 可以诱导大鼠海马神经细胞凋亡。作为公认的致癌物，B[a]P 诱导肿瘤的发生必然伴随细胞周期的重启，而在脑组织中细胞周期重启则导致神经细胞的凋亡并最终导致神经退行性表现。我们的研究发现 B[a]P 导致神经元细胞周期重启，P53 蛋白表达增加诱导神经细胞凋亡。而在癌症发生过程中，细胞周期重启则伴随突变型 P53 蛋白的表达。P53 蛋白的突变体由于其空间构象发生改变，失去了对细胞生长、凋亡和 DNA 修复的调控作用，P53 基因由抑癌基因转变为癌基因。因此我们推测 B[a]P 导致的癌症和神经退行性病变可能是机体不同器官对同种物质的不同特异反应所造成的，而两者的关键区别可能是 P53 蛋白的变化。

第二篇 妊娠期多环芳烃暴露引起子代神经发育毒性的研究

第六章 多环芳烃所致神经发育毒性概述

多环芳烃经由消化道、呼吸道和皮肤黏膜等途径进入机体从而产生毒性作用。已有相当数量的流行病学证据表明在出生前及出生后早期暴露于环境中的多环芳烃类物质可对胚胎、儿童甚至成人的健康产生有害效应。

多环芳烃对机体的致癌性与致畸性已被广泛研究，同时在对多环芳烃所导致的胚胎毒性和发育毒性的研究中，以往多关注其不良生殖结局，对发育毒性特别是神经发育毒性的研究报道却不多见。我们总结了多环芳烃神经毒性的流行病学研究，多环芳烃染毒实验动物的神经发育毒性及可能的毒性机制研究等如下所述。

一、多环芳烃神经发育毒性的流行病学调查

煤碳的大量燃烧可导致严重的空气污染，减缓胚胎和儿童的生长发育。在美国开展了关于多环芳烃类物质对新生儿认知功能损害的队列研究，通过对居住在纽约的非吸烟非洲裔美国人、多米尼加母亲及其儿童在出生前和 3 岁之前暴露于城市污染的状况进行评估。妊娠期妇女暴露于包括 B[a]P 在内的多环芳烃类物质，以暴露于 PAHs 的平均水平的四分位数 4.16ng/m^3 划分高低暴露组，结果发现高暴露组的儿童 3 岁时智力发育指数比低暴露组平均低 5.69 分，儿童 3 岁时总体智力发育迟缓发生率为 33.1%，高暴露组儿童 3 岁时智力发育迟缓发生率高于低暴露组（OR=2.89，P=0.01）。而关于婴幼儿在出生之后暴露于 B[a]P 所引起的神经发育毒性目前尚无相关资料。

哥伦比亚大学环境健康科学院在中国重庆铜梁地区一关闭的火力发电厂（2004 年关闭）附近进行了一项队列研究，分别于 2002 年和 2005 年选择当地非吸烟的女性和她们的新生儿，在控制了其他神经毒物和潜在的混杂物质（包括铅、汞和环境中的烟气）之后，采集脐血中的 PAH-DNA 加合物（B[a]P-DNA）来反映出生前多环芳烃类物质的暴露状况，采用盖赛尔发展测量表评价 2 岁时的儿童发育状况，比较研究队列中的 PAH-DNA 加合物水平和神经发育结果之间的关系。研究得出如下结果：2002 年测得的儿童体内 PAH-DNA 加合物水平的升高和发育商（developmental quotient，DQ）及平均发育商数之间的差异具有统计学意义（P=0.043、P=0.047）。而在 2005 年的数据统计中未发现有统计学差异（P=0.546、P=0.146）。这项研究提示铜梁地区儿童神经行为的良好发展受益于当地关闭火力发电厂，这降低了环境中 PAH 的浓度。此外，这项研究的结果也对中国其他高多环芳

烃类物质污染地区儿童的环境健康保护有一定的指导意义。

二、多环芳烃染毒实验动物的神经发育毒性

1. 多环芳烃的体内神经细胞毒性　胎儿及婴幼儿的血脑屏障和血神经屏障尚未完全发育，妊娠期或出生后暴露于 B[a]P 及其体内代谢产物极易通过屏障系统进入脑组织，使发育中的神经系统受到损害。Eva Persson 等用滴鼻法给实验小鼠 ^{3}H-B[a]P 后，用放射自显影和 β-光谱测量法追踪发现 B[a]P 可通过嗅神经直接进入大脑。实验小鼠腹腔注射高剂量[7.8mg/（kg·bw）]B[a]P 8 周之后，可出现体重增加缓慢甚至停止，动作迟缓，步履蹒跚。有报道表明 B[a]P 造成脑组织形态改变。分别在光镜和电镜下观察脑组织，高剂量组可见较为集中的坏死区，中剂量组可见少量细胞坏死，而细胞器的形态改变较为普遍；低剂量组可见少量细胞发生细胞器形态改变。而妊娠期暴露于 B[a]P 的实验动物子代的脑/体比与对照组相比较高，而且妊娠期暴露可使胎鼠宫内生长迟缓，出生后的体重也较低。

2. 多环芳烃染毒导致实验动物学习记忆能力降低　动物实验选择跳台试验和水迷宫试验对染毒大鼠进行学习记忆功能评价。大鼠染毒后跳台试验结果表明随染毒剂量的增加，大鼠步下平台的潜伏期缩短，次数增多，有明显的剂量-反应关系，提示 B[a]P 可损害大鼠被动逃避反应的学习和短期记忆能力。Morris 水迷宫试验结果显示 B[a]P 可对大鼠空间学习记忆功能产生损害。这与人群调查发现的焦炉作业工人学习记忆能力降低相一致。其他的有关实验动物学习记忆能力测量的研究也显示相似的结果，说明 B[a]P 对学习记忆能力的损伤结论较为一致。

3. 多环芳烃的体外神经细胞毒性　对体外培养的细胞进行染毒可以更直接地显示外源性毒物对于靶器官及靶细胞的损伤状况。B[a]P 染毒后神经元树突数量减少，轴突减少变短，细胞与细胞间连接明显减少。本课题组通过对体外培养 SD 大鼠的大脑皮质神经元以 B[a]P 同加或不加 S9 分别染毒，检测各组神经元细胞活力及 SOD、MDA 水平，得到以下结果：随着 B[a]P 浓度的增加，神经细胞活力下降，不加 S9 组中，高剂量组与对照组比较其差异有统计学意义，加 S9 后各剂量组与对照组比较均有统计学差异，且表现出明显的剂量-反应关系。在染毒后的神经细胞内测定 SOD 和 MDA，不加 S9 组中，高剂量组与对照组有显著性差异，加 S9 后随着 B[a]P 浓度的增加，神经细胞 SOD 活性下降，MDA 含量升高，各剂量组与对照组比较有统计学差异。得出脂质过氧化可能是神经细胞活力降低的原因之一。

涂白杰等对亚慢性染毒小鼠的脑组织神经细胞采用 DNA 断点末端核糖核酸转移酶地高辛标记法及单细胞凝胶电泳法检测 DNA 损伤状况，结果显示对照组及不同剂量 B[a]P 染毒组之间小鼠脑组织核 DNA 损伤率差异均有统计学意义，高剂量 B[a]P 染毒组与对照组之间小鼠脑组织细胞核 DNA 损伤程度差异有统计学意义（$P<0.05$）。

用 B[a]P 分别染毒分化与未分化的 PC12 细胞，结果发现 B[a]P 并不抑制未分化细胞的 DNA 合成，而在神经生长因子所诱导的分化细胞中，B[a]P 可使细胞数量增加（以 DNA 含量来评价）、细胞体积增加（以总蛋白/DNA 来评价）及神经元轴突增长（以膜蛋白/DNA 来评价），提示染毒后的细胞在复制与分裂之间可能存在延迟。此外，通过对 PC12 细胞的两种神经递质——酪氨酸羟化酶和乙酰胆碱转移酶的标记物进行分析，发现在分化的 PC12 细胞中，B[a]P 染毒均可使其含量降低，乙酰胆碱转移酶降低较为显著。提示 B[a]P 可以

损伤神经细胞的分化。神经细胞体外培养结果显示 B[a]P 染毒可以损伤神经细胞的生长与分化，尤其是对发育中的神经细胞更是有直接的毒性作用。

三、多环芳烃所致神经发育毒性的可能机制研究

动物实验的结果基本上明确了长期暴露于 B[a]P 可以引起神经行为表现异常，但目前 B[a]P 所致的神经发育毒性机制尚不清楚，动物实验的研究结果主要涉及以下几个方面。

1. B[a]P 与 AhR 结合，诱导 P450 酶，进而产生活性氧，发生脂质过氧化，造成神经细胞损伤 已有研究证实 B[a]P 在体内需经过代谢活化之后才能对机体产生损伤。Saunders CD 等通过对雄性 F-344 小鼠灌胃 B[a]P[25～200mg/（kg·bw）]之后，分别于 2 小时、4 小时、6 小时、12 小时、48 小时、72 小时、96 小时测定其神经行为表现，于 6 小时、96 小时测定小鼠纹状体和海马中抗氧化酶（过氧化物歧化酶、过氧化氢酶和谷胱甘肽过氧化酶）的活性水平。抗氧化酶的活性抑制在 6 小时处达最高值，但各剂量组均可在 96 小时处可逆。行为动力学数据结果显示 B[a]P 代谢产物和开始给药及持续时间呈强相关。B[a]P 使得纹状体、海马超氧化物歧化酶和谷胱甘肽过氧化酶的活性降低 15%～70%，而过氧化物酶的活性增高至 68%。这项研究提示 B[a]P 可能抑制大脑的抗氧化系统，引起氧化应激，发生脂质过氧化，从而导致急性神经毒性。

2. 多环芳烃可损伤 DNA，启动凋亡通路 细胞凋亡是一种特殊形式的细胞死亡方式，这种方式受基因程序的控制，在胚胎正常发育、器官和组织形态发生和功能确定等各种生命活动的调节中发挥重要作用。

通过 TUNEL 法对体外培养细胞进行细胞原位凋亡检测，细胞凋亡计数表明 B[a]P 可使神经组织细胞核内 DNA 断裂，引起神经细胞凋亡。中剂量组[3.2mg/（kg·bw）]中枢和外周神经组织细胞凋亡率的无显著性差异（$P>0.05$），而低剂量组[1.5mg/（kg·bw）]外周神经组织的细胞凋亡率明显高于中枢神经组织，出现这种结果的原因尚不清楚。两个染毒剂量组细胞间的凋亡率具有显著性差异（$P<0.01$）。大鼠亚慢性 B[a]P 染毒后的海马神经细胞电镜结果显示，随着染毒剂量的增加，出现细胞核皱缩、染色质边聚、核膜破裂等形态变化；海马神经细胞凋亡测定结果显示，随着 B[a]P 染毒剂量的增加，海马神经细胞凋亡指数增高且有剂量-反应关系，流式细胞仪神经细胞凋亡率测定具有同样的趋势。海马神经细胞凋亡可能是大鼠学习记忆功能降低的原因，体外实验中，随着 B[a]P 染毒剂量的增加，神经细胞的早期、晚期和总凋亡率逐渐增高，并有剂量依赖性。除此之外，实验动物经腹腔注射 B[a]P 后可以引起学习记忆能力降低和神经行为功能下降，并发现可能与 NMDA 受体的表达降低和 DNA 损伤诱发神经细胞凋亡有关。B[a]P 诱发神经细胞凋亡的机制与多环芳烃受体-CYP1-线粒体-caspase-P53-Bcl-2/Bax 通路密切相关。本课题组研究表明 B[a]P 的致神经细胞凋亡是通过芳香烃受体介导的，CYP1A1 的基因和蛋白含量随染毒剂量的增大而上升，各剂量组与对照组相比均有统计学意义（$P<0.01$）。B[a]P 诱导的 CYP1A1mRNA 和蛋白表达与神经细胞凋亡高度相关，海马神经细胞凋亡指数与 CYP1A1mRNA 的表达呈正相关。

3. 调节 NMDA 受体亚单位 mRNA 和蛋白的表达，降低长时程增强（LTP） 海马的 LTP 是学习和记忆的分子基础。在 B[a]P 的神经发育毒性机制研究中可见有关 LTP 的报道。Wormley DD 等对妊娠小鼠从确定妊娠第 11 天开始给予鼻腔吸入 B[a]P（4h/d）持续到妊

娠第 21 天，子代小鼠出生后严格限制其生存环境中的外源性 B[a]P 含量，在小鼠出生后第 60～70 天电生理测定海马组织的 LTP。结果表明与非暴露组相比，妊娠期 B[a]P 暴露可使仔鼠 LTP 降低。B[a]P 暴露组小鼠海马的 NMDA 受体亚单位调节降低。此外有研究分别从不同的方面证明，与对照组相比，多环芳烃类物质暴露组动物的子代海马和大脑皮质的可塑性及学习能力受到显著损害。为验证妊娠期 B[a]P 暴露可导致 NMDAR 与 AMPAR 表达失调的假设，Brown LA 等分别对妊娠 14～17 天的大鼠灌胃给予 B[a]P 进行亚慢性毒性试验之后，进行了一系列的测试，得出如下结果：B[a]P 的神经毒性主要表现在海马和大脑皮质，降低 NMDA 受体亚单位 mRNA 和蛋白的表达，显示了妊娠期 B[a]P 的暴露可导致个体发育早期中 NMDA 受体亚单位的调节降低，而正常的海马或大脑皮质功能受损几乎可以使子代大鼠的行为终生异常。

4. 脑内 Sp-1DNA 结合活性改变　在神经系统的发育过程中，神经细胞形态和分化的任何异常，突触及髓鞘的任何损伤都会引起基因序列的改变。Hood DB 等通过动物实验研究结果显示妊娠期吸入 B[a]P 的仔鼠脑内 Sp-1DNA 的结合活性改变，大脑基因表达的空间结构显示 Sp-1 结合物在发育活跃的脑组织区域的表达增高。

上述机制分别从不同层面对 B[a]P 的神经发育毒性进行了研究，证明其主要影响是使神经突触的可塑性降低及神经细胞凋亡。其具体的毒性机制有待进一步深入研究。

虽然关于 B[a]P 神经发育毒性研究的报道尚不多见，目前研究结果显示 B[a]P 的神经发育毒性特点主要是引起与学习记忆相关的高级认知功能损害。进入 21 世纪，我国工业化及城市化的飞速发展同时伴随着石油制品的大量消耗，人口的密集及汽车的普及，使得环境中 B[a]P 等多环芳烃类物质污染所造成的神经系统损伤可能成为一个潜在的巨大公共卫生问题，尤其是由于接触 B[a]P 造成的智力发育迟缓问题更是不容小觑。

第七章　妊娠期多环芳烃暴露引起新生儿发育变化的研究

本书第一篇研究结果可证实多环芳烃对职业人群有神经毒性，那么生活中接触多环芳烃是否具有神经毒性呢？有研究提示妊娠期接触多环芳烃可以使新生儿神经行为能力降低，人类的神经系统主要有两个发育阶段，一个是胎内发育期，一个是出生后发育期。多环芳烃可能对神经系统发育的第一个阶段有影响，而研究提示胎内发育损害即使是轻微的变化也会增加成年期疾病的敏感性，目前已逐步发展为疾病发生的胎源学说。可见妊娠期多环芳烃暴露对儿童发育变化的研究具有重大公共卫生意义。而且多环芳烃可引起儿童智力发育迟缓，据美国国家环境健康中心和疾病控制与预防中心研究，若每人 IQ 平均降低一分，则其导致的经济损失可达 14 500 美元，若妊娠期多环芳烃暴露对新生儿神经行为发育造成影响，由此造成的经济损失将非常庞大。因此研究妊娠期接触多环芳烃对儿童发育的影响有重要意义。我们以易感的新生儿为研究对象，以敏感的神经行为指标观察妊娠期间接触多环芳烃对新生儿的可能影响。

第一节　妊娠期多环芳烃暴露引起新生儿神经行为改变的研究

太原是我国重化工能源基地，属于煤炭、钢铁企业集中的重工业区。有文献报道，太原 1997 年空气污染综合指数在全国 32 个城市中位于第一，2007 年 8 月至 2008 年 2 月，太原市非采暖期空气中平均 PM2.5 浓度为 $0.142mg/m^3$，采暖期空气中平均 PM2.5 浓度为 $0.250mg/m^3$，高于国家环境标准的二级标准（$0.01mg/m^3$）。其中 PM2.5 中可检测到多种多环芳烃，其中 B[a]P 含量是我国空气质量标准 B[a]P 日平均限值（$0.01\mu g/m^3$）的 3 倍以上，多环芳烃污染较严重。长治位于山西省东南部的上党盆地，降水量适中，城市周边绿化较好，基本无沙尘天气，由于城市周边无重工业区，且较重视城市路网建设和生态环境建设，环境较好，是国家园林城市、国家卫生城市，并被选为 2004 年度中国十大魅力城市，空气质量较好。所以本课题组将太原合作医院的孕妇及其新生儿作为高暴露组研究对象，长治合作医院的孕妇及其新生儿作为低暴露组研究对象，运用新生儿 20 项神经行为检查法研究妊娠期多环芳烃暴露对新生儿神经行为发育的影响。

一、对象和方法

1. 观察对象　该课题所选研究对象为在太原居住一年以上，无糖尿病、高血压、梅毒、艾滋病及其他可能对本次研究有干扰或影响的疾病，且本人无吸烟、饮酒行为及吸毒史。于合作医院分娩，经本人或其亲属签署知情同意书后进入研究。

2. 问卷调查　该研究课题采用问卷调查的方法展开，始于 2009 年 4 月，止于 2010 年 4 月。问卷未列入与本次调查无关的项目，每个调查项目通俗易懂，选用调查对象容易理解或者不易误解的客观指标作为基线调查的数据。为了避免调查者信息的缺失遗漏或者调查质量的可信度低，在问卷中均列出了"调查者"和"调查日期"，有助于查询和明确责任，同时还设计了调查质量的控制内容，如问卷开始的时间和结束的时间、用于评估调查所花费的时间。如果个别调查员的问卷时间短于平均时间，则这些问卷的质量就十分值得怀疑，因此将这部分问卷弃去；其次，根据该课题的调查问题和研究目的，以是否具备良好的科学精神、遵循医德和伦理学的要求、具备该研究所需的医学知识和积极乐观的心理素质及良好的人际沟通能力和应变能力作为挑选条件，选出合适的调查员进行严格统一的培训，之后进行考核，考核合格者方可参加该课题组后期问卷收集和生物样品采集。

在孕妇产后 2～6 天以面对面询问的方式对其进行问卷调查，内容包括孕妇及其配偶的一般情况、生活和环境情况、吸烟和饮酒情况、文化程度、家庭人均月收入情况、家族史、生育史及新生儿的一般状况等。

3. 新生儿体格发育测量

（1）出生体重由产科医生使用婴儿体重秤进行称量，测量体重前先调节婴儿体重秤至零点平衡后，脱去新生儿衣物，将其全裸轻放在秤盘上，读数。

（2）出生头围由产科医生使用软尺测量，新生儿仰卧位，将软尺零点固定于头部右侧眉弓上缘处，软尺经枕骨粗隆及左侧眉弓上缘回至零点，读数。

（3）出生身长由产科医生使用量床测量，将新生儿置于测量床上，身体与床沿平行，头顶接触并垂直于床板，身体平直，膝关节不弯，两足平齐，助手固定头部，测量者移动足板至足跟处使脚趾垂直向上，读数。

4. 新生儿神经行为检测（NBNA）

（1）检查要求：要求在光线半暗、安静的环境中进行，应先将欲测试的新生儿放在上述环境中 30 分钟，然后再测试。在两次哺乳之间的睡眠状态进行。室温要求 24～28℃。全部检查在 10 分钟内完成。检查人员经过 2 周训练，每人至少检测过 20 个新生儿并经过鉴定合格后方可参与研究。

（2）检查方法及评分标准：20 项新生儿神经行为测定评分检查方法及评分标准分为以下 5 个部分。

1）第一部分：新生儿的行为能力，共 6 项，检查对外界环境和外界刺激的适应能力。

A. 对光的习惯形成：在睡眠状态下，重复用手电筒照射新生儿的眼睛，最多 12 次，观察和记录反应开始、减弱甚至消失的照射次数。评分：0 分为≥11 次；1 分为 7～10 次；2 分≤6 次。

B. 对格格声的习惯形成：睡眠状态，在距其 25～28cm 处短暂而响亮地摇格格声盒。最多重复 12 次，观察评分同 A。

C. 非生物性听定向反应（对格格声反应）：安静觉醒状态下重复用柔和的格格声在新生儿视外（约 10cm 处）连续轻轻地给予刺激，观察其头和眼睛转向声源的能力。评分：0 分为头和眼球不转向声源；1 分为头和眼球转向格格声，但转动＜60°；2 分为转向格格声≥60°。

D. 生物性视、听定向反应（对说话人的脸反应）：在安静觉醒状态下，检查者和新生儿面对面，相距 20cm，用柔和而高调的声音说话，从新生儿的中线位慢慢移向左右两侧，移动时连续发生，观察新生儿头和眼球追随检查者的脸和声音移动方向的能力。评分方法同 C。

E. 非生物视定向能力（对红球的反应）：检查者手持红球面对新生儿，相距 20cm。观察评分同 C。

F. 安慰：是指哭闹新生儿对外界安慰的反应。评分：0 分为哭闹经安慰不能停止；1 分为哭闹停止非常困难；2 分为较容易停止哭闹。

2）第二部分：被动肌张力，共 4 项，必须在觉醒状态下检查，受检新生儿应处在正中位，以免引出不对称的错误检查结果。

A. 围巾征：检查者一只手托住新生儿的颈部和头部，使其保持正中半卧位姿势，另一只手将新生儿手拉向对侧肩部，观察肘关节和中线的关系。评分：0 分为上肢环绕颈部；1 分为新生儿肘部略过中线；2 分为肘部未达或接近中线。

B. 前臂回缩：只有新生儿上肢呈屈曲姿势时才可进行，检查者用手拉直新生儿的双上肢然后松开，使其弹回到原来的屈曲位。观察弹回的速度。评分：0 分为无弹回；1 分为弹回的速度慢（3 秒以上）或弱；2 分为双上肢弹回活跃，并能重复进行。

C. 下肢弹回：只有当髋关节呈屈曲位时才能检查，新生儿仰卧，检查者用双手牵拉新生儿双小腿使之尽量伸展，然后松开，观察弹回的速度。评分同 B。

D. 腘窝角：新生儿平卧，骨盆不能抬起，屈曲呈胸膝位，固定膝关节在腹部两侧，然后举起小腿测量腘窝的角度。评分：0 分为≥110°；1 分为 90°～110°；2 分为≤90°。

3）第三部分：主动肌张力，共 4 项。

A. 颈屈、伸肌的主动收缩（头竖立反应）：检查者抓住新生儿的肩部，观察从仰卧到坐位姿势颈部屈伸肌的收缩。将头抬起，记录头和躯干维持在一个轴线上几秒钟。然后往前垂下或后仰。评分：0 分为无反应或异常；1 分为有头竖立动作即可；2 分为头和躯干保持平衡 1～2 秒以上。

B. 手握持：仰卧位，检查者的示指从尺侧插入其手掌，观察其抓握的情况。评分：0 分为无抓握；1 分为抓握力弱；2 分非常容易抓握并能重复。

C. 牵拉反应：新生儿的手应是干的。检查者的示指从尺侧伸进手内时，正常情况下会得到有力的抓握反射，这时检查者抬起自己的双手示指约 30cm（时刻准备用大拇指在必要时去抓握住新生儿手）。一般新生儿可屈曲自己的双上肢使身体完全离开桌面。评分：0 分为无反应；1 分为提起部分身体；2 分为提起全部身体。

D. 支持反应：检查者用手抓握住新生儿的前胸，拇指和其他手指分别在两腋下，支持新生儿呈直立姿势，观察新生儿下肢和躯干是否主动收缩以支撑身体的重量，并维持几秒钟。评分：0 分为无反应；1 分为不完全或短暂直立时头不能竖立；2 分为能有力地支撑全部身体，头竖立。此项评分主要观察头和躯干是否直立，下肢可屈曲，也可伸直。

4）第四部分：原始反射，共 3 项。

A. 自动踏步：上面的支持反应得到时，新生儿躯干在直立位置或稍微往前倾，当足接触到硬的平面即可引出迈步动作。放置反应：取其直立位，使新生的足背碰到桌子边缘，该足有迈上桌子的动作。自动踏步和放置反应意义相同，没有自动踏步，有放置反应同样得分。0 分为无踏步也无放置；1 分为踏一步或有放置反应；2 分为踏 2 步或在同足有 2 次放置反应，或两足各有一次放置反应。

B. 拥抱反射：新生儿呈仰卧位，检查者将小儿双手上提，使小儿颈部离开桌面 2～3cm，但小儿头仍后垂在桌面上，突然放下小儿双手，恢复其仰卧位。由于颈部位置的突然变动引出拥抱反射。表现为双上肢向两侧伸展，双手张开，然后屈曲上肢似拥抱状回收上肢至胸前。可伴有哭叫，评分结果主要根据上肢的反应。评分：0 分为无反应；1 分为拥抱反射不完全，上臂仅伸展，无屈曲回收；2 分为拥抱反射完全，上臂伸展后屈曲回收到胸前。

C. 吸吮反射：将乳头或手指放在新生儿两唇间或口内，则引起吸吮动作。注意吸吮节律与吞咽是否同步。评分：0 分为无吸吮动作；1 分为吸吮力弱；2 分为吸吮力好和吞咽同步。

5）第五部分：一般反应，共 3 项。

A. 觉醒度：在检查过程中能否觉醒和觉醒程度。评分：0 分为昏迷；1 分为嗜睡；2 分为觉醒好。

B. 哭声：在检查过程中的哭声情况。评分：0 分为不会哭；1 分为哭声微弱、过多或高调；2 分为哭声正常。

C. 活动度：在检查过程中观察新生儿活动情况。评分：0 分为活动缺少或过度；1 分为活动减少或增多；2 分为活动正常。

5. 环境样品采集和分析

（1）采样：在长治、太原两地合作医院空旷的地方设置采样点，用 HY-100 智能采样器和 PM10 切割器，以 100L/min 的流量，从每天 7：00～19：00 对 PM10 进行 12 小时不间断采集，准确记录采样时的天气状况、空气流量、采样时的气温和气压。采样后将膜的采样面向内对折后，夹入夹子中，置于-20℃冰箱中保存。采样前后将膜置于干燥器中干燥 48 小时，再称重。两次重量的差值即为 PM10 的质量。

（2）样品处理：HPLC 法测定空气中多环芳烃的含量。将样品滤膜的尘面向内折成细筒状，并对折，放入 15 ml 具塞比色管内，加入 10ml 二氯甲烷，将试管放入超声水浴（无锡电子超声设备有限公司）超声 15 分钟，将二氯甲烷提取液小心转移至坩埚中，再向比色管中加入 10ml 二氯甲烷，重复超声 15 分钟，合并二氯甲烷提取液于坩埚中，在通风橱中挥干，用色谱级甲醇溶解，在容量瓶中定容到 5ml，4℃避光保存。测定前用 0.22μm 有机滤膜过滤。用 Agilent 高效液相色谱仪检测，根据保留时间定性，峰面积定量，进行多环芳烃的检测。

（3）HPLC 法测定样品：将 PAHs 混合标准储备液用色谱级乙腈稀释为 78.125μg/L、156.25μg/L、312.5μg/L、625μg/L、1250μg/L、2500μg/L 和 5000μg/L 的标准系列溶液，以 20μl 进样量，由低浓度至高浓度依次进行色谱分析，根据各组分浓度值和其相应的峰面积制作标准曲线。色谱分析条件：HPLC C_{18} 色谱柱，柱温 35℃，20μl 进样量，流动相为乙腈/水。梯度洗脱：0～20 分钟从 60% 的乙腈到 100% 乙腈梯度上升，20～40 分钟为 100% 乙腈，40～45 分钟从 100% 乙腈过渡到 60% 乙腈，流速为 1ml/min。荧光检测器波长：激发波 340nm，发射波 425nm。将样品待测液按照制作标准曲线的色谱条件进行色谱分析，以保留时间定性，峰面积定量。根据标准曲线和回归方程计算样品中多环芳烃的含量。根据流量计采样体积计算空气中 PAHs 的浓度。

6. 尿中 4 种羟基代谢物浓度的测定

（1）尿样的收集：使用 100ml 尿杯收集孕妇尿液样本，贴标签后置于塑料封口袋，应在 2 小时内送至实验室，由工作人员用 5ml 的 EP 管把尿液样品分别分装后置-80℃冰箱保存。

（2）尿样前处理

1）取出冷冻尿样在室温缓慢融化，2000r/min 离心 10 分钟，取上清液 5ml 于 15ml 离心管中，用稀 HCl 或 NaOH 将 pH 调整为 5.0。

2）水解：按照 1∶2 的比例将 3mol/L 乙酸盐缓冲液稀释为 1mol/L，将 1ml 1mol/L 的乙酸盐与 20μl β-葡萄糖醛酸酶预混，加入到 pH=5 的尿样中，摇匀，37℃水浴，210r/min 过夜水解 14 小时。

3）离心：次日早晨将尿样取出放入离心机，2000r/min 离心 10 分钟，待上样。

（3）固相萃取（SPE）小柱预处理

1）活化：5ml 甲醇活化。

2）平衡：5ml 超纯水平衡。

（4）尿液吸附、洗脱、浓缩

1）吸附：将处理后尿样上清液倒入 SPE 小柱。

2）清洗：用 10ml 超纯水+10ml 30%甲醇清洗杂质，弃去废液，将 SPE 小柱置于室温 5 分钟以彻底晾干。

3）洗脱：用 6ml 甲醇洗脱于 10ml 刻度管中。

4）浓缩：将约 6ml 样品放入氮吹仪，60℃低速吹干。用 1ml 70%甲醇洗脱，涡旋混匀；将样品倒入 1.5ml EP 管中，12 000r/min 离心 10 分钟，转移上清 200μl 于 2ml 棕色进样瓶中，放 4℃冰箱中，待上机检测。

（5）标准曲线制备

1）单标贮备液（1mg/ml）的配制：用十万分之一的电子天平分别称取 4 种物质 25mg 的标准品，分别置于 4 个小烧杯（用甲醇清洗两遍）中，用少量甲醇溶解标准品，多次润洗小烧杯，最后定容于 25ml 容量瓶中。此时单标浓度均为 1mg/ml，即 1000mg/L，用封口膜封口，贮存于 4℃冰箱。

2）混标应用液的配制：用 70%甲醇将单标贮备液逐级稀释至 400μg/L（100mg/L—10mg/L—1mg/L），各取 200μl，配制为 100μg/L 混标应用液，在 4℃冰箱保存待用。

3）标准曲线制备：将 100μg/L 混标应用液用浓度为 70%的进口甲醇以 2 倍比例依次稀释至 0.05μg/L。将各个浓度混标应用液各自吸取 20μl 进行 HPLC 检测。根据 HPLC 液相色谱图的出峰时间进行定性，利用峰面积进行定量。利用标准曲线所得回归方程 $Y=bX+a$ 计算样品中多环芳烃浓度，除以浓缩倍数，得到样品的实际浓度，并用尿肌酐浓度进行校正。

4）检出限与定量限：以 3 倍信噪比为检出限，以 10 倍信噪比为定量限。本方法的检出限分别为 0.0063μg/L（2-羟基萘）、0.0245μg/L（2-羟基芴）、0.0489μg/L（9-羟基菲）、0.0245μg/L（1-羟基芘）。

（6）HPLC 检测条件

1）流动相：流速为 1.0ml/min。

2）进样量为 20μl，柱温 35℃。

3）梯度洗脱：0～10 分钟，60%甲醇；10～15 分钟，60%甲醇线性升至 70%；15～30 分钟，70%甲醇；30～35 分钟，70%甲醇线性降至 60%；35～40 分钟，60%甲醇。

4）混标波长检测条件：0～10 分钟，Ex 为 227nm，Em 为 355nm；10～17.5 分钟，

Ex 为 275nm，Em 为 330nm；17.5～23.5 分钟，Ex 为 255nm，Em 为 385nm；23.5～30 分钟，Ex 为 242nm，Em 为 396nm；30～40 分钟，Ex 为 227nm，Em 为 355nm。

（7）数据的读取

1）图形查看：再调用信号文件一次查看各样品图谱。

2）图形分析：根据仪器所呈现的样品图谱进行积峰操作。以期界面显示峰高、峰面积及出峰时间等信息；如果出现样品峰较小而周围杂峰较多较高时，建议进行手动积峰操作。

3）信噪比分析：通过进行 3/10 倍信噪比分析分别确定检出限和定量限，旨在验证方法的可靠性。将标准品按照 2 倍比例稀释为 15 个浓度，进行上机检测，得出样品峰的检测信号，以基线较平的信号作为对照，两者相比得到相应信噪比。信噪比大于 3 的最低浓度就是检出限，大于 10 的最低浓度作为方法检测的定量限。

（8）质量保证与质量控制

1）4 种 OH-PAHs 所得标准曲线均呈现良好的线性关系，R^2 为 0.999～1。

2）采用基质加标测定各目标化合物的加标回收率，首先把样品平均分为两份，其中一份在处理之前加入一定浓度的混标应用液；另一份样品直接进行处理，然后进行加标回收率的计算，得到本方法的加标回收率为 83.75%～111.10%。

3）精密度测定：将同一个样品连续 5 天在同一时间进行测定，计算日间相对标准偏差（RSD）；将同一个样品一天内连续测定 5 次，计算日内相对标准偏差（RSD）。日间 RSD 和日内 RSD 均在 0.17%～2.4%。

4）在仪器检测过程中，每 8 个样品用 1 个标样作为质控，用来监测仪器的稳定性。相对标准偏差低于 10%证明仪器具有很好的稳定性。如果监测结果高于此范围，立即进行仪器状态检查之后分析原因，并解决问题。问题解决以后对本组的样品均进行重新处理与测定。

（9）尿肌酐测定

1）标准曲线制作：取 200μmol/L Cr 标准液用双蒸水稀释为以下 9 个浓度，200μmol/L、100μmol/L、50μmol/L、25μmol/L、20μmol/L、12.5μmol/L、10μmol/L、5μmol/L、2.5μmol/L，将 0.5ml 苦味酸溶液加至 1.6ml 的标准液中，再加入 0.5ml 0.75mol/L 氢氧化钠溶液，混匀，37℃水浴 10 分钟，取出来后用流动水冲洗至冷却，在 510nm 波长、1cm 光径下，测定各管 OD 值，用双蒸水调零，以浓度作为横坐标，绝对 OD 值作为纵坐标绘制标准曲线。

2）各尿液样本的肌酐测定：按照标准曲线的测定方法进行每个样本的检测和计算。

7. 数据录入和统计分析　在数据分析前对原始的研究数据进行认真审查，如在调查表中发现有缺失的数据，通过电话再次询问研究对象、查阅有关的记录或再次取样进行补充。如果发现逻辑错误，及时改正。对已经编码的问卷进行核查，避免重复和遗漏。

核实后采用 EpiData 3.1 软件建立数据库录入调查问卷，采用 SPSS 10.0 软件进行统计分析。计量资料经正态性检验服从正态分布者，采用 $\bar{x} \pm s$ 描述，多组组间均数比较采用方差分析，两两比较采用 SNK 法；计量资料经正态性检验不符合正态分布者，采用中位数及第 25、75 百分位数[M（P25，P75）]描述，多组组间 M 比较采用 Kruskal-Wallis H 检验；计数资料构成比的比较采用 χ^2 检验；影响因素分析采用多重线性回归分析（逐步法，自变量引入标准为 0.05，剔除标准为 0.10）；检验水准 $\alpha=0.05$。

二、结 果

1. 两地医院空气中 PAHs 暴露水平 长治 A 医院空气中总 PAHs 水平 M（P25，P75）为 199.49（155.52，318.33）ng/m³，其中 B[a]P 水平 M（P25，P75）为 12.86（10.07，19.40）ng/m³，约是 GB 3095—2012《环境空气质量标准》中环境空气功能区二类区 B[a]P 二级浓度限值年平均 1.00ng/m³ 的 13 倍；太原 B 医院空气中总 PAHs 水平 M（P25，P75）为 235.10（136.73，403.48）ng/m³，其中 B[a]P 水平 M（P25，P75）为 14.95（7.31，24.34）ng/m³，约是 GB 3095—2012《环境空气质量标准》中环境空气功能区二类区 B[a]P 二级浓度限值年平均 1.00ng/m³ 的 15 倍。对 2 家医院空气中 9 种 PAHs 及总 PAHs 水平分别进行比较，差异均无统计学意义（$P>0.05$），见表 7-1。

表 7-1　两地医院空气中 PAHs 水平比较[M（P25，P75），ng/m³]

医院	样品数	B[a]P	苯并[a]蒽	䓛	芘	二苯并蒽
A 医院	29	12.86（10.07，19.40）	24.86（21.44，37.37）	16.73（12.35，28.86）	21.07（14.65，30.33）	29.11（11.87，42.97）
B 医院	52	14.95（7.31，24.34）	34.26（21.82，65.40）	23.46（12.15，42.10）	21.87（13.54，42.14）	35.50（17.27，63.95）
Z 值		−0.478	−1.246	−0.862	−0.754	−1.355
P 值		0.633	0.213	0.389	0.451	0.176

医院	样品数	苯并[b, k]荧蒽	茚并芘	荧蒽	苯并[g, h, i]芘	总 PAHs
A 医院	29	69.08（38.15，112.39）	21.11（5.06，36.63）	9.13（7.08，13.07）	8.24（5.59，11.85）	199.49（155.52，318.33）
B 医院	52	67.38（37.98，114.57）	22.06（10.57，35.71）	8.17（4.47，16.83）	7.44（4.19，11.58）	235.10（136.73，403.48）
Z 值		−0.232	−0.596	−0.783	−1.138	−0.350
P 值		0.817	0.551	0.433	0.255	0.727

可以利用 ρ（B[a]P）/ρ（B[g, h, i]P）判断污染类型，当比值为 0.3～0.44，说明是交通污染；当比值为 0.9～6.6，则是燃煤污染。本研究结果显示两地 ρ（B[a]P）/ρ（B[g, h, i]P）中位数均为 0.9～6.6，可见两地均为燃煤污染，见表 7-2。

表 7-2　长治、太原两地污染类型

组别	ρ（B[a]P）（ng/m³）	ρ（B[g, h, i]P）（ng/m³）	ρ（B[a]P）/ρ（B[g, h, i]P）	比值中位数	污染类型
长治	5.002～50.922	3.741～49.110	0.235～2.593	1.589	燃煤污染
太原	2.523～138.489	1.075～57.946	0.932～8.748	2.275	燃煤污染

2. 研究对象基本情况 本研究共发放问卷 310 份，回收有效问卷 296 份，有效问卷回收率为 95.5%。296 名孕妇年龄为 19.0～41.0（27.1±4.0）岁，胎龄为 37.0～42.0（39.4±1.1）周，均为单胎。新生儿中男婴 153 人（占 51.7%），女婴 143 人（占 48.3%）。296 名产妇尿中总 PAHs 代谢物水平为 0.08～6.36μg/mmol Cr，M（P25，P75）为 0.94（0.70，1.28）μg/mmol Cr。以产妇尿中总 PAHs 代谢物水平 P25 和 P75 为界值将研究对象分为 3 组：PAHs 低暴露组（总代谢物水平≤P25 者）总代谢物水平为 0.08～0.70μg/mmol Cr，PAHs 中暴露组（总代谢物水平为 P25～P75 者）总代谢物水平为 0.71～1.27μg/mmol Cr，PAHs 高暴露组（总代谢物水平≥P75 者）总代谢物水平为 1.28～6.36μg/mmol Cr。对 3 组人群产妇年

龄、胎龄、人均月收入、分娩情况、文化程度及新生儿性别情况的分布进行比较，差异均无统计学意义（$P>0.05$）。3 组人群产妇被动吸烟情况的分布比较，差异有统计学意义（$P<0.05$），见表 7-3。

表 7-3　研究对象一般情况比较[M（P25，P75），μg/mmol Cr]

组别	人数	产妇年龄（岁）	胎龄（周）	人均月收入（%）			分娩情况（人）（%）	
				<3000 元	3000~5000 元	>5 000 元	未产	经产
PAHs 低暴露组	76	26.92±3.95	39.49±1.15	60（78.9）	12（15.8）	4（5.3）	47（61.8）	29（38.2）
PAHs 中暴露组	145	27.00±3.95	39.37±1.18	113（77.9）	22（15.2）	10（6.9）	97（66.9）	48（33.1）
PAHs 高暴露组	75	27.52±4.10	39.48±0.96	55（73.3）	17（22.7）	3（4.0）	51（68.0）	24（32.0）
F/χ^2 值		0.537	0.364	2.682			0.768	
P 值		0.585	0.695	0.612			0.681	

组别	人数	被动吸烟（人）（%）		文化程度（人）（%）			新生儿性别（人）（%）	
		有	无	初中及以上	中等专科及高中	大学专科及以上	男	女
PAHs 低暴露组	76	57（75.0）	19（25.0）	13（17.1）	17（22.4）	46（60.5）	39（51.3）	37（48.7）
PAHs 中暴露组	145	99（68.3）	46（31.7）	38（26.2）	46（31.7）	61（42.1）	81（55.9）	64（44.1）
PAHs 高暴露组	75	41（54.7）	34（45.3）	22（29.0）	18（24.0）	35（46.7）	33（44.0）	42（56.0）
F/χ^2 值		7.390		8.151			2.791	
P 值		0.025		0.086			0.248	

3. 新生儿生长发育状况评价　296 名新生儿出生体质量、出生头围、出生身长分别为 2400.00~4900.00（3420.74±446.90）g、28.00~38.00（33.95±1.79）cm 和 45.00~58.00（50.71±1.86）cm。新生儿 20 项神经行为检查中，296 名新生儿总分为 34.00~40.00（38.65±1.13）分，≥37 分者 286 人（占 96.6%）。对三组新生儿 NBNA 总分、行为能力和主动肌张力得分分别比较，差异均有统计学意义（$P<0.05$）。对三组新生儿出生体质量、出生头围、出生身长，以及被动肌张力、原始反射和一般反应得分分别比较，差异均无统计学意义（$P>0.05$），见表 7-4。

表 7-4　3 组新生儿生长发育指标比较（$\bar{x}\pm s$）

组别	人数	出生体质量（g）	出生头围（cm）	出生身长（cm）	NBNA 总分（分）
PAHs 低暴露组	76	3434.61±393.88	34.06±1.73	50.71±1.85	39.11±0.76
PAHs 中暴露组	145	3416.33±459.07	33.91±1.92	50.86±1.80	38.72±1.15[a]
PAHs 高暴露组	75	3415.20±478.10	33.92±1.60	50.40±1.95	38.07±1.17[ab]
F 值		0.049	0.174	1.536	18.323
P 值		0.952	0.840	0.217	<0.001

组别	人数	行为能力（分）	被动肌张力（分）	主动肌张力（分）	原始反射（分）	一般反应（分）
PAHs 低暴露组	76	11.47±0.72	8.00±0.00	7.74±0.47	5.91±0.29	5.99±1.12
PAHs 中暴露组	145	11.38±0.80	7.97±0.22	7.48±0.88[a]	5.92±0.28	5.97±0.20
PAHs 高暴露组	75	11.09±1.00[ab]	7.93±0.34	7.23±0.92[ab]	5.89±0.31	5.92±0.32
F 值		4.366	1.588	7.493	0.169	1.981
P 值		0.014	0.206	0.001	0.844	0.140

注：与 PAHs 低暴露组比较，a 表示 $P<0.05$；与 PAHs 中暴露组比较，b 表示 $P<0.05$。

4. 新生儿生长发育状况影响因素分析　分别以新生儿出生体质量、出生头围、出生身长及新生儿 NBNA 总分、行为能力、被动肌张力、主动肌张力、原始反射、一般反应为因变量，以产妇尿中总 PAHs 代谢产物、产妇年龄、胎龄、人均月收入、文化程度、被动吸烟、初次分娩、新生儿性别为自变量进行一元线性回归分析，然后以进入回归分析的自变量进行多重线性回归分析。结果显示，A 医院产妇尿中总 PAHs 代谢物水平与新生儿 NBNA 总分、行为能力得分、被动肌张力得分、主动肌张力得分和一般反应得分均呈负相关，人均月收入与被动肌张力得分呈负相关，妊娠周数与被动肌张力呈正相关，新生儿性别与出生体质量呈负相关，妊娠孕周数与出生体质量呈正相关，被动吸烟与出生头围呈正相关，差异均有统计学意义（$P<0.05$），表 7-5。B 医院产妇尿中总 PAHs 代谢物水平与新生儿 NBNA 总分、行为能力得分、主动肌张力得分和一般反应得分均呈负相关，新生儿性别与出生头围、出生身长均呈负相关，妊娠周数与出生体质量、出生身长均呈正相关，差异均有统计学意义（$P<0.05$），见表 7-6。A、B 两医院 296 名产妇尿中总 PAHs 代谢物水平与新生儿 NBNA 总分、行为能力得分、主动肌张力得分、主动肌张力得分和一般反应得分均呈负相关，人均月收入与被动肌张力得分呈负相关，新生儿性别与出生头围和出生身长均呈负相关，妊娠周数与出生体质量和出生身长均呈正相关，差异均有统计学意义（$P<0.05$），见表 7-7。

表 7-5　不同影响因素对 A 医院新生儿生长发育影响的多重线性回归分析

影响因素	A 医院					
	偏回归系数	标准误差	标准化偏回归系数	t	P	95%可信区间
出生体质量						
妊娠周数	147.82	26.85	0.42	5.506	<0.001	94.71～200.92
性别	−147.60	60.86	−0.19	−2.425	0.017	−267.97～−27.23
出生头围						
被动吸烟	0.94	0.41	0.19	2.278	0.024	0.12～1.76
性别	—	—	—	—	—	—
出生身长						
妊娠周数						
性别						
NBNA 总分						
总 PAHs 代谢物	−0.75	0.18	−0.34	−4.123	<0.001	−1.11～−0.39
行为能力						
总 PAHs 代谢物	−0.58	0.15	−0.32	−3.954	<0.001	−0.87～−0.29
被动肌张力						
总 PAHs 代谢物	−0.11	0.04	−0.21	−2.587	0.011	−0.20～−0.03
人均月收入	−0.07	0.03	−0.19	−2.194	0.030	−0.13～−0.01
妊娠周数	0.03	0.02	0.17	2.021	0.045	0.00～0.07
主动肌张力						
总 PAHs 代谢物	—	—	—	—	—	—
一般反应						
总 PAHs 代谢物	—	—	—	—	—	—

表 7-6　不同影响因素对 B 医院新生儿生长发育影响的多重线性回归分析

影响因素	B 医院					
	偏回归系数	标准误差	标准化偏回归系数	t	P	95%可信区间
出生体质量						
妊娠周数	150.22	32.70	0.34	4.594	<0.001	85.64～214.80
性别	—	—	—	—	—	—
出生头围						
被动吸烟	—	—	—	—	—	—
性别	−0.61	0.20	−0.23	−3.031	0.003	−1.01～−0.21
出生身长						
妊娠周数	0.47	0.15	0.23	3.047	0.003	0.16～0.77
性别	−0.76	0.34	−0.17	−2.246	0.026	−1.43～−0.09
NBNA 总分						
总 PAHs 代谢物	−0.70	0.09	−0.52	−7.600	<0.001	−0.89～−0.52
行为能力						
总 PAHs 代谢物	−0.37	0.08	−0.36	−4.868	<0.001	−0.53～−0.22
被动肌张力						
总 PAHs 代谢物	—	—	—	—	—	—
人均月收入	—	—	—	—	—	—
妊娠周数	—	—	—	—	—	—
主动肌张力						
总 PAHs 代谢物	−0.21	0.09	−0.19	−2.409	0.017	−0.38～−0.04
一般反应						
总 PAHs 代谢物	−0.06	0.03	−0.19	−2.404	0.017	−0.12～−0.01

注：自变量赋值：妊娠周数、总 PAHs 代谢产物均为连续型变量，未赋值；被动吸烟，否＝0，是＝1；新生儿性别，男性＝0，女性＝1；人均月收入，<3000 元＝1，3000～5000 元＝2，>5000 元＝3；"—"为相应自变量未纳入回归模型，无该项数据。

表 7-7　不同影响因素对 296 名新生儿生长发育影响的多重线性回归分析

影响因素	偏回归系数	标准误差	标准化偏回归系数	t	P	95%可信区间
出生体质量						
妊娠周数	147.62	21.48	0.37	6.874	<0.001	105.35～189.88
性别	−115.03	47.95	−0.13	−2.399	0.017	−209.40～−20.66
出生头围						
妊娠周数	0.23	0.09	0.14	2.517	0.012	0.05～0.41
性别	−0.66	0.20	−0.19	−3.254	0.001	−1.06～−0.26
出生身长						
妊娠周数	0.33	0.09	0.20	3.489	0.001	0.14～0.52
性别	−0.45	0.21	−0.12	−2.153	0.032	0.87～−0.04
NBNA 总分						
总 PAHs 代谢物	−0.77	0.08	−0.49	−9.714	<0.001	−0.93～0.61
行为能力						
总 PAHs 代谢物	−0.39	0.06	−0.34	−6.112	<0.001	−0.52～−0.27
被动肌张力						
人均月收入	−0.05	0.02	−0.13	−2.305	0.022	−0.10～−0.01

续表

影响因素	偏回归系数	标准误差	标准化偏回归系数	t	P	95%可信区间
主动肌张力						
总PAHs代谢物	−0.27	0.07	−0.23	−4.115	<0.001	−0.39～−0.14
一般反应						
总PAHs代谢物	−0.06	0.02	−0.20	−3.493	0.001	−0.10～−0.03

注：自变量赋值，妊娠周数、总PAHs代谢产物均为连续型变量，未赋值；被动吸烟，否=0，是=1；新生儿性别，男性=0，女性=1；人均月收入，<3000元=1，3000～5000元=2，>5000元=3。

三、讨　　论

PAHs是一种常见的职业和环境污染物，广泛分布于空气、水体和土壤等环境介质中。PAHs不但具有致癌性，而且具有明显的胚胎毒性和发育毒性，可引起胚胎死亡和畸形，也可引起子代发育迟缓。既往的研究多关注于PAHs引起的不良生殖结局，而对PAHs所致的发育毒性特别是神经发育毒性研究相对较少。与PAHs的致癌性相比，发育毒性是一种弱效应，但PAHs接触人群非常广泛，其所导致的子代发育毒性可能是一个非常重要的公共卫生问题。产妇及胎儿对PAHs暴露更加敏感，PAHs可通过胎盘屏障进入胎儿体内，由于胎儿的血脑屏障发育尚不完善，经过代谢活化产生的具有活性的环氧化物能够通过血脑屏障进入胎儿脑组织，使发育中的神经系统受到损害，从而导致生长发育毒性。

2007年8月至2008年2月，太原非采暖期空气中平均PM2.5浓度为$0.142mg/m^3$，采暖期空气中平均PM2.5浓度为$0.250mg/m^3$，高于国家环境标准的二级标准（$0.01mg/m^3$）。其中PM2.5中可检测到多种多环芳烃，其中苯并[a]芘含量是我国空气质量标准苯并[a]芘日平均限值（$0.01\mu g/m^3$）的3倍以上，多环芳烃污染较严重。长治位于山西省东南部的上党盆地，降水量适中，城市周边绿化较好，基本无沙尘天气，由于城市周边无重工业区，较重视城市路网建设和生态环境建设，环境较好，是国家园林城市、国家卫生城市，并被选为2004年度中国十大魅力城市，推测空气质量较好，多环芳烃污染较轻。但本研究结果显示，太原B医院的总PAHs水平高于长治A医院，但太原B医院空气中总PAHs水平与长治A医院比较，差异无统计学意义，两者都属于燃煤污染。我们将两地样本合并分析，两地的新生儿神经行为发育多元回归表明：长治组孕妇尿中总PAHs代谢物水平与新生儿NBNA总分、行为能力得分、被动肌张力得分均呈负相关（$P<0.05$），与新生儿出生体质量、头围、身长、主动肌张力得分、原始反射得分和一般反应得分均无关联（$P>0.05$）。太原组孕妇尿中总PAHs代谢物水平与新生儿NBNA总分、行为能力得分、主动肌张力得分、一般反应得分均呈负相关（$P<0.05$），与新生儿出生体质量、头围、身长、被动肌张力得分和原始反射得分均无关联（$P>0.05$）。两地回归分析结果较为相似，将两地母婴合并分析是合理的。

有研究表明，长期低剂量接触PAHs可以导致胎儿宫内发育迟缓，PAHs高剂量接触与新生儿出生体质量降低和头围减小有关，而本研究中三组新生儿出生体质量、出生头围和出生身长比较，差异均无统计学意义（$P>0.05$）。此外，产妇尿中总PAHs代谢物水平与新生儿出生体质量、出生头围和出生身长均无关联（$P>0.05$），这与Polanska等的研究结果一致，即妊娠期PAHs接触除与新生儿头颅指数呈负相关外，与出生体质量、出生头围等指标均不相关。PAHs高暴露组新生儿NBNA总分、行为能力和主动肌张力得分均低于

PAHs 低中暴露组，PAHs 中暴露组新生儿 NBNA 总分和主动肌张力得分均低于 PAHs 低暴露组。本研究结果表明，随着宫内 PAHs（总 PAHs 代谢物）暴露水平的增加，新生儿 NBNA 总分、行为能力得分、主动肌张力得分、被动肌张力得分和一般反应得分均降低（$P<0.05$），这表明宫内 PAHs 暴露可能对新生儿神经系统发育造成一定的损伤，影响新生儿生长发育。这与本课题组前期的仔鼠 B[a]P 染毒研究结果相一致，即 B[a]P 暴露对仔鼠的早期行为发育和生理发育具有一定的抑制作用，并对仔鼠大脑学习记忆能力及其对新环境的适应能力有一定影响。流行病学研究表明，妇女妊娠期 PAHs 暴露（$>3.00ng/m^3$）能够影响子代神经发育，导致儿童智力水平降低、认知缺陷和注意力不集中等。PAHs 暴露对新生儿生长发育的影响机制可能与 DNA 加合物形成导致 DNA 损伤、激发凋亡通路有关，也可能与 PAHs 和胚胎生长因子受体结合、减少了氧气和营养物质的交换等有关。

本研究测定了产妇尿中 PAHs 羟基代谢物水平，并将其作为内暴露指标，反映 PAHs 的接触水平，评估了宫内 PAHs 暴露与新生儿生长发育的关系。尽管本次研究严格按照入选标准纳入研究对象，控制了潜在的混杂因素，但样本量偏少。虽然有研究表明，在妊娠前期、妊娠中期和妊娠晚期妇女尿中 PAHs 代谢物水平比较，差异均无统计学意义（$P>0.05$），但使用产前尿样这一时点尿样中 PAHs 代谢物水平评估整个妊娠期暴露水平仍有一定的局限性。有研究表明，妊娠期接触铅、汞等重金属，对新生儿及儿童神经行为发育也有影响。因此，需进一步探讨扩大样本量，排除妊娠期铅、汞等重金属影响，继续研究宫内 PAHs 暴露对新生儿生长发育的影响，并发展客观可行的生物标志物。

第二节　妊娠期多环芳烃暴露、脐血脑源性神经营养因子和新生儿神经行为变化的关系

研究结果显示多环芳烃暴露对新生儿神经行为发育造成负面影响，20 项新生儿神经行为测定（NBNA）方法对新生儿的状态要求较高。作为一种主观评测的方法，NBNA 对检查者的经验要求较高，需要寻找生物标志来反映妊娠期多环芳烃暴露对新生儿神经行为发育造成的影响，使多环芳烃影响新生儿神经行为发育的研究更为简便、易行。脑源性神经营养因子（BDNF）主要在中枢系统表达，分布于海马、杏仁核和皮质，在脑组织中 BDNF 的含量比神经生长因子更广泛和丰富，而且国外有文献报道，BDNF 的多态性可能与低剂量的汞暴露导致的认知和行为能力下降有关，锌可以促进 BDNF 基因的表达。因此我们选择 BDNF 来研究妊娠期多环芳烃暴露对新生儿神经行为发育造成的影响，检测 BDNF 是否可以作为妊娠期多环芳烃暴露使新生儿神经行为能力受损的效应标志物。而 BDNF 在新生儿脑中较难获得，但可以通过血脑屏障进入血液，因此我们选择易得的脐带血血浆进行研究。

一、对象和方法

1. 研究对象　同本章第一节。

2. 脐带血浆的采集　将肝素抗凝管中大约 40ml 的脐带血，转移至 50ml 的 Corning 离心管中，在 900r/min 下离心 15 分钟，用吸管分离，将血浆分别放入 3～4 支 5ml 的 Nunc 冻存管，保存于 −80℃。

3. 脐血血浆中 BDNF 含量的测定

（1）配置 2000pg/ml、1000pg/ml、500pg/ml、250pg/ml、125pg/ml、62.5pg/ml、31.2pg/ml 标准品，并将 2000pg/ml～31.2pg/ml 的标准品各 100μl 依次加入一排 7 个孔中，并在第 8 孔中加入样品稀释液。第 2 排重复标准品，从第 3 排开始加入已稀释 10 倍的样品。37℃ 反应 90 分钟，甩去液体，不洗。

（2）每孔加入生物素抗人 BDNF 抗体工作液各 100μl，37℃反应 60 分钟。

（3）PBS 洗涤 3 次，每次浸泡 1 分钟。

（4）每孔加入 ABC 工作液 100μl，37℃反应 30 分钟。

（5）PBS 洗涤 5 次，每次浸泡 1～2 分钟。

（6）每孔加入 90μl 已在 37℃平衡 30 分钟的 TMB 显色液，37℃避光反应 15～20 分钟。

（7）每孔加入 100μl TMB 终止液。

（8）用酶标仪在 450nm 测定 OD 值，根据标准品 OD 值绘制曲线，计算样品 BDNF 含量。

二、实 验 结 果

1. 长治、太原两地新生儿脐血中 BDNF 含量的比较 由于新生儿脐带血中脑源性神经营养因子含量不符合正态分布，因此我们运用秩和检验比较两地新生儿脐血中 BDNF 含量（表 7-8）。

表 7-8　两地新生儿脐血中脑源性神经营养因子含量的比较

组别	BDNF 含量（ng/ml）$M \pm IR$	Z	P
太原	3.447 ± 3.363	-5.868	0.000^*
长治	2.278 ± 2.318		

注：*代表 $P < 0.05$。

由以上结果可见，太原组新生儿脐血中脑源性神经营养因子含量高于长治组新生儿。

2. BDNF 含量与新生儿神经行为评分的相关性分析结果 由于 BDNF 含量不服从正态分布，对其与其他所有因素进行 Spearman 秩相关分析（表 7-9）。

表 7-9　BDNF 含量与 NBNA 得分相关性分析（$n=288$）

比较项目	相关系数（r）	P
NBNA 总分	-0.271	0.000^*
行为能力得分	-0.086	0.148
被动肌张力得分	-0.275	0.000^*
主动肌张力得分	-0.239	0.000^*
原始反射	-0.062	0.297
一般估价	-0.170	0.004^*

注：*代表 $P < 0.05$。

由以上结果可以看出：新生儿脐带血血浆中脑源性神经营养因子含量与 NBNA 总分、被动肌张力得分、主动肌张力得分、一般估价得分都呈负相关。且与被动肌张力得分的相关性＞与 NBNA 总分的相关性＞与主动肌张力得分的相关性＞与一般估价得分的相关性。

3. 影响 BDNF 含量的因素分析　与 BDNF 含量有关的一般因素分析见表 7-10。

表 7-10　与 BDNF 含量有关的一般因素分析（n=288）

研究因素	相关系数（i）	P
食用动物性食物	−0.163	0.006*
恶心	0.138	0.019*
呕吐	0.135	0.024*
海产品	0.134	0.024*
乳制品	0.134	0.023*
尿 1-羟基芘对数值	0.337	0.000*

注：*代表 P＜0.05。

将所有与新生儿及孕妇的一般情况与新生儿脐血血浆中 BDNF 含量进行 Spearman 秩相关检验，发现 BDNF 含量与孕妇妊娠期常食用动物性食物、恶心、呕吐、摄入海产品和乳制品、尿中 1-羟基芘含量有关。

妇女妊娠期前常食用动物性食物，会使脐血血浆中 BDNF 含量降低；妇女妊娠期恶心、呕吐使 BDNF 含量升高；妇女妊娠期食用海产品、乳制品，会使脐血中 BDNF 含量升高；孕妇尿 1-羟基芘含量高使脐血中 BDNF 含量升高。

三、讨　论

BDNF 是基因定位于人类 11 号染色体 1 区 3 带，由 120 个氨基酸组成，相对分子量为 12 300，生物活性为 0.4ng/ml 的小分子蛋白质。BDNF 主要在中枢系统表达，分布于海马、杏仁核和皮质，在脑组织中 BDNF 的含量比神经生长因子更广泛和丰富，BDNF 可以通过靶源性、自分泌、旁分泌方式与神经细胞上高亲和力受体 p75 结合，激发各种信号传导通路而发挥其特殊的生物作用。BDNF 不仅能够促进神经干细胞的增殖、迁移和分化，促进多种神经元（感觉神经元、运动神经元、胆碱能神经元、多巴胺能神经元、GABA 能神经元、小脑颗粒神经元等）的存活和生长发育，还能促进突触的可塑性，改变脑内神经元的形态，增加突触终末的密度，促进树突和轴突的生长，而且还参与了学习的可塑性机制和长时程增强效应，对学习记忆功能起重要作用。

BDNF 对周围和中枢神经元有广泛的作用，对神经元损伤修复与再生起重要作用。Hughes 等发现神经元损伤常伴有神经元快速、短暂的并呈活动性依赖的 BDNF 表达。本次研究结果显示，太原市新生儿脐血血浆中 BDNF 含量高于长治市新生儿，这可能与太原市新生儿神经系统在胚胎发育时受到外界不良刺激、神经元损伤、BDNF 应激性升高以促进神经元再生有关。

BDNF 含量与五项新生儿神经行为评价指标中的三项都有相关性，而且与 NBNA 总分也有相关性。虽然不能代表所有的 NBNA 检测，但可以代表大部分的 NBNA 检测项目。随着新生儿脐血中 BDNF 含量的增高，NBNA 评分呈下降趋势。

BDNF 含量与常食用动物性食物、妊娠期妊娠反应（恶心、呕吐）、海产品摄入、乳制品摄入、孕妇尿 1-羟基芘含量有关。孕妇食用动物性食物多，则脐血中 BDNF 含量减少，这可能与 BDNF 的功能有关。BDNF 可以增加肝脏的胰岛素敏感性、减少肝糖原的分解输出，降低血糖、血清中的游离脂肪酸、总胆固醇、三酰甘油及磷酸水平。孕妇食用动物性食物多时，BDNF 就被消耗，以降低血清中游离脂肪酸、总胆固醇、三酰甘油，因此脐带血中 BDNF 含量就相对减少。孕妇妊娠反应严重，恶心、呕吐严重，则进食较少，血糖、血清中的游离脂肪酸、总胆固醇、三酰甘油水平较低，BDNF 就消耗地较少，而大量的存在于血清中，因此相对较多。孕妇摄入海产品、乳制品等，可以增加高质量蛋白质的摄入量，为神经系统发育打下良好的基础。BDNF 一个重要的生物功能就是在胚胎、幼体神经发育和成体神经重塑上促进轴突和突触的形成，对神经系统的生长发育和成熟起重要作用，因此在胚胎发育的时期，BDNF 含量增高。孕妇尿 1-羟基芘含量增多，说明新生儿多环芳烃暴露的水平较高，脑神经元受损伤，因此 BDNF 含量应激性升高，以修复损伤的神经元。

文献中显示，BDNF 的多态性可能与低剂量的汞暴露导致的认知和行为能力下降有关，锌可以促进 BDNF 基因表达。本次研究结果显示 BDNF 含量的多少与妊娠期暴露于多环芳烃对新生儿神经行为能力下降的程度无明显关系，BDNF 不能作为妊娠期多环芳烃暴露对新生儿神经行为发育造成影响的特定生物标志物。而多环芳烃暴露对新生儿神经行为发育造成影响的标志物仍需进一步研究。

第三节　妊娠期多环芳烃暴露、胎盘 p300 和新生儿神经行为改变的关系

我们的研究已经表明，宫内 PAH 暴露可以引起新生儿神经行为评分降低，而近些年提出的疾病发生的胎源性学说，认为疾病发生和易感性的差异决定于胎内发育期，胎盘作为胎儿生长发育的载体、胎儿营养等的重要支持器官，它的生物学指标变化与胎儿的健康水平密切相关。例如，妊娠期低水平的铅暴露与胎盘中金属硫蛋白的表达强度成剂量-效应关系。而多环芳烃作为一种脂溶性的物质可以通过胎盘屏障，进入子代体内，从而对子代健康产生影响。

表观遗传变化是影响儿童发育的重要机制，Fischer A 等 2007 年在 *Nature* 上发表的研究论文表明组蛋白乙酰化修饰可能是其中的关键环节，组蛋白乙酰化主要由组蛋白乙酰化酶（histone acetylase，HAT）和组蛋白脱乙酰酶（histone deacetylase，HDAC）催化完成。HAT 是控制乙酰化变化的关键酶，HAT 催化组蛋白和转录因子的赖氨酸残基乙酰化，促进基因的转录。HDAC 使这些蛋白去乙酰化，抑制基因的转录。现阶段研究发现，p300 是 HAT 研究较多的转录共激活因子之一，而其在胚胎发育中也发挥着非常重要的作用，其纯合子缺失小鼠在胚胎期 10 天左右死亡，表现为神经胚形成、细胞增殖和心脏发育缺陷；而 p300 缺失的胚胎细胞则表现为转录异常和增殖能力的减弱。

我们使用 p300 特异性 ELISA 试剂盒测量其在胎盘组织中核蛋白内的含量，从而来探讨多环芳烃引起新生儿发育评分降低对胎盘组织中 p300 含量的影响。

一、对象和方法

1. 研究对象 在太原市和长治市居住一年以上，于 2009 年 11 月至 2010 年 4 月在当地合作医院分娩并签署知情同意书的妇女，无梅毒、艾滋病等传染性性病和心血管等疾病。

2. 胎盘组织获取 由合作医院产科大夫在胎盘娩出后，将其送回实验室，实验室人员在胎儿面剪取一块约 0.5cm×0.5cm×0.5cm 的胎盘组织，放于 2ml Corning 管中，立刻冻存于–80℃冰箱。

3. p300 的测定

（1）胎盘组织核蛋白的提取：称量待提的胎盘胎儿面，保证其质量小于 200mg，将其置于 1.5ml 离心管中，用手术剪将其小块充分剪碎，用 PBS 洗涤两次，离心，取沉淀后加入 0.6ml 冷 Hypotpnic Buffer（底渗缓冲液）混匀，超声破碎细胞 3 次，每次 30 秒，每次间隔 1 分钟，置于冰上冷却。然后转移到 1.5ml 预冷的离心管，手指弹管壁使沉淀悬起，冰浴 10 分钟，震荡 10 秒钟，混匀。4℃下 3000r/min 离心 5 分钟，立即弃上清液，再加入 0.4ml Hypotonic Buffer 震荡洗涤沉淀 30 秒，再于 4℃ 5000r/min 离心 5 分钟。在沉淀中加 0.2ml Lysis Buffer（裂解液）震荡将沉淀悬起，冰浴 20 分钟，再于 4℃ 15 000r/min 离心 10 分钟，弃沉淀。上清液为核蛋白提取物，–80℃保存。

（2）核蛋白的定量：采用康为世纪生物科技有限公司的 BCA 蛋白定量试剂盒，进行核蛋白的定量。将稀释好的 BCA 标准品和待测蛋白样品各 25μl 分别加到做好标记的 96 孔板微孔中，每孔加入 200μl BCA 工作液，充分混匀，盖上 96 孔板盖，37℃孵育 30 分钟，冷却至室温后，用酶标仪测定 562nm 处的吸光值。根据标准曲线上的值推测原始核蛋白浓度，然后按照最低蛋白浓度调整所有样品的蛋白浓度。

（3）蛋白中 p300 含量的测定：采用酶联免疫吸附反应进行胎盘组织中核蛋白 p300 含量测定。按照试剂盒说明，进行实验前标准品、试剂及样品的准备，加样（标准品及样本）100μl，37℃孵育 2 小时；加检测溶液 A 100μl，37℃孵育 1 小时；洗板 3 次；加检测溶液 B 100μl，37℃孵育 30 分钟，洗板 5 次；加 TMB 底物 90μl，37℃孵育 15 分钟；加终止液 50μl，立即用酶标仪在 450nm 波长下检测，并读数。

4. 统计方法 应用 EpiData3.1 软件将调查问卷双录入后，用 SPSS16.0 进行统计分析。

二、结　　果

1.两地胎盘组织中 p300 含量 太原组孕妇胎盘组织核蛋白中 p300 含量为（0.43±0.11）ng/ml，长治组为（0.35±0.03）ng/ml，经秩和检验后，$P<0.001$（$Z=-6.553$）。两地胎盘组织中 p300 含量有统计学差异，太原组高于长治组。

2. 尿中 1-羟基芘与 p300 含量相关性分析结果 胎盘组织中 p300 含量不符合正态分布，因此对其与尿中 1-羟基芘进行 Spearman 秩相关分析。经相关性分析后，r 为 0.202，$P=0.030$，说明尿中 1-羟基芘含量与胎盘组织中 p300 含量成正相关，差别有统计学意义，1-羟基芘含量越高，p300 含量也越高。

3. p300 含量与新生儿神经行为评分的相关性分析结果 p300 含量不服从正态分布，因此对其与其他所有因素进行 Spearman 秩相关分析（表 7-11）。

表 7-11　p300 含量与 NBNA 得分相关性分析（n=116）

比较项目	相关系数（r）	P
NBNA 总分	−0.071	0.195
行为能力得分	−0.086	0.148
被动肌张力得分	−0.075	0.186
主动肌张力得分	−0.039	0.462
原始反射	−0.062	0.297
一般估价	−0.070	0.196

由以上结果可以看出，p300 含量与 NBNA 总分、被动肌张力得分、主动肌张力得分、一般估价得分没有相关性。

三、讨　论

多环芳烃作为一种常见的污染物，广泛分布于空气、水和土壤当中，而太原和长治都属于燃煤型污染，我们在一般人群情况比较中得知，多环芳烃在其他暴露来源，如饮食方面（吃烤肉比例）、生活接触（使用煤炭炉比例）、配偶吸烟方面等无统计学差异，说明我们此次选择的人群中多环芳烃暴露量差异主要来源于空气，而在居住 35 米主干道内有差异，推测主要原因为太原是山西省的省会，交通流量大，人口居住密集。我们随后采用多环芳烃在尿中的羟基代谢产物 1-羟基芘作为内暴露指标来准确地反映孕妇（新生儿）体内的暴露情况。

其次，多环芳烃高暴露组（太原组）新生儿神经发育得分低于低暴露组（长治组）0.92 分，与美国哥伦比亚大学研究结果一致，进一步说明多环芳烃可以引起儿童神经发育功能降低，对儿童发育期产生影响。但是运用新生儿 20 项神经行为测定方法（NBNA 评分）评定新生儿神经行为功能对新生儿的当天状态要求较高，对检查者的要求也较高，所以我们需要寻找一种稳定易得的生物标志物来反映多环芳烃对新生儿神经发育的影响。表观遗传学是发育期儿童改变的重要机制，组蛋白乙酰化又是其中的关键环节，p300 是研究较多的组蛋白乙酰转移酶且其对于胚胎的发育不可或缺，所以我们选择观测 p300 的变化来反映多环芳烃对新生儿神经发育中影响。由于新生儿脑组织中 p300 测量的困难及不可及性，我们必须寻找一种替代组织来反映脑中生物标志物的变化。最近胎盘标志物应用广泛且胎盘组织在分娩时容易获取，况且由于多环芳烃具有脂溶性，其可以通过胎盘屏障进入胎儿体内，故其对胎盘的直接影响也是引起胎儿宫内发育障碍的原因之一，所以我们选择胎盘组织作为目的组织，而在胎盘组织中，胎盘的胎儿面是胎儿身体的一部分，其蛋白表达水平可在一定程度上反映胎儿机体的状态，故我们测定胎盘胎儿面上 p300 的含量。

本次研究我们发现两地 p300 含量，高暴露组（太原组）高于低暴露组（长治组），这与 Graff J 在 *Nature* 发表的研究结果类似，他们发现在神经退行性疾病——阿尔茨海默病患者体内存在组蛋白过度乙酰化的现象，在阿尔茨海默病早期的受损区域中组蛋白脱乙酰酶水平显著上升，且 p300 含量与多环芳烃内暴露 1-羟基芘量呈正相关，说明胎盘胎儿面的 p300 含量在一定程度上能反映妊娠期多环芳烃的暴露情况，预示着多环芳烃会对胎盘组织中 p300 含量产生影响。多环芳烃是一种遗传毒性物质，而胎盘组织中 p300 的改变可能是由多环芳烃引起 DNA 损伤变化造成的。

综上所述，妊娠期暴露于多环芳烃能够引起新生儿神经发育降低并导致胎盘组织 p300 含量增高。但是本次研究只是对多环芳烃引起新生儿神经发育评分降低及对胎盘组织中 p300 影响的一个初探，样本例数不足，以后应加大样本例数进行进一步分析。

第四节　妊娠期多环芳烃暴露与脐血淋巴细胞 DNA 端粒长度的关系

现已明确多环芳烃对遗传物质 DNA 的损害作用，有报道称氧化应激和 DNA 受损被视为苯并[a]芘毒性损伤最主要的原因。端粒作为染色体末端的特殊 DNA 结构，具有防止染色体丢失、重组和降解的重要功能，以维持染色体的稳定性和完整性。它的长度与衰老、死亡和癌症密切相关，可以作为寿命的表征因子。目前尚缺乏端粒作为妊娠期多环芳烃暴露的标志研究，但有研究证实 ROS 可诱导端粒酶逆转录酶从细胞核向胞质移位，进而使得端粒酶丧失修复端粒的功能，从而促使端粒缩短。英国伦敦的一项双生子横断面研究表明，双生子中端粒长度较长者与较短者相比，其记忆容量的得分更高。崔清华等以端粒作为细胞寿命的衡量指标，在分子水平上研究铅对子代细胞寿命的影响及对子代细胞的毒性累积效应。端粒与成年期很多生理功能变化有关，研究者们将脐带血淋巴细胞端粒长度作为多环芳烃对子代发育毒性的标志物具有重要意义。

一、对象和方法

1. 研究对象　在太原或长治居住一年以上，于 2009 年 11 月至 2010 年 4 月在当地合作医院分娩并签署知情同意书的妇女，无梅毒、艾滋病等传染性疾病和心血管等疾病。

2. 脐带血样的收集　待胎盘娩出体外，由医院护理人员收集脐血，约 50ml，取出 8ml 置于肝素抗凝管，待后续提取淋巴细胞用。

3. 脐血中淋巴细胞的提取

（1）取出储藏冰箱的淋巴细胞分离液（Histopaque 1077），放置室温下平衡 10 分钟。

（2）吸取 7.5ml 淋巴细胞分离液加入至 50ml 离心管底部，取出 7.5ml 全血沿管壁缓慢打出（保证全血在上层）。

（3）室温下以 400r/min 转速离心 30 分钟（离心后管内液体分为 4 层，淋巴细胞混悬液分布于血浆和淋巴细胞分离液之间），吸取淋巴细胞层置于 15ml 离心管，用 1×磷酸盐缓冲液（1×PBS）定容至 10ml（pH7.4）以进行淋巴细胞漂洗。

（4）室温下以 250r/min 转速离心 10 分钟，弃上清液，将淋巴细胞移至含有 1ml 培养液（4℃贮存）的离心管混匀，置于内装 250ml 异丙醇的 Nalgene Cryo 1℃冻存盒，置于 –20℃冰箱（旨在利用梯度降温原理，以 1℃/min 的降温速度逐渐降温至–80℃，过程中切忌细胞受到损伤），待 24 小时后将冻存盒置于–80℃冰箱长期储存待用。

4. 脐血端粒长度测定

（1）样本 DNA 提取：采用康为通用型提取试剂盒提取 DNA，经紫外分光光度计定量用高压灭菌的双蒸水稀释到 6ng/μl，–20℃冰箱中保存待用。

（2）采用实时荧光定量 PCR 进行 DNA 端粒相对长度的测定。

1）引物序列：见表 7-12。

表 7-12 端粒（Tel）和内对照（HBG）引物序列信息表

引物名称	序列
Tel1	GGTTTTTGAGGGTGAGGGTGAGGGTGAGGGTGAGGGT
Tel2	TCCCGACTATCCCTATCCCTATCCCTATCCCTATCCCTA
HBG1	GCTTCTGACACAACTGTGTTCACTAGC
HBG2	CACCAACTTCATCCACGTTCACC

2）PCR 反应体系：

A. 端粒-PCR 反应体系（50μl）：见表 7-13。

表 7-13 端粒实时荧光定量 PCR 反应体系

组分	体积（μl）
SYBR Premix HS Nanotaq 2×	25
10μmol/L Tel 1（终浓度为 270nmol/L）	1.35
20μmol/L Tel 2（终浓度为 500nmol/L）	1.25
无核酸酶水	2.4
模板 DNA（6ng/L）	20

B. HBG-PCR 反应体系（50μl）：见表 7-14。

表 7-14 内参实时荧光定量 PCR 反应体系

组分	体积（μl）
SYBR Premix IIS Nanotaq 2×	25
10μmol/L HBG 1（终浓度为 400nmol/L）	2
10μmol/L HBG 2（终浓度为 400nmol/L）	2
无核酸酶水	1
模板 DNA（6ng/L）	20

（3）PCR 程序：95℃ 3 分钟；95℃ 3 秒，60℃ 20 秒（检测荧光信号），40 个循环；PCR 程序完成后，进行溶解曲线的反应程序：55℃，每隔 3 秒上升 0.5℃，直到 95℃（共 81 个循环），以检测产物的特异性。

（4）数据收集与分析：用 Bio-Rad IQ5 型 PCR 仪 分析得到标准品和样品荧光起始循环数（Ct 值），利用公式 $2^{Ct(Tel)} / 2^{Ct(HBG)} = 2^{-\Delta Ct}$ 计算出样本 T/S（端粒/内参基因）比率、相对 T/S 比率。研究对象的 T/S 与阳性对照的 T/S 相比，即得到 $2^{-\Delta\Delta Ct}$。该值就是研究对象样品的相对端粒长度。

（5）质量控制：每个试验样品都必须做 3 个复孔，取平均值作为该样品的 Ct 值。每轮 PCR 反应均另外设一个参考样品（作校正用）和一个阴性对照（作质量控制用）。阴性对照是用高压灭菌水代替模板，其他成分与目的模板相同。

5. 统计学分析 尿中羟基代谢产物和脐血端粒长度关系采用线性相关和散点图、协方差分析和多元线性回归分析，$P < 0.05$ 认为有统计学意义。

二、结　果

1. 母亲尿中羟基代谢产物和脐血端粒长度　表 7-15 显示母亲尿中羟基代谢产物和脐血端粒长度的四分位数和范围，初步分析发现 2-羟基芴 9-羟基菲和 1-羟基芘与端粒长度有相关性。

表 7-15　母亲尿中羟基代谢产物水平（μg/g Cr）和脐血端粒长度（kbp）（$n=347$）

代谢产物名称	P_{25}	P_{50}	P_{75}	GM	范围
2-羟基萘（2-NAP）	4.48	7.56	12.55	7.75	0.59～208.06
2-羟基芴（2-FLU）*	2.60	3.89	5.66	3.72	0.35～55.36
9-羟基菲（9-PHE）*	1.95	3.42	5.74	3.22	0.18～59.17
1-羟基芘（1-PYR）*	0.85	1.55	2.58	1.40	0.18～22.22
总的羟基代谢产物（Σ-OH PAH）	11.73	17.90	28.29	18.08	1.92～263.92
端粒长度（TL）	0.61	0.85	1.31	0.70	0.18～14.17

注：*表示 TL 和羟基代谢产物间直线相关分析 $P<0.05$。

2. 将母亲尿中羟基代谢产物和脐血端粒长度进行剂量-反应关系分析　按照 2-羟基萘、2-羟基芴、9-羟基菲、1-羟基芘和总的羟基代谢产物的四分位数（P25、P50 和 P75）分别将研究对象分为四组：第一四分位数 Q1、第二四分位数 Q2、第三四分位数 Q3 和第四四分位数 Q4，各组结果以 Q1 为基准，以端粒长度增加的百分比来表示。图 7-1 表示按照不同代谢产物分组后，在不同模型中相对于 Q1 组，Q2、Q3 和 Q4 脐血端粒长度变化的百分比。从图 7-1 中可看出，在调整了相应混杂因素后（model A 和 model B），随着 2-OH FLU 和 1-OH PYR 增加，脐血端粒长度有降低趋势（$P<0.05$），2-OH FLU 和 1-OH PYR 与脐血端粒长度间有一定的剂量-反应关系。

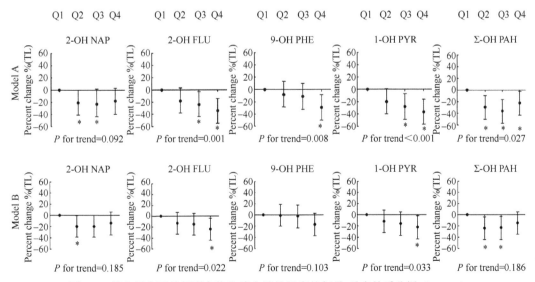

图 7-1　母亲尿中羟基代谢产物和脐血端粒长度的剂量-反应关系分析（$n=347$）

缩写：TL，端粒长度；2-OH NAP，2-羟基萘；2-OH FLU，2-羟基芴；9-OH PHE，9-羟基菲；1-OH PYR，1-羟基芘；Σ-OH PAH，总的羟基代谢产物。Model A：调整了母亲年龄、BMI、新生儿性别、妊娠周数、母亲教育水平和妊娠次数。Model B：增加调整补充叶酸和水果、配偶吸烟、蔬菜摄入及尿蛋白水平

3. 端粒长度和尿中羟基代谢产物的线性回归分析结果 表 7-16 显示在模型 A 中调整了母亲年龄、BMI、新生儿性别、妊娠周数、母亲教育水平和妊娠次数后，尿中 2-羟基芴、9-羟基菲和 1-羟基芘每增加一个自然信数，脐血端粒长度分别改变 $e^{-0.18}$、$e^{-0.12}$ 和 $e^{-0.16}$ 信，即分别缩短 16.47%、11.31%和 14.79%（$P<0.001$、$P=0.003$ 和 $P<0.001$）。在模型 B，增加调整补充叶酸和水果、配偶吸烟、蔬菜摄入以及尿蛋白水平后，尿中 2-羟基芴和 1-羟基芘每增加一个自然信数，脐血端粒长度改变 $e^{-0.13}$ 信（95%可信区间，$-0.22\sim-0.03$；$P=0.008$）和 $e^{-0.09}$ 信（95%可信区间，$-0.17\sim-0.01$；$P=0.029$）即平均缩短 12.19%和 8.61%。图 7-2 表示 2-OH FLU、1-OH PYR 和脐血端粒长度的线性关系。

表 7-16   不同模型的脐血端粒长度和尿中羟基代谢产物的线性回归系数

	端粒长度		
	Unadjusted	Model A	Model B
2-OH NAP			
B（95% CI）	-0.07（-0.15，0.02）	-0.06（-0.14，0.03）	-0.06（-0.14，0.02）
P	0.122	0.181	0.159
2-OH FLU			
B（95% CI）	-0.20（-0.29，-0.10）	-0.18（-0.27，-0.08）	-0.13（-0.22，-0.03）
P	**<0.001**	**<0.001**	**0.008**
9-OH PHE			
B（95% CI）	-0.15（-0.23，-0.07）	-0.12（-0.21，-0.04）	-0.07（-0.15，0.01）
P	**<0.001**	**0.003**	0.07
1-OH PYR			
B（95% CI）	-0.19（-0.26，-0.11）	-0.16（-0.24，-0.08）	-0.09（-0.17，-0.01）
P	**<0.001**	**<0.001**	**0.029**

注：Model A：调整了母亲年龄、BMI、新生儿性别、妊娠周数、母亲教育水平和妊娠次数；Model B：增加调整补充叶酸和水果、配偶吸烟、蔬菜摄入及尿蛋白水平。

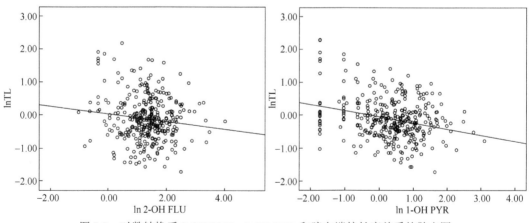

图 7-2   对数转换后 2-OH FLU，1-OH PYR 和脐血端粒长度关系的散点图

三、讨　　论

在本研究中，我们发现 2-OH FLU、1-OH PYR 和脐血端粒长度间呈负相关。这种关系即使在调整潜在的混杂因素后仍存在于不同的模型中，而在调整混杂因素后，端粒长度

与其他多环芳烃代谢物之间无统计学关联。我们也观察到孕妇高尿蛋白水平可缩短新生儿的端粒长度，在妊娠期间补充叶酸可以保持新生儿的端粒长度。

我们发现了妊娠期 PAH 暴露对新生儿端粒长度有不利影响。相关研究报道指出，PAH 暴露可能与人类精子端粒长度缩短有关。有研究表明，多环芳烃暴露可使焦炉工外周血淋巴细胞端粒长度变短，并与多环芳烃的特异性内暴露 DNA 加合物呈负相关。人群研究中，淋巴细胞常作为神经细胞的替代物，许多研究表明，外周血端粒长度缩短和端粒酶异常可以反映认知功能损害等神经退行性病变。本研究发现研究对象 PAHs 暴露与脐带血中端粒长度之间的剂量-反应关系。多环芳烃暴露量越少端粒相对长度越长，这与宾萍等的结果研究一致，这可能与 Sofia Pavanello 等已验证体内反式 BPDE-DNA 加合物可能会使端粒序列长度变短有关。

在很多综述中已有详细报道：端粒长度受年龄、吸烟、饮酒等多种非遗传因素的影响。端粒相对长度与年龄、吸烟、4 种羟基代谢物及总羟基代谢物均呈负相关。我们也观察到孕妇高尿蛋白水平可缩短新生儿的端粒长度，在妊娠期间补充叶酸可以保持新生儿的端粒长度。

本课题的局限性及有待深入研究的方面有：①由于目前检测技术缺陷，只能测到端粒的相对长度；②进一步通过随访进行前瞻性队列研究才能确定新生儿端粒长度变化的生理意义。

第八章 妊娠期苯并[a]芘染毒仔鼠神经发育变化的研究

多项流行病学研究均提示孕期多环芳烃暴露会对子代的生长发育及神经行为产生不利影响，而神经发育毒性机制目前尚不清楚，我们通过给予妊娠鼠 B[a]P，运用仔鼠神经发育行为毒性测试方法，结合 Morris 水迷宫法及旷场试验检测仔鼠的认知情况，旨在探讨妊娠期母鼠暴露 B[a]P 对子代大鼠生理发育、早期神经行为发育、对新异环境的适应能力及学习记忆能力的影响，为深入研究 B[a]P 对子代发育可能造成的损害作用提供毒理学实验资料。

第一节 妊娠期苯并[a]芘染毒引起仔鼠神经行为变化的研究

一、材料和方法

1. 实验材料

（1）主要试剂：B[a]P；橄榄油（分析纯）。

（2）实验器材：20cm×30cm 木板一块，20cm×30cm 铁板一块，直径约 0.5cm 的横杆，金属重物，秒表，动物秤（SF-400 型），旷场分析箱，Morris 水迷宫。

（3）实验动物分组、繁殖：选雌性 SD 大鼠 40 只，2 月龄，体重 240～260g，活动能力相近。动物统一在标准动物房由专业人员饲养，喂饲普通饲料，自由饮水和进食，自然节律采光。雌鼠与雄鼠 1∶1 合笼过夜 12 小时，次日 8 时检查雌鼠有无阴栓以确定是否交配，检出日为妊娠期第 0 天；妊娠鼠从妊娠第 17 天每天 1 次连续 3 天腹腔注射染毒，同时单笼饲养待其自然分娩。各组能够进行繁殖的妊娠鼠数分别为低剂量组[25mg/（kg·bw）]、中剂量组[50mg/（kg·bw）]、高剂量组[100mg/（kg·bw）]、橄榄油组（溶剂组）、空白组各 8 只受孕母鼠，自然分娩，仔鼠出生日记为第 1 天，母乳喂养。为了消除各窝仔鼠数量差异所带来的偏倚，在测试各项指标前，将各组每窝的仔鼠数量调整为 5～15 只，差异不应太大，保证各窝仔鼠数相近，从而减少误差。

2. 指标和方法

（1）哺乳期生长体重：在仔鼠出生后第 1、4、7、14、28 天（postnatal day，PND1、4、7、14、28）上午定时称量并记录体重。

（2）生理学指标检测：观察各组全部存活仔鼠张耳、出牙、开眼的出现时间，计算各组出现的平均天数。

1）张耳：仔鼠双侧耳郭张开呈完全直立为达标。PND1 开始检测并记录达标天龄，直到全部仔鼠达标。

2）出牙：仔鼠有一颗门齿长出牙床突破牙龈即为达标。PND9 开始检测并记录达标天龄，直到全部仔鼠达标。

3）开眼：仔鼠双眼被膜处同时可见裂隙即为达标。PND10 开始检测并记录达标天龄，直到全部仔鼠达标。

（3）反射和感觉功能试验

1）平面翻正反射：在仔鼠 PND4、7 进行，人为将仔鼠仰面置于一表面粗糙的木质平面上，观察仔鼠翻转状态转为正常体位的能力，2 秒内翻过身且四肢着地即为阳性。

2）悬崖回避反射：在仔鼠出生后 PND4、7 进行，将仔鼠的两前肢放置于约 30cm 高的木板平台边缘，鼠的头和前肢越过边缘，60 秒内仔鼠的头或身体往木板里侧移动即为阳性反应。

3）听觉惊愕实验：仔鼠出生后 PND10 开始检测并记录达标天龄，直到全部仔鼠达标。将每只待测试的仔鼠单独移至距一金属板垂直距离 15cm 的平面上，在仔鼠平静且无意识准备的情况下，在距金属平板 15cm 高度处坠下一金属块，撞击金属板，发出强烈的声音给予刺激，阳性反应的仔鼠肌肉收缩或夹尾巴抽搐，连续两次刺激反应阳性为达标，计算各组全部仔鼠听觉达标的平均天数。

4）嗅觉定向实验：在仔鼠出生后 PND12、14 进行。将仔鼠放在一长方形盒子中央，盒子一边放置清洁的脱脂棉，另一边放置被沾染的原窝笼垫料气味的脱脂棉，仔鼠确定其窝笼气味或达到沾染气味的脱脂棉为正确，并记录所花费的时间，如仔鼠达到错误的方向记为错误。

（4）耐力测试：前肢悬挂试验。在仔鼠出生后 PND12、14 进行，将仔鼠前肢放在一个固定于水平位置的金属横杆上，横杆直径约 0.5cm，距地面约 30cm，待其前肢握住横杆后松手，记录仔鼠握杆持续时间。

（5）Morris 水迷宫试验：以上测试结束后第 60 天进行 Morris 水迷宫试验。Morris 水迷宫由白色圆柱形水池及一可移动位置和调节高度的透明有机玻璃站台组成。水池直径 100cm，高 50cm。池壁由白色金属板组成。池内水深 30cm，用一加热器使水温保持在（21±2）℃。池壁上标有东、南、西、北四个入水点，而将水池分为西南、西北、东南、东北（SW、NW、SE、NE）四个象限，在 SE 象限正中距池壁 20cm 处放一直径为 10cm、高 29cm 的圆形透明逃避平台，平台上面有划痕以提供动物容易站稳的表面，池水需没过平台 1cm。迷宫上方安置带有显示系统的摄像机，计算机自动跟踪计时并记录游泳轨迹。

1）定位航行实验（place navigation test）：实验前一天将大鼠仔鼠放在不含平台的水池中自由游泳 2 分钟，以熟悉环境。实验时间共 5 天，每天训练 1 个时段，每个时段训练 4 次，分别从 4 个入水点入水。训练开始将平台放置在目标象限中，在入水点将仔鼠面向池壁轻轻放入水中，记录仔鼠从入水到找到并爬上平台（四肢均爬上平台）的时间，即为逃避潜伏期（escape latency，LT）。让其在平台上休息 10 秒，然后放回笼中。如果仔鼠在 2 分钟内未找到平台，则由实验者将其引至平台，并在平台上滞留 10 秒，逃避潜伏期记为 120 秒。每一天内 4 次潜伏期的平均数作为这一天的成绩，进行统计，以检测仔鼠空间学习能力。

2）空间探索实验（spatial probe test）：定位航行实验结束后第 2 天撤去平台，任选一个入水点将仔鼠放入水池中，记录 2 分钟内仔鼠的游泳轨迹并进行分析。观察分析其穿过原平台所在位置的次数，即记录仔鼠在原平台象限停留时间及穿越平台次数，以检测仔鼠空间记忆能力。

（6）旷场试验（open-field test）：自制 100cm×100cm×50cm 的木质开口实验箱，箱底用白线平分为 25 个 20cm×20cm 的方格，靠箱边的 16 个方格为边缘格，中央 9 个为中央格。行为观察时先将大鼠放在正中央的格子，观察大鼠在箱内 5 分钟的行为情况。观察指标包括中央格停留时间、跨格次数、直立次数、修饰次数。实验室环境要求安静，光线要暗，动物抓取过程中要轻拿轻放。每只大鼠实验结束后，仔细擦尽其粪、尿渍，再进行下一次实验。

（7）统计学分析：应用 SPSS16.0 分析软件进行统计学分析，计量数据采用方差分析，用 $\bar{x}\pm s$ 表示，多组间均数两两比较用 LSD 法，$P<0.05$ 为差异有统计学意义。计数数据采用卡方检验分析。

二、结　果

1. 各组妊娠鼠一般情况及分娩、哺育情况　妊娠鼠染毒后，中高剂量组出现活动减少，反应迟钝。各组妊娠鼠分娩情况：空白对照组、溶剂对照组及低剂量组均正常自然分娩，中高剂量组分别有 3 只、5 只妊娠鼠不能自然分娩，妊娠鼠衰弱，处于濒死状态，仔鼠胎死宫内，且出现仔鼠出生后，母鼠拒绝哺育现象。

2. 各组仔鼠体重比较　如表 8-1 体重结果提示，同一时点苯并芘染毒剂量组仔鼠体重与空白对照组及溶剂对照组比较逐渐降低（$P<0.01$，$P<0.05$）；与空白对照组及溶剂对照组比较，中剂量组仔鼠体重除第 14 天体重无明显变化外，其他时点体重均降低，差异具有统计学意义（$P<0.01$，$P<0.05$）；与溶剂对照组比较，低剂量组 PND1、7、28 仔鼠体重降低，差异有统计学意义（$P<0.01$，$P<0.05$）。可见母鼠妊娠期给予苯并芘对仔鼠的体重增长有一定的干预作用。

表 8-1　不同剂量 B[a]P 染毒对各组仔鼠出生后体重的影响（$\bar{x}\pm s$）

组别	n	PND1	PND4	PND7	PND14	PND28
空白对照组	62	5.95±0.49	8.54±1.22	12.84±2.24	24.59±2.99	53.83±4.94
溶剂对照组	58	6.52±0.48**	9.80±1.15**	14.81±1.57*	24.50±3.44	55.59±4.85
25mg/（kg·bw）B[a]P 组	63	5.99±0.86#	8.41±1.20	12.11±1.62##	21.86±4.48	49.02±5.43##
50mg/（kg·bw）B[a]P 组	57	5.38±0.67**##	8.06±0.77##	10.94±0.88*##	22.04±6.54	46.37±1.92**##
100mg/（kg·bw）B[a]P 组	48	5.18±0.32**##	5.77±0.88**##	9.77±0.87**##	20.40±1.88**##	44.31±3.94**##

注：*表示与空白对照组相比 $P<0.05$；**表示与空白对照组相比 $P<0.01$；#表示与溶剂组相比 $P<0.05$；##表示与溶剂组相比 $P<0.01$。

3. 生理学指标检测结果　如表 8-2 所示，中高剂量组仔鼠与空白对照组、溶剂对照组相比较，张耳时间逐渐延长，且差异有统计学意义（$P<0.01$）。出牙时间、开眼时间各组均无显著性差异。

表 8-2　各组仔鼠生理发育指标出现时间的比较（$\bar{x}\pm s$）

组别	n	张耳（天）	出牙（天）	开眼（天）
空白对照组	56	3.3±0.5	11.5±1.1	16.3±1.2

续表

组别	n	张耳（天）	出牙（天）	开眼（天）
溶剂对照组	57	3.4±0.6	11.7±0.8	15.1±0.8
25mg/（kg·bw）B[a]P组	54	3.5±0.8	10.3±1.0	14.5±1.0
50mg/（kg·bw）B[a]P组	51	4.1±0.4**##	11.0±1.4	15.3±1.2
100mg/（kg·bw）B[a]P组	46	5.0±0.4**##	11.2±0.8	15.1±1.1

注：**表示与空白对照组相比 $P<0.01$；##表示与溶剂组相比 $P<0.01$。

4. 反射和感觉功能测试结果　如表 8-3 所示，PND4，与空白对照组相比，高剂量组仔鼠平面翻正实验达标率明显降低（$P<0.05$）；PND7，与空白对照组、溶剂对照组相比，高剂量组仔鼠平面翻正实验达标率明显降低，且差异有统计学意义（$P<0.05$）。各组悬崖回避实验达标率差异均无显著性。

第 10 天进行仔鼠听觉惊愕实验，空白对照组、溶剂对照组及低剂量组仔鼠均全部达标，中高剂量组仔鼠达标时间分别为（10.1±0.4）天、（11.0±1.1）天，与对照组（10.0±0）天相比，差异无统计学意义（$P>0.05$）。结果提示 B[a]P 对仔鼠的听觉发育无明显影响。

如表 8-4 所示，PND12，与空白对照组相比，高剂量组嗅觉定向实验达标率明显降低，且差异有统计学意义（$P<0.05$）；PND14，各组嗅觉定向实验达标率之间无显著性差异。结果提示，一定剂量 B[a]P 可能对仔鼠嗅觉神经系统的发育具有一定的影响。

表 8-3　各组仔鼠运动反射指标达标率的比较

组别	n	平面翻正				悬崖回避			
		PND4		PND7		PND4		PND7	
		达标数	达标率(%)	达标数	达标率(%)	达标数	达标率（%）	达标数	达标率（%）
空白对照组	61	22	36.1	49	80.3	39	63.9	58	95.1
溶剂对照组	58	18	31.0	46	79.3	34	58.6	56	96.6
25mg/（kg·bw）B[a]P组	60	17	28.3	44	73.3	30	50.0	53	88.3
50mg/（kg·bw）B[a]P组	53	11	20.8	37	69.8	23	43.4	45	84.9
100mg/（kg·bw）B[a]P组	46	3	6.5	23	50.0*#	20	43.5	40	87.0

注：*表示与空白对照组相比 $P<0.05$；#表示与溶剂组相比 $P<0.05$。

表 8-4　各组仔鼠嗅觉定向实验达标率的比较

组别	n	PND12		PND14	
		达标数	达标率（%）	达标数	达标率（%）
空白对照组	53	50	94.3	50	94.3
溶剂对照组	50	44	88.0	48	96.0
25mg/（kg·bw）B[a]P组	54	51	94.4	49	90.7
50mg/（kg·bw）B[a]P组	50	42	84.0	46	92.0
100mg/（kg·bw）B[a]P组	42	26	61.9*	36	85.7

注：*表示与空白对照组相比 $P<0.05$。

5. 耐力测试结果　如表 8-5 所示，PND12、14，染毒组仔鼠前肢悬挂时间减少（$P<0.01$）。结果提示妊娠期暴露 B[a]P 对子代大鼠的肌肉力量和机体平衡发育能力有一定的影响。

表 8-5　不同剂量 B[a]P 染毒对各组仔鼠前肢悬挂时间的影响（$\bar{x} \pm s$）

组别	n	PND12	PND14
空白对照组	53	27.75±6.98	37.80±9.09
溶剂对照组	50	18.15±8.88	28.73±10.06
25mg/（kg·bw）B[a]P 组	54	18.84±8.55**	24.83±8.36**
50mg/（kg·bw）B[a]P 组	50	18.00±5.27**	23.91±6.53**
100mg/（kg·bw）B[a]P 组	42	14.09±5.86**	18.91±6.17**##

注：**表示与空白对照组相比 $P<0.01$；##表示与溶剂组相比 $P<0.01$。

6. Morris 水迷宫试验结果　如表 8-6 所示，在定位航行实验中，染毒组连续 4 天平均潜伏期与空白对照组、溶剂对照组比较逐渐增加（$P<0.01$）；空间探索实验中，高剂量组仔鼠在目标象限停留时间、穿越平台次数与空白对照组、溶剂对照组相比减少，且差异有统计学意义（$P<0.01$）。游泳轨迹用事说明实验动物在水池中游泳的目的性以及在不同象限停留时间如图 8-2 所示，定位航行中，随着剂量增加仔鼠寻找平合的轨迹延长，而在空间探索实验中，随剂量增加仔鼠沿四壁绕圈游泳在目标象限活动减少。

表 8-6　Morris 水迷宫结果（$n=8$）（$\bar{x} \pm s$）

组别	潜伏期（s）	目标象限停留时间（s）	穿越平台次数
空白对照组	47.61±5.77	49.64±5.53	5.58±1.08
溶剂对照组	49.95±10.44	48.94±9.97	5.30±1.78
25mg/（kg·bw）B[a]P 组	56.18±9.88**##	43.98±7.25	4.43±2.10
50mg/（kg·bw）B[a]P 组	57.73±9.35**##	43.12±8.21	4.17±1.17
100mg/（kg·bw）B[a]P 组	59.17±10.67**##	38.57±9.20**##	3.64±1.50**##

注：**表示与空白对照组相比 $P<0.01$；##表示与溶剂组相比 $P<0.01$。

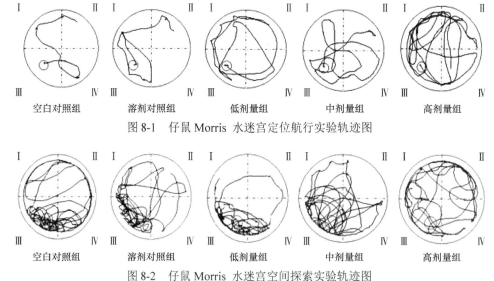

图 8-1　仔鼠 Morris 水迷宫定位航行实验轨迹图

图 8-2　仔鼠 Morris 水迷宫空间探索实验轨迹图

7. 旷场试验结果　如表 8-7 所示，与空白对照组相比，高剂量组中央格停留时间明显延长、跨格次数减少、直立次数减少（$P<0.05$）；染毒组与溶剂对照组相比跨格次数减少（$P<0.01$，$P<0.05$）。

表 8-7　旷场试验结果（$n=8$）（$\bar{x}\pm s$）

组别	中央格停留时间（s）	跨格次数	直立次数	修饰次数
空白对照组	2.40±0.89	82.2±15.9	17.4±3.9	6.6±2.3
溶剂对照组	6.00±1.87	90.8±24.5	23.4±11.8	6.4±3.1
25mg/（kg·bw）B[a]P 组	7.00±2.35	61.2±20.6[#]	14.6±5.9	6.2±1.3
50mg/（kg·bw）B[a]P 组	9.67±1.53[*]	51.3±8.7[*][#]	9.0±2.7	5.0±2.0
100mg/（kg·bw）B[a]P 组	12.80±3.77[*]	49.4±20.0[*][##]	8.0±2.6[*]	5.0±1.6

注：*表示与空白对照组相比 $P<0.05$；#表示与溶剂组相比 $P<0.05$；##表示与溶剂组相比 $P<0.01$。

三、讨　论

神经系统对受试物的毒性作用较其他组织更为敏感，而发育中的机体比生命的其他任何时期都更容易受到有害因素的影响，本课题我们主要关注的是神经发育毒性。仔鼠出生后会受到环境中各种因素的影响，大鼠的妊娠期一般为 20～22 天，因此在妊娠鼠妊娠第 17 天开始给药，连续 3 天，每天 1 次，避开致畸敏感期（受孕 6～15 天），其他器官基本已形成。体质量是衡量机体生长发育及健康状况的重要指标，大鼠出生后哺乳期生长体重的变化已被许多学者认为是一个比行为更为敏感的反映神经发育的指标。本实验中仔鼠出生后，分别于 PND1、4、7、14、28 定点称量体重，随着染毒剂量的增加，染毒组仔鼠体重降低，提示妊娠期 B[a]P 暴露对仔鼠生长发育状况有阻滞作用。生理发育指标张耳出现时间晚于对照组，出牙、开眼等其他生理发育指标出现时间与对照组相近，无显著性差异，表明一定剂量下 B[a]P 对仔鼠的正常生理发育有一定的抑制作用。染毒组仔鼠的前肢悬挂时间明显降低，提示 B[a]P 对子代大鼠的肌肉力量和机体平衡发育能力有一定的影响。反射和感官功能实验结果也表明，平面翻正、嗅觉定向等早期行为发育指标达标率明显低于对照组，这些结果均提示妊娠期暴露 B[a]P 对子代大鼠神经系统的早期行为发育有一定的影响。而人群流行病学研究也均提示妊娠期母体接触一定剂量的 B[a]P 会影响子一代的生长发育、宫内发育。

Morris 水迷宫是目前最常用于评价动物学习和记忆能力的方法，是一种让实验动物学习在水中寻找隐藏平台并通过分析其寻找平台所用时间和所走路径判断其记忆功能好坏的实验方案，可反映动物学习和记忆的能力。有研究报道，妊娠期暴露 B[a]P，使谷氨酸受体调节亚基 mRNA 在子一代发育阶段的表达下调，降低突触可塑性，最终导致学习行为的障碍。在本次研究的定位航行实验中，染毒组子鼠连续 4 天平均潜伏期增加，空间探索实验中目标象限停留时间及穿越平台次数减少，且均有显著性差异，提示妊娠期暴露 B[a]P 对子代大鼠的学习记忆能力有一定程度的影响，与上述相关的研究结果相符。

旷场试验是一个经典的行为学实验，主要反映动物对新环境的探索、习惯及伴随的情绪变化。跨格次数及直立次数是动物探索行为及兴奋性的反映，中央格停留时间是动物对空间认知能力的反映，正常动物会避开空旷环境，迅速离开中央格，沿周边活动。如果对新环境的认知能力差，则大鼠停留在中央格的时间会延长。而修饰则反映动物对新环境的满意程度。实验结果表明，染毒组子鼠相比于对照组中央格停留时间明显延长，而跨格次数、直立次数较对照组减少，表明妊娠期暴露 B[a]P，子代大鼠对新环境的空间认知能力、兴奋性、探索行为明显减弱。

综上实验结果，妊娠期暴露于一定剂量 B[a]P 会对仔鼠的生理发育、早期行为发育产生一定的抑制作用，使其生长发育延缓，并对子代大脑的学习记忆能力及其对新异环境的适应能力等高级神经功能有一定影响，但其确切的机制尚需我们深入研究。

第二节　妊娠期苯并[a]芘染毒引起仔鼠 LTP 变化的研究

一、实 验 方 法

1. 动物分组和染毒　同本章第一节，仔鼠 2 月龄进行 LTP 检测。

2. LTP 检测方法

（1）每组仔鼠随机选择 8 只进行电生理的检测，给予 20%乌拉坦（7ml/kg）腹腔注射。

（2）待大鼠完全麻醉后，将大鼠固定于脑立体定位仪上，取下套管并清洁颅骨。

（3）以前囟为零点，在向后 4.2mm，中线向外 3.8mm 处做标记，以此标记为中心，用颅骨钻开一直径为 4mm 左右的孔。

（4）将动物固定于电生理测试仪的脑立体定位仪上。

（5）将测试用电极固定于三维脑立体定位仪上，使两电极的连线在水平面上与耳杆成 45°。所用电极由刺激电极和记录电极两部分固定构成，两电极之间的水平距离为 1.0mm，刺激电极比记录电极深 0.8mm。

（6）以前囟为基点，调整三维脑立体定位仪，使电极到合适的位置（前囟后 4.2mm，向外 3.8mm），挑开脑膜，接好电极。

（7）用微量推进装置缓慢地将电极推送至脑内，找到预定的海马刺激和记录部位，进行电刺激。

（8）每 10 秒给予一个刺激，持续缓慢推送电极直到出现最大的场兴奋性突触后电位（fEPSP）。在此部位，以刺激强度和 fEPSP 振幅做一条输入/输出（I/O）曲线，以引起最大 fEPSP 振幅的 30%～40%的刺激强度。将此强度作为记录 fEPSP 的刺激强度，每隔 30 秒给予一个刺激，记录基础波 30 分钟。

（9）记录基础波后，给予高频刺激（high frequency stimulation，HFS）。HFS 共 3 个刺激串。每个刺激串频率为 200Hz，波宽为 50μs，包含 20 个脉冲，串间间隔 30 秒。

（10）刺激完毕后，调回基础波参数，记录 60 分钟以观察各组 LTP 的维持情况。当 LTP 的 fEPSP 振幅大于基础波 fEPSP 振幅的 50%时，则认为诱导成功。

二、结 　 果

随着染毒剂量的增加，仔鼠 LTP 波幅逐步降低，各剂量组与对照组比较，差异具有统计学意义（$P<0.05$），妊娠期染毒降低了海马 LTP 诱发幅度，见图 8-3。

三、讨 　 论

学习记忆是大脑最基本的功能之一，是一种复杂的生物体神经活动，而突触可塑性与学习记忆关系密切。突触可塑性分为结构可塑性和功能可塑性，而功能可塑性分为 LTP 和 LTD。Bliss TVP 等首次发现，在高频刺激之后，突触可塑性可以在很长的时间内持续性增强。LTP 是评价学习和记忆能力的一个重要指标，是水迷宫、神经元和突触结构改变的电生理学基础。众所周知，海马与学习和记忆能力密切相关，海马 LTP 是目前研究学习记忆的主要电生理学基础和细胞模型。海马的 CA1 区和 CA3 区是大鼠学习和记忆的关键区域，对其空间学习记忆能力尤其关键。本实验选择在体大鼠海马 CA1 区诱导 LTP，以 fEPSP 振幅测定指标，检测大鼠学习记忆的变化情况。结果显示，随着染毒剂量不同，各组大鼠

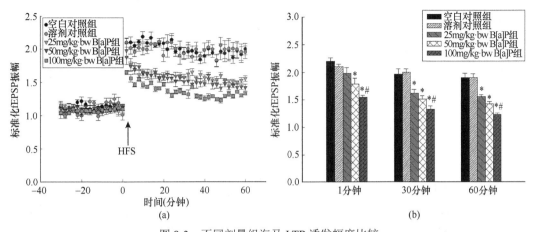

图 8-3 不同剂量组海马 LTP 诱发幅度比较

*：与空白对照组相比，$P < 0.01$；#：与 25mg/（kg·bw）B[a]P 组相比，$P < 0.05$

海马 fEPSP 振幅存在统计学差异。结果表明，妊娠期一定剂量的 B[a]P 暴露可对子代大鼠 fEPSP 振幅造成显著影响，尤其在高剂量组中，fEPSP 振幅减小更加明显。Hood DB 等的研究结果表明，B[a]P 妊娠期暴露可抑制仔鼠 LTP，造成学习记忆损伤，这与本次实验结果一致。因此，一定剂量的 B[a]P 妊娠期暴露可引起子鼠的 LTP 改变，进而影响其学习记忆能力。

第三节　妊娠期苯并[a]芘染毒仔鼠神经细胞凋亡研究

B[a]P 染毒会对大鼠的认知能力产生影响，Saunders 研究认为 B[a]P 对大鼠的行为能力有明显影响，经口急性大剂量染毒的大鼠，其平衡、运动、认知能力均显著低于对照组。而海马神经元受损是大鼠学习记忆能力障碍的病理基础，CA3 区被认为与空间辨别性学习记忆活动的关系尤为密切。本实验中我们采用硫堇染色法对各组仔鼠大脑海马进行染色，观察海马神经元受损情况，同时用 TUNEL 法对仔鼠大脑海马神经细胞凋亡情况进行了检测。

一、材料与方法

1. 实验材料

（1）主要试剂：硫堇；TUNEL 细胞凋亡原位检测试剂盒（KGA7025）；石蜡；无水乙醇；二甲苯；苏木素；中性树胶。

（2）主要仪器：防脱片载玻片，型号 AR1065；IX71 研究级倒置荧光显微镜；C5060 数码照相机；超低温保存冰箱；AB104－N 型电子天平；隔水式电热恒温培养箱，型号 PYX-DHS-40X50；JD801 系列凝胶电泳图像分析系统；湿盒。

（3）溶液的配制

1）0.2%硫堇溶液：硫堇 0.2g，加双蒸水至 100ml，可加热但不要高于 60℃，过滤后放入 60℃的温箱内待染色用；

2）3%H_2O_2：10ml 30% H_2O_2 加 90ml H_2O，混匀，用时现配。

3）0.01mol/L PBS：$Na_2HPO_4·12H_2O$ 1.15g，KH_2PO_4 0.2g，NaCl 8g，加双蒸水至 1000ml，pH 为 7.2。

4）0.01mol/L 柠檬酸缓冲液：柠檬酸三钠 3g，柠檬酸 0.4g，蒸馏水 1000ml，混匀，调 pH 值到 6.0。

5）将苏木素 2g 溶于 100ml 无水乙醇中，再加甘油 100ml 和冰醋酸 10ml，把明矾 3g 在研钵内研成粉末，溶于 100ml 蒸馏水，倾入苏木素液，用玻璃棒搅匀，混合液为淡红色，即成，此液可长期保存。

2. 实验方法

（1）标本处理和制作：仔鼠出生后，每组各取 3 只分别于出生 PND1、4、7、14、28 断头处死，剥离颅骨，至枕骨大孔以上，快速摘取全脑组织于冰皿上，迅速分离双侧海马、皮质及小脑，用 4%中性福尔马林溶液固定 24 小时后，常规脱水至透明，浸蜡包埋制作石蜡切片。贴附于多聚赖氨酸预处理过的载玻片上，硫堇染色，封片，光镜观察并照相。

（2）硫堇染色方法：①石蜡切片厚 5～10μm，常规脱蜡水洗，蒸馏水洗 1～2 分钟；②用 0.2%的硫堇水溶液置于 60℃温箱浸染 60 分钟，蒸馏水洗 1～2 分钟；③用 95%乙醇分化至镜下尼氏体清晰为止；④无水乙醇脱水 8～10 分钟；⑤二甲苯脱蜡 8～10 分钟；⑥中性树胶封片，用 OLYPUS 显微镜对标本进行观察。

3. 细胞凋亡的测定（TUNEL 法）

（1）石蜡切片预处理：58℃烘烤 5～6 小时；二甲苯脱蜡 2 次，5 分钟/次；乙醇系列脱水，分别为 100%、95%、90%、80%、70%乙醇脱水，各 5 分钟，PBS 5 分钟×3 次。

（2）加新鲜配制的 3%H_2O_2 室温处理 10 分钟，PBS 5 分钟×3 次。

（3）浸入含 200μl 0.1mol/L 柠檬酸缓冲液（pH=6）的塑料盒中，高压抗原修复，100℃下修复 3 分钟，90℃下修复 10 分钟，室温自然冷却，PBS 5 分钟×3 次。

（4）浸入封闭液，室温封闭 30 分钟。

（5）甩去切片上多余液体后，在玻片上加入 50μlTdT 酶反应液，加盖，37℃避光湿润反应 1 小时（TdT 酶反应液：45μl 平衡缓冲液+1μl FITC-12-dUTP+4μl TdT 酶，需新鲜配制），PBS 5 分钟×3 次。

（6）样本周围用吸水纸吸干，加入 50μl 抗荧光素抗体工作液，加盖，37℃避光湿润反应 30 分钟（工作液：40μl PBS+10μl 抗荧光素抗体）。

（7）PBS 5 分钟×3 次，加入 50～100μlDAB 工作液显色，室温显色反应 10 分钟，至阳性细胞呈棕色。

（8）PBS 洗 5 分钟，3 次，苏木素轻度复染 30 秒，蒸馏水冲洗干净后放入盐酸乙醇中 5 秒，立刻用蒸馏水冲洗干净。系列乙醇脱水各 5 分钟，二甲苯脱蜡 10min 两次，最后中性树胶封片。

（9）用 OLYPUS 显微镜对标本进行观察。细胞核内出现凋亡小体即为阳性细胞。

选取神经细胞分布均匀的视野，在 400 倍物镜下随机计数 10 个视野的神经细胞，并计数其出现的凋亡小体数，其出现阳性细胞的百分比即为大鼠脑组织海马区神经细胞凋亡指数 AI。

二、结　　果

1. 硫堇染色结果　光学显微镜下观察硫堇染色显示：空白对照组及溶剂对照组仔鼠海马细胞数量较多，连接紧密，排列规则，神经元尼氏体较深；随着 B[a]P 染毒剂量的增高，细胞数量逐渐减少，排列逐渐紊乱，细胞连接松解，神经元尼氏体着色较对照组浅，核固缩，核周出现轻度空泡变性。由此可见，B[a]P 染毒后仔鼠脑组织在光镜下出现显著的病理变化，并且剂量越高损伤越严重（图 8-4）。

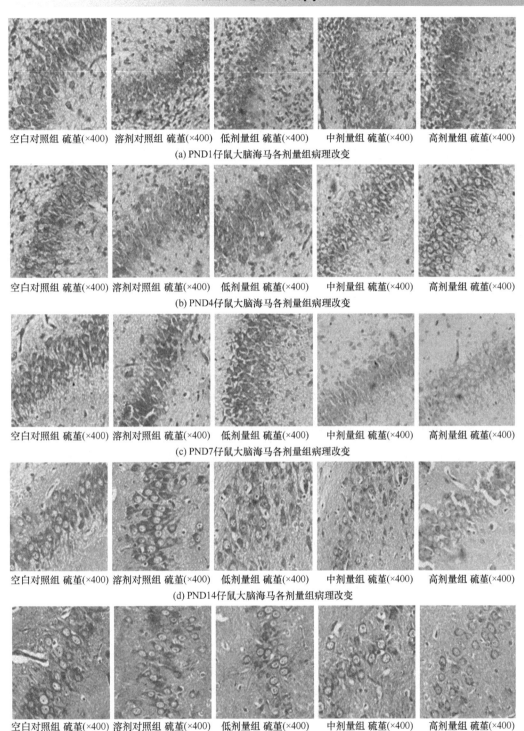

空白对照组 硫堇(×400)　溶剂对照组 硫堇(×400)　低剂量组 硫堇(×400)　中剂量组 硫堇(×400)　高剂量组 硫堇(×400)

(a) PND1仔鼠大脑海马各剂量组病理改变

空白对照组 硫堇(×400)　溶剂对照组 硫堇(×400)　低剂量组 硫堇(×400)　中剂量组 硫堇(×400)　高剂量组 硫堇(×400)

(b) PND4仔鼠大脑海马各剂量组病理改变

空白对照组 硫堇(×400)　溶剂对照组 硫堇(×400)　低剂量组 硫堇(×400)　中剂量组 硫堇(×400)　高剂量组 硫堇(×400)

(c) PND7仔鼠大脑海马各剂量组病理改变

空白对照组 硫堇(×400)　溶剂对照组 硫堇(×400)　低剂量组 硫堇(×400)　中剂量组 硫堇(×400)　高剂量组 硫堇(×400)

(d) PND14仔鼠大脑海马各剂量组病理改变

空白对照组 硫堇(×400)　溶剂对照组 硫堇(×400)　低剂量组 硫堇(×400)　中剂量组 硫堇(×400)　高剂量组 硫堇(×400)

(e) PND28仔鼠大脑海马各剂量组病理改变

图 8-4　不同时点仔鼠大脑海马硫堇染色结果

2. TUNEL 法测定神经细胞凋亡结果　细胞核中可见的棕黄色小体即为凋亡小体，从表 8-8 可知，PND1，染毒组与对照组相比，AI 有上升趋势，但差异无统计学意义；PND4，低剂量组与空白对照组相比，AI 增加（$P<0.05$），中高剂量组与空白组、溶剂组及低剂量

组相比，AI 明显增加，差异有统计学意义（$P<0.01$，$P<0.05$）；PND7，中剂量组与空白对照组相比，AI 增加（$P<0.05$），高剂量组与空白组、溶剂组及低剂量组相比，AI 明显增加，差异有统计学意义（$P<0.05$）；PND14、28，高剂量组与空白组、溶剂组及低剂量组相比，AI 明显增加，差异有统计学意义（$P<0.01$，$P<0.05$）。

表8-8　不同阶段各剂量组仔鼠大脑海马凋亡指数（AI，%）（$\bar{x}\pm s$）

组别	PND1	PND4	PND7	PND14	PND28
空白对照组	13.70 ± 8.34	13.50 ± 1.27	16.20 ± 2.83	18.80 ± 3.39	25.00 ± 4.81
溶剂对照组	17.50 ± 2.97	21.40 ± 5.09	23.30 ± 10.04	28.20 ± 8.77	31.20 ± 2.55
25mg/（kg·bw）B[a]P 组	22.70 ± 6.65	$24.70\pm5.23^*$	27.30 ± 4.38	33.00 ± 3.68	36.10 ± 2.40
50mg/（kg·bw）B[a]P 组	31.90 ± 9.19	$39.80\pm3.11^{**\#\#\triangle}$	$47.20\pm9.90^*$	43.00 ± 7.35	45.70 ± 7.50
100mg/（kg·bw）B[a]P 组	34.00 ± 10.47	$41.80\pm4.81^{**\#\#\triangle}$	$50.50\pm8.91^{*\#\triangle}$	$59.21\pm18.53^{*\#}$	$67.00\pm18.10^{**\triangle}$

注：*表示与空白对照组相比 $P<0.05$；**表示与空白对照组相比 $P<0.01$；#表示与溶剂组相比 $P<0.05$；##表示与溶剂组相比 $P<0.01$，△表示与低剂量组相比，$P<0.05$。

三、讨　　论

目前已经有很多动物实验通过建立妊娠期接触毒物模型，研究其子代的一系列神经行为发育指标。本实验成功建立了妊娠期 SD 大鼠暴露不同剂量 B[a]P 的模型，研究结果表明染毒后仔鼠生长发育延缓，且学习记忆能力也下降。在中枢神经系统，海马与学习记忆功能关系密切，对躯体运动和行为也有影响。海马神经细胞结构、功能等受损，将会造成学习记忆能力、行为能力等脑的高级功能活动能力降低。本实验中各组仔鼠神经组织在光镜下的观察结果显示，空白对照组海马细胞数量较多，连接紧密，排列规则，神经元尼氏体较深，溶剂对照组标本未见明显病理改变。高剂量组海马区神经细胞数量减少，排列紊乱，细胞连接松解，轮廓模糊，神经元尼氏体着色较对照组浅，核固缩，核周出现轻度空泡变性。由此可见，B[a]P 染毒后仔鼠脑组织在光镜下出现显著的病理变化，并且剂量越高损伤越严重。

细胞凋亡中，染色体 DNA 双链断裂或单链断裂而产生大量的黏性 3′-OH 末端，可在脱氧核糖核苷酸末端转移酶（TdT）的作用下，将脱氧核糖核苷酸和荧光素、过氧化物酶、碱性磷酸酶或生物素形成的衍生物标记到 DNA 的 3′-末端，从而可进行凋亡细胞的检测，这类方法称为脱氧核糖核苷酸末端转移酶介导的缺口末端标记（terminal-deoxynucleotidyl transferase mediated nick end labeling，TUNEL）。由于正常的或正在增殖的细胞几乎没有 DNA 的断裂，因而没有 3′-OH 形成，很少能够被染色。故本实验选用 TUNEL 法对大鼠脑组织神经细胞凋亡情况进行了检测。研究结果表明，细胞核中可见的棕黄色小体即为凋亡小体，在同一时点，对照海马区神经细胞排列整齐，可见到凋亡小体的神经细胞占极少数。随着染毒剂量的增高，出现凋亡小体的细胞逐渐增多，细胞排列逐渐紊乱，高剂量组可见细胞连接松解，细胞核固缩，染毒组与对照组相比 AI 明显增加，且差异有统计学意义。以上均表明 B[a]P 可导致大鼠神经细胞凋亡。

本次研究表明，妊娠期染毒 B[a]P 会引起仔鼠神经发育迟缓，学习记忆能力受损，海马神经细胞凋亡，揭示了神经细胞凋亡可能是 B[a]P 引起动物学习记忆能力受损的机制之一。

第九章 组蛋白脱乙酰酶在妊娠期苯并[a] 芘染毒仔鼠神经发育毒性中的作用

多项流行病学研究显示妊娠期暴露 B[a]P 对胎儿的胚胎发育会产生不利的影响，表现为子一代低出生体重、头围减少，且神经行为受损。妊娠期暴露于一定水平的 B[a]P 不仅影响子代的生长发育，还可引起幼儿认知发育迟缓。Boussel 等研究表明皮下注射 B[a]P 对子代出生后的发育及行为有不利影响。动物实验也表明，妊娠期暴露 B[a]P 可以抑制子代 LTP 的诱导作用，影响子代的学习能力。第八章研究表明妊娠期暴露 B[a]P 主要引起突触可塑性和神经细胞凋亡的变化。B[a]P 作为一种急性和亚慢性毒性很小的物质，推测其神经毒性作用应该是主要影响体内正常调控机制，神经发育是受表观遗传控制的关键过程。表观遗传修饰转录水平调控的普遍机制包括 DNA 甲基化、组蛋白修饰和非编码 RNA 等多种方式，是目前神经科学研究的前沿和热点。

表观遗传修饰的各种调控方式通常是相互协调，难分彼此，而各种调控方式又有不同分类，且相互联系，加之参与调控的转录因子之间也可相互调节，涉及的信号通路交错纷繁，很难从其中找到关键的中心环节或切入点。而 Fischer A 等在 2007 年 *Nature* 上的研究表明组蛋白乙酰化修饰可能是其中的关键环节，他们应用长期的恐惧刺激造成大脑神经细胞缺失和突触受损的老年小鼠模型，小鼠学习记忆功能与对照相比明显降低，通过腹腔注射组蛋白脱乙酰酶抑制剂提高了组蛋白乙酰化水平，提高了实验动物的学习记忆水平，而这种作用主要是通过增加神经元间的突触联系而实现的，而且作者在讨论中提到不能排除新的神经元再生的可能性。同时该文提示，组蛋白脱乙酰酶抑制剂应用可能是神经退行性疾病治疗和预防的理想策略。我们初步探讨了组蛋白脱乙酰酶在 B[a]P 神经发育毒性中的作用。

第一节 组蛋白脱乙酰酶在细胞凋亡及神经可塑性中的作用

一般认为能主动适应和反映外界环境各种变化，神经系统能发生结构和功能的改变，并维持一定时间的变化称为神经可塑性（plasticity），学习和记忆即典型的神经可塑性。内外界环境改变可以引起神经组织基因表达改变，从而影响神经可塑性，其机制涉及表观遗传学。表观遗传学是沃丁顿（Waddingtong）于 1942 年在 *ENDEAVOUR* 杂志上第 1 次提出的，是一种可遗传的、没有 DNA 序列变化的基因表达改变，表现为 DNA 甲基化改变、基因印记、组蛋白修饰等。在真核细胞中，DNA 与组蛋白是染色质的主要成分。染色质的结构与基因活性密切相关，通过组蛋白的乙酰化和去乙酰化来修饰染色质的结构，在 DNA 复制、基因转录及细胞周期的控制等方面有重要作用。组蛋白的乙酰化是一可逆的动态过程，由组蛋白乙酰化酶（HAT）和组蛋白脱乙酰酶（HDAC）共同决定，两者之间的动态平衡控制着染色质的结构和基因表达。去乙酰化酶家族和染色体易位、转录调控、基因沉默、细胞周期及细胞凋亡相关。HDAC 在细胞凋亡和神经可塑性中的作用总结如下。

一、HDAC 的发现和分类

HDAC 最初在酿酒酵母中发现，后来相继在不同的生物中发现多种 HDAC，它们具有不同的功能。HDAC1 是 1996 年由美国哈佛大学的 Tuantno 等发现的第一个哺乳动物组蛋白脱乙酰酶，自其发现后，又相继发现了 HDAC2 和 HDAC3，三者具有高度的同源性。目前已经报道哺乳动物体内的 HDAC 有 18 种，主要分为Ⅳ型：Ⅰ型，包括 HDAC1、2、3、8；Ⅱ型，包括 HDAC4、5、6、7、9、10，又被分为Ⅱa（HDAC4、5、7、9）和Ⅱb（HDAC6、10）；Ⅲ型即沉默信息调节因子 2（silent information regulator 2，Sir2）相关酶类，包括 SIRT1~7，其是烟酰胺腺嘌呤二核苷酸（nicotinamide adenine dinucleotide，NAD）依赖的组蛋白脱乙酰酶类；Ⅳ型主要是 HDAC11，其与Ⅰ型、Ⅱ型 HDAC 差异较大而被独立列为一类。HDAC 家族各成员主要定位于细胞核与细胞质中，另有少部分定位于胞质细胞器如线粒体中（主要是Ⅲ型 HDAC 中的 SIRT3~5）。HDAC 发挥催化作用的目标蛋白种类繁多，常见如抑癌蛋白 P53、热休克蛋白 HSP70、Smads 蛋白家族等，不同种类的 HDAC 的作用及其机制都不尽相同。

二、HDAC 与细胞凋亡

1. HDAC 与神经细胞 细胞凋亡（apoptosis）又称细胞程序性死亡（programmed cell death，PCD），是一种基因控制的细胞自主性死亡过程。它是多细胞生物体内的一个重要的生命现象，既出现在个体发育过程中，也出现在正常生理状态或疾病中。HAT 和 HDAC 被认为是细胞生长、分化及凋亡中的关键调节因子。1998 年，Boutillier 等首先报道了 HDAC 抑制剂曲古霉素（trichostatin，TSA）在正常情况下可诱导体外培养的神经细胞凋亡。HDAC 活性的下调有助于减缓神经退行性疾病发生过程中的细胞凋亡。HDAC 是连接环境刺激因素和表观遗传调控的桥梁。一些报道也已经证实组蛋白乙酰化修饰在凋亡中起作用。不同种类的 HDAC 在细胞凋亡中的作用不尽相同。HDAC1 对神经的保护和毒性作用都有报道。利用 CK-P25 小鼠模型已经发现，抑制 HDAC1 的活性可能与 P25/Cdk5 过度活化引起的神经元细胞周期异常和双链 DNA 断裂导致的神经细胞凋亡相关。这也说明了 HDAC1 的活性抑制会在体内产生神经毒性，而 HDAC1 的正常表达有助于维持神经元的稳态。在这之后也发现了 HDAC1 是调控神经元存活和死亡的分子开关。HDAC1 与 HDAC3 相互作用后能产生神经毒性。HDAC3 敲除后却能抑制 HDAC1 的神经毒性，反之亦然。HDAC3 是转化生长因子 TGF-β 诱导基因表达的调节因子，参与了胞外信号调节激酶（ERK）和三磷酸肌醇-激酶（PI3K / Akt）信号的激活。HDAC3 对神经元具有选择性毒性，这种选择性毒性可能是 GSK3β（glycogen synthase kinase 3β）依赖性的。研究提示，IGF-1（insulin-like grow factor）–Akt 信号通路的激活会减缓 HDAC3 产生的神经毒性及抑制 GSK3β 酶活性，从而能够防止神经退行性疾病发病过程中产生的相关细胞凋亡。也有研究报道，在小脑颗粒神经元中表达的 HDAC4 能够保护它们免受低血钾诱导的细胞凋亡，也能够保护氧化应激诱导的 HT22 神经母细胞瘤细胞死亡，这可能是通过抑制细胞周期蛋白依赖性激酶 -1（cyclin-dependent kinase-1，CDK1）的活性从而影响正常的细胞周期来完成的。小鼠无论是在正常还是在病理条件下，HDAC4 都能够调节视网膜神经节细胞的存活。在视网膜正常发育过程中，下调 HDAC4 的表达导致了视杆细胞和双极中间神经元的凋亡。HDAC4 的过表达能够延长感光受体的存在时间。这种存活效应是由 HDAC4 在胞质内的活性和缺氧诱导因子 α（hypoxia-inducible factor 1α，HIF1α）介导的。此外，Ⅱ型 HDAC 中的 HDAC6 也具有神经保护作用。细胞质中的 HDAC6 能够对胞体内细胞毒性蛋白聚集体形成做出保护性反应。

2. HDAC 与肿瘤细胞　HDAC/HAT 平衡的失调能导致肿瘤。HDAC 在细胞周期进展、分化及凋亡中发挥重要作用。研究表明，HDAC 抑制剂诱导转化细胞生长停滞、分化终止、细胞凋亡等，而正常细胞往往不受其影响。多种 HDAC 可在不同的细胞类型中抑制 P21 的表达以致肿瘤细胞的增殖。在很多肿瘤细胞中 HDAC 均处于高表达状态，目前已知的有 HDAC1 在前列腺癌细胞、胃癌细胞、结肠癌细胞、乳腺癌细胞中的高表达，HDAC3 和 HDAC6 分别在结肠癌细胞及乳腺癌细胞中的过表达。Huang 等报道在胃癌细胞、结直肠癌细胞、宫颈的非典型增生及子宫内膜间质肉瘤细胞中 HDAC2 过表达。HDAC5 诱导凋亡，HDAC9 在衰老的成纤维细胞中发挥正调节作用。HDAC6 也在与临床相关的生物学过程中发挥着重要作用，当肿瘤进展时，HDAC6 和 HDAC10 表达水平减少，它们可能是潜在的肿瘤预后指示分子。

三、HDAC 与学习记忆

与认知功能有关的神经元可塑性的分子学基础是神经元针对内外界刺激因素进行相关基因的表达表观遗传学调节。神经元特异表达的 HDAC2 基因 DNA 启动子低甲基化能减少树突棘的密度、突触数及突触可塑性，HDAC2 是学习和记忆功能的负调控因子。最近有研究表明 SIRT1 在海马神经细胞表达，而后者是学习和记忆的关键结构，SIRT1 缺乏时可使认知功能受损。

各种类型的学习记忆可诱发与学习记忆相关脑区（如海马）产生明显的神经可塑性变化。长时程增强（long-time potentiation，LTP）是指在某一神经通路上给予短暂重复刺激引起的突触传递持续性增强。LTP 参与了突触可塑性的形成，在学习记忆中起重要作用。越来越多的证据表明此过程涉及组蛋白修饰和 DNA 甲基化。CREB 结合蛋白（CREB binding protein，CBP）缺失，导致大鼠在空间位置、条件性恐惧记忆及新事物认知实验测试中表现记忆缺失，给予 HDAC 抑制剂处理后，又可形成正常的长时程记忆，而且还可以增强正常大鼠的记忆。而破坏乙酰化酶，会降低大鼠在新事物认知、水迷宫中的空间记忆及对恐惧环境感知测试中多种形式的学习和记忆能力。相反地，通过化学抑制剂阻断去乙酰化酶类可提高学习和记忆行为的测试水平。这些研究共同表明依赖于神经传递的活动，如经验等，使组蛋白乙酰化成为学习和记忆的必需条件。

四、HDAC 在神经退行性疾病中的作用

中枢神经系统退行性疾病是指一组由慢性进行性的中枢神经组织退行性变性而产生的疾病。病理上可见脑和（或）脊髓发生神经元退行变性、丢失，主要疾病包括帕金森病（PD）、阿尔茨海默病（AD）、亨廷顿病（Huntington disease，HD）等。有研究表明神经退

行性疾病与乙酰化水平失衡有关。在神经退行性病病理变化过程中，乙酰化内稳态的失衡主要表现为 HDAC 活性相对上升，细胞内总的乙酰化程度显著下降，核小体之间的斥力减小，染色质结构更为紧凑，这样将抑制重要基因的转录。

NF-κB 对发生神经退行性变化的神经元具有促生存效应。它可以促进许多抑制凋亡基因如 bcl-2 的表达。NF-κB 通常由两个亚基（p65 和 p50）组成。两个亚基在细胞核内都可被 p300/CBP 乙酰化。乙酰化可增强 NF-κB 结合 DNA 的能力和转录激活能力。而 HDAC3 则催化其逆反应去乙酰化。神经细胞处于退行性变的病理状态下，p65 在 221 位的赖氨酸去乙酰化水平升高，NF-κB 的作用受到抑制。乙酰化内稳态失衡似乎是神经退行性疾病共同的特征。

五、HDAC 抑制剂的研究现状

鉴于组蛋白的异常乙酰化或去乙酰化在多种疾病中起重要作用，因此，通过对 HDAC 功能的抑制，可以达到治疗疾病的目的。HDAC 抑制剂（histone deacetylase inhibitors，HDACI）按结构可分为四类：短链脂肪酸，如丙戊酸；氧肟酸类，如 TSA、SAHA 等；环形四肽类；苯酸胺类。它们在许多动物模型上都取得了较好的效果。HDAC 抑制剂最主要的作用是可作为一种新型的抗肿瘤药物，抑制肿瘤细胞的增殖，诱导细胞分化和（或）凋亡。在一项对大鼠皮质神经元氧化胁迫模型的研究中发现，HDAC 抑制剂 TSA、SAHA 和丁酸盐可促进转录因子（Sp1）的乙酰化水平升高，后者促进了某些重要基因的表达，保护神经元，使其免于死亡。在另一项对小鼠多发性硬化的模型研究中发现，TSA 可抑制脊索炎症反应和脱髓鞘，减少神经元和轴突损伤，改善症状。HDAC 抑制剂还能增加组蛋白乙酰化和基因转录，恢复正常记忆功能。

六、结论与展望

综上所述，HDAC 在细胞凋亡、学习与记忆、神经退行性疾病中均起着重要的作用。HDAC 抑制剂的临床应用为人类疾病治疗带来了一个新的方向。在不同种属及细胞类型中，HDAC 发挥的作用是不同的。其对于 HDAC 的作用及其抑制剂的应用，仍需进一步研究。

第二节　HDAC 在苯并[a]芘体外致神经细胞凋亡中的作用

一、材料和方法

1. 大鼠原代细胞培养及染毒　同第五章第三节。

2. HAT/HDAC 活性测定

（1）核蛋白提取：按照 EpiQuik Nuclear Extraction Kit Ⅰ（核蛋白提取试剂盒）说明书进行操作。

1）贴壁细胞，胰酶消化收集（2～5）×10^6细胞，用 PBS 洗涤两次，2000r/min 离心 5 分钟。

2）用双蒸水 1∶10 稀释 NE1，按 1∶1000 的量加入 DTT 和 PIC 至 1×NE1 中，约 10^6 细胞加 100μl 1×NE1，混匀后，转移至小 EP 管中。

3）在漩涡混合器中振荡 10 秒后，于 4℃ 14000r/min 离心 2 分钟，弃掉上清液即为细胞质提取物，留下核颗粒物。

4）按 1∶1000 的量加 DTT 和 PIC 至 NE2 中，然后约 10^6 细胞加 10μl NE2，冰上孵育 15 分钟，每 3 分钟在漩涡混合器中振荡几下。

5）于 4℃ 14 000r/min 离心 10 分钟，将上清液转至新的 EP 管中，即为核蛋白。

6）用 BCA 蛋白定量试剂盒测定核蛋白的浓度，−80℃保存。

（2）HAT/HDAC Activity Assay Kit（活性测定试剂盒）测定活性

1）用 HAT 活性/抑制性试剂盒检测总 HAT 活性。有活性的 HAT 与组蛋白基质结合，并使之乙酰化。乙酰化的基质被高结合活性的抗乙酰化组蛋白抗体识别。乙酰化组蛋白的量与 HAT 活性成正比，可通过类酶联免疫共沉淀的方法测定吸光度。

2）用 HDAC 活性/抑制性试剂盒检测总 HDAC 活性。该试剂盒可在孔板内稳定捕获乙酰化的组蛋白底物。活性 HDAC 结合组蛋白底物并使之去乙酰化。高亲和力乙酰化的组蛋白抗体能识别剩下未去乙酰化的底物。未被去乙酰化组蛋白的比例和量与 HDAC 酶的活性成反比，能通过 ELISA 反应比色进行定量分析。

3. HDAC1、HDAC2、caspase-3 基因的检测（荧光定量 PCR 法）

（1）总 RNA 的提取：取 50mg 在−70℃保存的大鼠脑组织加入 500μl Trizol（总 RNA 抽提试剂），冰浴中用超声波碎组织仪粉碎组织，避免产生泡沫。按 Trizol 试剂盒说明书操作提取 RNA，所提取的总 RNA 用紫外分光光度计检测纯度及含量，要求 A_{260}/A_{280}=1.8～2.0。

（2）反转录：在 0.5ml 微量离心管中加入 5μl 提取出的总 RNA、2μl Oligo（dT）、2μl dNTP（2.5mmol/L），补充 RNase-free ddH₂O 4.5～13.5μl，轻轻振荡混匀，70℃加热 5 分钟后迅速在冰上冷却 2 分钟，加入 4μl 5×First-strand Buffer，1μl 0.1mol/L 二硫苏糖醇（DTT），0.5μl RNA 酶抑制剂（RNasin），1μl TIANScript M-MLV，离心混匀，42℃浸浴 50 分钟，95℃加热 5 分钟。

（3）引物序列及实时荧光定量 PCR 反应条件：如表 9-1 和表 9-2 所示。

表 9-1 大鼠 HDAC1、HDAC2、caspase-3 和内参 GAPDH 引物序列信息表

基因	引物	反义引物	退火温度（℃）	bp
GAPDH	5′-TGAACGGGAAGCTAACTGC-3′	5′-TCCACCACCCTGTTGCTGTA-3′	56/66	307
HDAC1	5′-TCAACTTGCCGATGC-3′	5′-TCCTTCTCCCTCC-3′	56	422
HDAC2	5′-GCTGCTTCAACCTAACT-3′	5′-CGACATTCCTACGACCT-3′	56	489
caspase-3	5′-GCAGCAGCCTCAAATTGTTGACTA-3′	5′-TGCTCCGGCTCAAACCATC-3′	66	144

表 9-2 实时荧光定量 PCR 反应体系

试剂	20μl 反应体系
2.5×RealMaster Mix/20×SYBR Solution	9μl
10μmol/L Primer 1	0.5μl
10μmol/L Primer 2	0.5μl
cDNA	2.5μl
RNase free water	加至 20μl

（4）基因检测条件

1）HDAC1/HDAC2：94℃变性 5 分钟，94℃50 秒，56℃50 秒，72℃1 分钟，40 个循环，然后 94℃1 分钟，55℃30 秒，95℃30 秒收集荧光信号作溶解曲线。

2）caspase-3：94℃变性 5 分钟，94℃50 秒，66℃50 秒，72℃1 分钟，40 个循环，然后 94℃1 分钟，55℃30 秒，95℃30 秒收集荧光信号作溶解曲线。

每个样品的目的基因，内参基因都做复孔，得到每个样本的熔解曲线和循环阈值（Ct 值）。反应结束后确认荧光实时定量 PCR 的扩增曲线，基因的表达强度 Ct 值、内参基因（GAPDH）标化后，按 $2^{-\Delta\Delta Ct}$ 方法计算。

4. HDAC1、HDAC2、caspase-3 蛋白的检测（Western blot 法）

（1）总蛋白提取方法：去除培养液，用 PBS 洗 2～3 遍，按 6 孔板 100～200μl/孔的比例加入 WIP（组织细胞裂解液），用移液枪吹打数次，使 WIP 和细胞充分反应，通常 WIP 接触细胞数秒后细胞就会被裂解，裂解物经 14 000r/min 离心 3～5 分钟，收集上清液，即为细胞胞质蛋白，用 BCA 试剂盒测定蛋白浓度。加入 10mg/ml PMSF 10μl/ml，β-巯基乙醇 5μl/ml 和 2×buffer，煮沸 10 分钟，所得样品即为细胞蛋白。

（2）蛋白印迹

1）配制 8%的分离胶和 5%的积层胶，上样量为 50μg 蛋白含量，以 80V 电压恒压跑胶，当蛋白跑过积层胶时加压为 130V，恒压直至蛋白跑至胶的底部。

2）将跑好的胶取下，用 400mA 恒流 25 分钟转移蛋白至 0.45μmPVDF 膜上。

3）0.02mol/L PBST 洗膜，20 分钟×3 次，用封闭液 37℃封闭 3 小时以上。

4）加入一抗（β-肌动蛋白 1∶1000，caspase-3、HDAC2 均为 1∶1000），4℃过夜。0.02mol/L PBST 洗膜，15 分钟×4 次。

5）加入生物素标记的二抗（β-肌动蛋白 1∶2000，caspase-3、HDAC2 均为 1∶2000），37℃下放置 2 小时。0.02mol/L PBST 洗膜，15 分钟×4 次。

6）用 ECL 进行化学发光，曝光 1～10 分钟不等，获得蛋白条带。

7）用凝胶电泳图像分析系统对 Western blot 结果进行分析，计算待测蛋白与 β-肌动蛋白光密度（IOD）的比值，比较各组间 $IOD_{HDAC2}/IOD_{\beta-肌动蛋白}$ 及 $IOD_{caspase-3}/IOD_{\beta-肌动蛋白}$ 的比值。

5. 统计学分析方法　所有数据均用 $\bar{x} \pm s$ 表示，用 SPSS10.0 软件对指标进行单因素方差分析，用 LSD 法作组间两两比较。

二、结　果

1. 神经细胞凋亡情况

（1）不同剂量 B[a]P 染毒神经细胞凋亡情况：表 9-3 显示了各剂量组神经细胞的凋亡率，可以看出，DMSO 对照组神经细胞位于第Ⅳ象限的凋亡细胞较少，B[a]P 染毒组凋亡神经细胞的数目逐渐增多。不同浓度 B[a]P 染毒细胞的凋亡率定量结果显示，与 DMSO 组相比，中高剂量组神经细胞的凋亡率明显增加（$P<0.05$）；与低剂量组相比，高剂量组凋亡率增加（$P<0.05$）（表 9-3）。

（2）不同染毒时间神经细胞凋亡情况：表 9-4 显示了不同染毒时间神经细胞的凋亡率，染毒 0 小时神经细胞位于第Ⅳ象限的凋亡细胞较少，与 0 小时组相比，染毒 24 小时、48 小时组神经细胞的凋亡率明显增加（$P<0.05$）。

表 9-3　不同剂量 B[a]P 染毒组神经细胞凋亡率检测结果（$\bar{x} \pm s$）

组别	神经细胞凋亡率（%）
DMSO 组	4.62±0.57
10μmol/L B[a]P 组	10.51±1.11
20μmol/L B[a]P 组	17.83±1.27[*]
40μmol/L B[a]P 组	23.90±1.58[*#]

注：*表示与 DMSO 组相比 $P<0.05$；#表示与 10μmol/L B[a]P 组相比 $P<0.05$。

表 9-4　不同染毒时间神经细胞凋亡率检测结果（$\bar{x} \pm s$）

组别	神经细胞凋亡率（%）
0 小时组	5.91±0.91
6 小时组	7.19±0.62
12 小时组	12.81±1.37
24 小时组	15.59±0.98[*]
48 小时组	20.01±1.33[*]

注：*表示与 0 小时组相比 $P<0.05$。

2. HAT/HDAC 活性测定结果

（1）不同剂量 B[a]P 染毒 HAT/HDAC 活性测定结果：从表 9-5 中可以看出，随着 B[a]P 染毒剂量的增加，HAT 活性逐渐下降，而 HDAC 活性逐渐上升。与 DMSO 相比，40μmol/L 组 HAT 活性显著下降了 47%（$P<0.05$），而 HDAC 活性明显增加了 59%（$P<0.01$）。

表 9-5　不同染毒剂量组 HAT/HDAC 活性测定结果（$\bar{x} \pm s$）

组别	HAT 活性（OD·h/mg 蛋白）	HDAC 活性（OD·h/ml）
DMSO 组	241.17±54.54	402.40±107.56
10μmol/L B[a]P 组	188.33±14.54	467.50±54.84
20μmol/L B[a]P 组	152.00±19.51[*#]	519.67±64.81[*]
40μmol/L B[a]P 组	126.83±20.86[*##]	638.00±43.54[**##△△]

注：*表示与 DMSO 组相比 $P<0.05$；**表示与 DMSO 组相比 $P<0.01$；#表示与 10μmol/L B[a]P 组相比 $P<0.05$；##表示与 10μmol/L B[a]P 相比 $P<0.001$；△△表示与 20μmol/L B[a]P 组相比，$P<0.01$。

（2）不同染毒时间 HAT/HDAC 活性测定结果：从表 9-6 中可以看出，随着 B[a]P 染毒时间的增加，HAT 活性逐渐下降，而 HDAC 活性逐渐上升。与 0 小时相比，48 小时组 HAT 活性显著下降了 68%（$P<0.01$），而 HDAC 活性增加了 142%（$P<0.01$）。

表 9-6　不同染毒时间 HAT/HDAC 活性测定结果（$\bar{x} \pm s$）

组别	HAT 活性（OD·h/mg 蛋白）	HDAC 活性（OD·h/ml）
0 小时组	159.67±36.98	319.60±66.79
6 小时组	129.67±21.79[*]	339.67±99.40
12 小时组	119.83±14.22[**]	475.00±67.28[*]
24 小时组	109.50±21.72[**]	619.60±94.27[**##]
48 小时组	51.17±10.34[**##△△]	776.33±2.89[**##△△]

注：*表示与 0 小时组相比 $P<0.05$；**表示与 0 小时组相比 $P<0.01$；##表示与 6 小时相比 $P<0.001$；△△表示与 12 小时组比较，$P<0.01$。

3. HDAC1、HDAC2、caspase-3 基因表达结果

HDAC1、HDAC2、caspase-3 基因量效表达情况：从表 9-7 可以看出，与 DMSO 组相比，高剂量组 caspase-3、HDAC2 mRNA 的表达量明显增加（$P<0.01$）；与低剂量组相比，高剂量组 caspase-3 mRNA 表达量明显增加（$P<0.05$）。与 DMSO 组相比各组 HDAC1 有上升趋势，但差异无统计学意义。

表 9-7 不同剂量 B[a]P 组 HDAC1、HDAC2、caspase-3 基因表达情况（$\bar{x} \pm s$）

组别	HDAC1	HDAC2	caspase-3
DMSO 组	1.00±0	1.00±0	1.00±0
10μmol/L B[a]P 组	1.16±0.30	1.10±0.52	1.11±0.14
20μmol/L B[a]P 组	1.51±0.64	1.56±0.44	1.36±0.50
40μmol/L B[a]P 组	1.01±0.34	1.80±0.10**	2.10±0.04**#

注：**表示与 DMSO 组相比 $P < 0.01$；#表示与 10μmol/L B[a]P 组相比 $P < 0.05$。

从表 9-8 可以看出，与 0 小时相比，HDAC1、HDAC2、caspase-3 mRNA 染毒 48 小时的表达量明显升高，且差异有统计学意义（$P < 0.01$，$P < 0.05$）。

表 9-8 不同时点 HDAC1、HDAC2、caspase-3 基因表达情况（$\bar{x} \pm s$）

组别	HDAC1	HDAC2	caspase-3
0 小时组	1.00±0	1.00±0	1.00±0
6 小时组	1.11±0.20	1.10±0.16	1.07±0.22
12 小时组	1.16±0.15	1.23±0.45	1.07±0.23
24 小时组	1.30±0.30	1.23±0.32	1.12±0.24
48 小时组	1.36±0.14**	1.60±0.02*	1.30±0.01**

注：*表示与 0 小时组相比 $P < 0.05$；**表示与 0 小时组相比 $P < 0.01$。

4. HDAC1、HDAC2、caspase-3 蛋白表达结果

（1）HDAC1、HDAC2、caspase-3 蛋白量效表达情况：从表 9-9 看出，与 DMSO 组相比，中高剂量组 HDAC1、高剂量组 caspase-3、HDAC2 蛋白表达量明显增加，与 10 μmol/L B[a]P 组相比，高剂量组 caspase-3 蛋白水平增高（$P < 0.05$）。

表 9-9 不同剂量 B[a]P 组 HDAC1、HDAC2、caspase-3 蛋白表达情况（$\bar{x} \pm s$）

组别	$IOD_{HDAC1}/IOD_{\beta-肌动蛋白}$	$IOD_{HDAC2}/IOD_{\beta-肌动蛋白}$	$IOD_{caspase-3}/IOD_{\beta-肌动蛋白}$
DMSO 组	0.33±0.04	0.44±0.03	0.31±0.04
10 μmol/L B[a]P 组	0.74±0.12	0.67±0.06	0.60±0.08
20 μmol/L B[a]P 组	0.88±0.06*	0.80±0.09	0.69±0.05
40 μmol/L B[a]P 组	0.99±0.06*	0.93±0.03*	0.89±0.04*#

注：*表示与 DMSO 组相比 $P < 0.05$；#表示与 10μmol/L B[a]P 组相比 $P < 0.05$。

（2）HDAC1、HDAC2、caspase-3 蛋白时效表达情况：从表 9-10 以看出，与 0 小时组相比，染毒 24 小时、48 小时组 caspase-3 蛋白，染毒 48 小时 HDAC1、HDAC2 蛋白的表达量明显增加（$P < 0.05$），与 6 小时组相比，染毒 48 小时后 caspase-3、HDAC2 蛋白表达量明显升高（$P < 0.05$）。

表 9-10 不同染毒时间 HDAC1、HDAC2、caspase-3 蛋白表达情况（$\bar{x} \pm s$）

组别	$IOD_{HDAC1}/IOD_{\beta-肌动蛋白}$	$IOD_{HDAC2}/IOD_{\beta-肌动蛋白}$	$IOD_{caspase-3}/IOD_{\beta-肌动蛋白}$
0 小时组	0.29±0.04	0.16±0.03	0.20±0.04
6 小时组	0.34±0.01	0.22±0.06	0.28±0.03
12 小时组	0.47±0.05	0.30±0.06	0.42±0.04
24 小时组	0.52±0.03	0.70±0.13	0.60±0.02*
48 小时组	0.82±0.04*	0.96±0.04*#	1.03±0.07*#

注：*表示与 0 小时组相比 $P < 0.05$；#表示与 6 小时相比 $P < 0.05$。

（3）相关性分析：不同染毒剂量的相关分析结果显示，HDAC2 mRNA 与 caspase-3 mRNA 表达量之间呈明显的正相关（$r=0.532$，$P<0.05$），HDAC1、HDAC2 蛋白与 caspase-3 蛋白表达量之间呈明显的正相关（$r=0.698$、0.675，$P<0.05$）。

不同染毒时间的相关分析结果显示，HDAC1、HDAC2 mRNA 与 caspase-3 mRNA 表达量之间呈明显的正相关（$r=0.646$、0.558，$P<0.05$），HDAC1、HDAC2 蛋白与 caspase-3 蛋白表达量之间呈明显的正相关（$r=0.742$、0.762，$P<0.05$）。

5. 曲古霉素（TSA）拮抗 B[a]P 引起的神经细胞凋亡 表 9-11 显示 TSA 可拮抗神经细胞的凋亡，可以看出，TSA 对神经细胞基本没有毒性，B[a]P 染毒组凋亡神经细胞的数与 DMSO 组相比，凋亡率明显增加（$P<0.05$），加入 HDAC 拮抗剂后凋亡率降低，细胞活力升高（$P<0.05$）（表 9-11，表 9-12）。

表 9-11 TSA 拮抗后神经细胞凋亡率（$\bar{x}\pm s$）

组别	早期凋亡率（%）	晚期凋亡率（%）	总凋亡率（%）
空白对照组	7.74±2.24	4.19±2.72	11.93±2.96
溶剂对照组	4.37±1.15	3.8±1.22	8.17±1.79
TSA 组	8.85±2.97	5.95±0.81	13.79±2.15
20μmol/L B[a]P 组	16.29±1.45[*]	5.03±0.47	19.33±2.98[*]
TSA+20μmol/LB[a]P 组	9.18±4.13[#]	4.66±3.21	10.84±3.28[#]

注：[*] 表示与 DMSO 组相比 $P<0.05$；[#]表示与 20μmol/L B[a]P 组相比 $P<0.05$。

三、讨 论

已有研究提示 B[a]P 可以引起脑组织细胞的凋亡与坏死。Tang 等报道 B[a]P 在一定条件下具有体外神经毒性。高浓度 B[a]P（50μmol/L）对体外培养小脑神经元有明显的毒性作用。本课题组前期试验结果也表明 B[a]P 具有神经毒性，可造成神经细胞凋亡。细胞活力是反映化学物细胞毒性的敏感指标。MTT 法是一种检测细胞存活和生长的方法。其检测原理为活细胞线粒体中的琥珀酸脱氢酶能使外源性 MTT 还原为不溶于水的蓝紫色结晶甲䐶（Formazane）并沉积在细胞中，而死细胞无此功能。DMSO 能溶解细胞中的甲䐶，用酶联免疫检测仪在 490nm 波长处测定其光吸收值，可间接反映活细胞数量。在一定细胞数量范围内，MTT 结晶形成的量与细胞数成正比，利用该原理可以检测细胞的存活状态。本实验显示，随着 B[a]P 染毒剂量及染毒时间的增加，细胞活力下降。

表 9-12 TSA 拮抗后神经细胞活力（$\bar{x}\pm s$）

组别	细胞活力 OD 值	存活率（%）
空白对照组	0.095±0.009	1.000±0.095
溶剂对照组	0.106±0.035	1.012±0.028
TSA 组	0.104±0.020	1.095±0.211
20μmol/L B[a]P 组	0.078±0.008[*]	0.781±0.084[*]
TSA+20μmol/LB[a]P 组	0.088±0.035[#]	0.921±0.368[#]

注：[*]表示与 DMSO 组相比 $P<0.05$；[#]表示与 20μmol/L B[a]P 组相比 $P<0.05$。

1995 年 Vermes 等首先用对 PS 有高度亲和力的 Annexin V 检测细胞凋亡。Annexin V 是一种钙依赖的磷脂结合蛋白，与 PS 具有强亲和力，是流式细胞仪检测早期细胞凋亡的敏感探针，结合碘化丙啶（PI）染色后，可将早期凋亡细胞、晚期凋亡细胞及坏死细胞区别开来。本次实验中流式结果显示，染毒组神经细胞凋亡率较对照组明显增加，且染毒 24

小时、48 小时的神经细胞凋亡率较染毒 0 小时也明显增加，细胞凋亡率随着 B[a]P 剂量的增加而升高，有明显的剂量-反应关系，表明 B[a]P 能引起体外原代培养神经细胞的凋亡。

组蛋白乙酰化与基因活化及 DNA 复制相关，组蛋白的去乙酰化和基因的失活相关。乙酰化酶家族可作为辅激活因子调控转录，调节细胞周期，参与 DNA 损伤修复，还可作为 DNA 结合蛋白。去乙酰化酶家族则和染色体易位、转录调控、基因沉默、细胞周期、细胞分化和增殖及细胞凋亡相关。HAT/HDAC 被认为是细胞生长、分化及凋亡中的关键调节因子。

在正常生理状态下，HAT 与 HDAC 对组蛋白乙酰化作用的调控处于平衡状态。而细胞在发生转化的状态下，HDAC 的活性明显增强，使得原有的基因表达平衡状态被打破，导致一些影响细胞增殖和调控细胞周期的分子表达失衡，进而导致细胞死亡。本实验中随着 B[a]P 染毒剂量及染毒时间的增加，组蛋白乙酰化修饰模式发生改变，与基因激活状态有关的 HAT 活性逐渐下降，而与基因转录抑制状态有关的 HDAC 活性相对上升，组蛋白去乙酰化引起的这种转录抑制状态与 B[a]P 所引起的神经细胞凋亡有关。羟肟酸类化合物是最早发现的迄今为止研究最广泛的一类 HDAC 抑制剂，其抑制作用强，结构简单。这类化合物中具有代表性的是曲古霉素（TSA），主要作用于第 Ⅰ、Ⅱ 型 HDAC。因此我们应用 TSA 作为 HDAC 抑制剂做进一步的研究。TSA 拮抗 B[a]P 诱发的神经细胞凋亡，为 HDAC 抑制剂预防多环芳烃神经发育毒性提供了一定的依据。

一些报道也已经证实组蛋白乙酰化修饰在凋亡中起作用，用 HDAC 抑制剂人为造成的组蛋白乙酰化水平升高能够导致神经细胞凋亡。有研究报道通过 P25/CDK5 途径所导致的 HDAC1 下调可以引起细胞周期相关基因表达异常、DNA 损伤，并最终导致神经元的死亡。目前有文献报道 HDAC1、HDAC2 能够通过抑制 P21、P57 的表达，促进细胞周期 G1-S 期的过渡。而 G1-S 期在神经元细胞凋亡起着关键的作用，当细胞周期进入 S 期时，神经元细胞凋亡增多。本实验结果显示，神经细胞染毒后，caspase-3、HDAC1、HDAC2 表达增加，且相关分析结果显示，HDAC1、HDAC2 的表达与 caspase-3 表达量之间呈明显的正相关，提示其可能与 B[a]P 所引起的细胞凋亡有关。在本实验中神经细胞凋亡时，HDAC1、HDAC2 表达增多，与癌细胞中的情况刚好相反，推测可能与其促进 G1-S 期过渡导致神经元细胞凋亡有关。

第三节　HDAC 在妊娠期苯并[a]芘染毒仔鼠脑 BDNF 变化中的作用

动物实验显示，大鼠妊娠前 B[a]P 暴露会降低仔鼠突触的可塑性，进而影响其学习记忆能力。孕妇妊娠期暴露多环芳烃会对子代神经发育、认知和行为产生影响。脑源性神经营养因子（brain derived neurotrophic factor，BDNF）是脑内合成的一种促进神经生长活性的蛋白质，脑中以海马、大脑皮质分布最多。已有研究显示其与学习记忆密切相关，BDNF 是新突触形成的重要介质，神经元的树突棘会沿着 BDNF 浓度梯度爬行，从而建立新的突触。BDNF 能够防止脊髓骨髓运动神经元的凋亡，维持成年运动神经元的存活，促进病变神经元的存活和轴突的再生。目前有研究显示 BDNF 受组蛋白乙酰化水平调控，是 HDAC 重要的调控分子。我们通过妊娠鼠染毒 B[a]P，检测仔鼠大脑皮质中 HDAC1、HDAC2 及 BDNF 的表达来探讨 B[a]P 妊娠期染毒引起子代认知功能障碍的可能机制。

一、实 验 方 法

1. 动物模型建立及染毒方法　见第八章第一节。仔鼠出生后分别于 PND1、4、7、14、28 断头处死，取脑，冰皿上分离双侧海马，−80℃保存。

2. HDAC1、HDAC2、BDNF 基因的检测（荧光定量 PCR 法）见本章第二节。

3. HDAC1、HDAC2、BDNF-3 蛋白的检测（免疫组化法）

（1）脱蜡至水：二甲苯Ⅰ 20 分钟，二甲苯Ⅱ 20 分钟，100%、95%、80%、70%乙醇，各 5 分钟/次，蒸馏水 3 分钟×3 次。

（2）灭活内源性过氧化物酶：3%的 H_2O_2 37℃下处理 10 分钟，PBS 3 分钟×3 次。

（3）抗原修复：高压，0.01mol/L 柠檬酸缓冲液浸泡切片，100℃下放置 3 分钟，90℃ 10 分钟，室温自然冷却，PBS 3 分钟×3 次。

（4）5%的脱脂奶粉封闭：37℃下 30 分钟。

（5）一抗的孵育：1∶50，4℃过夜，PBST 10 分钟×3 次。

（6）二抗的孵育：1∶200，37℃下放置 1～2 小时，PBST 10 分钟×3 次。

（7）DAB 显色：2 小时或更长，蒸馏水 3 分钟×2 次，PBST 5 分钟×4 次。

（8）苏木素复染：3～5 秒，蒸馏水 3 分钟×2 次，PBST 5 分钟×4 次。

（9）酸酒：3～5 秒；氨水：3～5 秒；透明梯度乙醇 2 分钟，二甲苯 3 分钟。

（10）中性树胶封片。

4. 统计学方法　全部数据用均数±标准差（$\bar{x} \pm s$）表示，所有数据用 SPSS10.0 分析软件分析，各组间比较先进行 F 检验，方差齐用 LSD 法两两比较，$P < 0.05$ 认为差异有统计学意义。

二、结　　果

1. HDAC1、HDAC2、BDNF 基因检测结果

（1）不同阶段仔鼠大脑海马 HDAC1 基因的表达情况：从表 9-13 可以看出，在同一时点，随着染毒剂量增加，HDAC1 基因的表达增加。在 PND1、7、14，与空白对照组相比，染毒组 HDAC1 基因表达量明显增加（$P < 0.01$，$P < 0.05$）；在 PND4，染毒组与空白对照组相比，HDAC1 基因的表达量增加（$P < 0.01$），高剂量组与溶剂对照组、低剂量组相比，HDAC1 基因的表达增加（$P < 0.01$，$P < 0.05$）；PND28，高剂量组与空白对照组相比，HDAC1 基因的表达增加（$P < 0.05$）。

表 9-13　不同阶段仔鼠大脑海马 HDAC1 基因的表达情况（$\bar{x} \pm s$）

组别	PND1	PND4	PND7	PND14	PND28
空白对照组	1.00±0	1.00±0	1.00±0	1.00±0	1.00±0
溶剂对照组	1.85±0.54	1.52±0.26	1.31±0.04	1.25±0.34	1.21±0.14
25mg/（kg·bw）组	2.37±0.69*	1.92±0.08**	1.44±0.11*	1.59±0.10*	1.24±0.09
50mg/（kg·bw）组	2.90±0.83*	2.16±0.21**#	1.62±0.40*	1.78±0.03*	1.45±0.37
100mg/（kg·bw）组	3.15±0.97**	2.34±0.19**##△	1.73±0.15*	1.80±0.02*	1.61±0.06*

注：*表示与空白对照组相比 $P < 0.05$；**表示与空白对照组相比 $P < 0.01$；#表示与溶剂组相比 $P < 0.05$；##表示与溶剂组相比 $P < 0.01$；△表示与低剂量组相比，$P < 0.05$。

（2）不同阶段仔鼠大脑海马 HDAC2 基因的表达情况：从表 9-14 可以看出，在同一时点，随着染毒剂量的增加，HDAC2 基因的表达增加。PND1，与空白对照组相比，中高剂量组 HDAC2 基因表达量明显增加（$P<0.01$，$P<0.05$），与溶剂对照组相比，高剂量组的量明显增加，差异有统计学意义（$P<0.01$，$P<0.05$）；PND4，染毒组与空白对照组相比，HDAC2 基因的表达量增加（$P<0.01$），高剂量组与溶剂对照组、低剂量组相比，HDAC2 基因的表达增加，差异有统计学意义（$P<0.01$，$P<0.05$）；PND7、28 高剂量组与空白对照组相比，HDAC2 基因的表达增加（$P<0.05$）；PND14，与空白对照组、溶剂对照组相比，中高剂量组 HDAC2 基因的表达增加（$P<0.01$，$P<0.05$）。

表 9-14　不同阶段仔鼠大脑海马 HDAC2 基因的表达情况（$\bar{x} \pm s$）

组别	PND1	PND4	PND7	PND14	PND28
空白对照组	1.00 ± 0	1.00 ± 0	1.00 ± 0	1.00 ± 0	1.00 ± 0
溶剂对照组	1.93 ± 0.22	1.52 ± 0.08	1.32 ± 0.48	1.18 ± 0.42	1.12 ± 0.31
25mg/（kg·bw）组	2.21 ± 0.82	1.70 ± 0.14**	1.50 ± 0.23	1.38 ± 0.29	1.33 ± 0.31
50mg/（kg·bw）组	3.04 ± 1.12*	1.86 ± 0.03**	1.77 ± 0.23	1.98 ± 0.04*#	1.50 ± 0.22
100mg/（kg·bw）组	3.75 ± 1.02**#	2.33 ± 0.44**##△	1.91 ± 0.62*	2.02 ± 0.55**#	1.65 ± 0.23*

注：*表示与空白对照组相比 $P<0.05$；**表示与空白对照组相比 $P<0.01$；#表示与溶剂组相比 $P<0.05$；##表示与溶剂组相比 $P<0.01$；△表示与低剂量组相比，$P<0.05$。

（3）不同阶段仔鼠大脑海马 BDNF 基因的表达情况：从表 9-15 可以看出，在同一时点，随着 B[a]P 染毒剂量的增加，BDNF 基因的表达逐渐下降。在 PND1、4，与空白对照组相比，染毒组 BDNF 基因表达量明显下降（$P<0.01$，$P<0.05$）；在 PND 4、7、14，中高剂量组与溶剂对照组、低剂量组相比表达明显下降（$P<0.01$，$P<0.05$）；PND 28，中高剂量组与溶剂对照组相比，BDNF 基因表达显著下降（$P<0.01$，$P<0.05$），高剂量组与低剂量组相比，BDNF 基因表达量下降（$P<0.05$）。

表 9-15　不同阶段仔鼠大脑海马 BDNF 基因的表达情况（$\bar{x} \pm s$）

组别	PND1	PND4	PND7	PND14	PND28
空白对照组	1.00 ± 0	1.00 ± 0	1.00 ± 0	1.00 ± 0	1.00 ± 0
溶剂对照组	0.90 ± 0.11	0.79 ± 0.07	0.85 ± 0.05	0.85 ± 0.23	1.41 ± 0.09
25mg/（kg·bw）组	0.77 ± 0.13*	0.73 ± 0.12**	0.83 ± 0.57	0.81 ± 0.22	1.17 ± 0.34
50mg/（kg·bw）组	0.70 ± 0.01**	0.48 ± 0.05**##△△	0.43 ± 0.02*	0.58 ± 0.05*	0.74 ± 0.28#
100mg/（kg·bw）组	0.69 ± 0.10**	0.38 ± 0.05**##△△	0.38 ± 0.01*	0.55 ± 0.01*	0.48 ± 0.08##△

注：*表示与空白对照组相比 $P<0.05$；**表示与空白对照组相比 $P<0.01$；#表示与溶剂组相比 $P<0.05$；##表示与溶剂组相比 $P<0.01$；△表示与25mg/（kg·bw）组相比，$P<0.05$；△△表示与25mg/（kg·bw）组相比，$P<0.01$。

2. HDAC1、HDAC2、BDNF 蛋白的表达结果

（1）不同阶段仔鼠 HDAC1 蛋白的表达情况：HDAC1 在大鼠海马神经细胞胞核表达，表 9-16 中可以看出同一时点随着 B[a]P 染毒剂量的增加，HDAC1 蛋白的表达量增加。PND1、28，高剂量组与空白对照组、溶剂对照组相比较表达量明显增加（$P<0.05$）；PND4、7、14，与空白对照组相比，高剂量组 HDAC1 蛋白的表达量明显增加，差异有统计学意义（$P<0.05$）。

表 9-16 不同阶段仔鼠大脑海马 CA3 区 HDAC1 蛋白表达的免疫组化结果（$\bar{x} \pm s$）

组别	PND1	PND4	PND7	PND14	PND28
空白对照组	63.21±9.31	65.67±11.66	64.07±7.24	69.70±12.62	62.09±8.01
溶剂对照组	67.61±3.67	70.53±15.40	68.15±4.95	71.60±9.24	60.20±5.73
25mg/（kg·bw）组	69.79±12.72	69.71±9.53	72.33±8.00	75.38±6.34	69.40±3.58
50mg/（kg·bw）组	77.24±8.70	86.16±8.02	84.52±14.60	91.08±6.30	73.98±7.07
100mg/（kg·bw）组	95.65±14.14[*#]	98.62±15.63[*]	95.78±15.91[*]	98.61±16.78[*]	95.16±19.36[*#]

注：*表示与空白对照组相比 $P<0.05$；#表示与溶剂组相比 $P<0.05$。

（2）不同阶段仔鼠 HDAC2 蛋白的表达情况：HDAC2 在大鼠海马神经细胞胞核表达，同一时点随着 B[a]P 染毒剂量的增加，HDAC2 蛋白的表达量增加。PND1、4、28，高剂量组与空白对照组相比较表达量明显增加（$P<0.05$）；PND7、14，与空白对照组、溶剂对照组相比，高剂量组 HDAC2 蛋白的表达量明显增加，差异有统计学意义（$P<0.05$）（表9-17）。

表 9-17 不同阶段仔鼠大脑海马 CA3 区 HDAC2 蛋白表达的免疫组化结果（$\bar{x} \pm s$）

组别	PND1	PND4	PND7	PND14	PND28
空白对照组	60.15±9.61	64.75±5.48	62.61±6.49	64.69±6.99	53.13±3.85
溶剂对照组	69.12±15.84	68.51±10.90	69.65±7.60	73.46±7.69	62.31±4.90
25mg/（kg·bw）组	69.62±12.65	70.34±16.54	73.38±10.53	78.02±5.46	63.62±10.75
50mg/（kg·bw）组	84.19±4.47	86.67±8.76	85.88±14.34	94.29±6.42[*]	67.45±8.58
100mg/（kg·bw）组	100.52±14.84[*]	102.55±19.89[*]	100.69±14.32[*#]	101.08±19.15[*#]	80.62±18.67[*]

注：*表示与空白对照组相比 $P<0.05$；#表示与溶剂组相比 $P<0.05$。

（3）不同阶段仔鼠大脑 BDNF 蛋白的表达情况：从表 9-18 可以看出，在同一时点，随着 B[a]P 染毒剂量的增加，BDNF 蛋白水平逐渐下降。PND1，高剂量组与空白对照组、溶剂对照组、低剂量组相比，BDNF 蛋白量明显下降（$P<0.01$，$P<0.05$）；PND4，中高染毒组与空白对照组、溶剂对照组相比，BDNF 蛋白量下降（$P<0.01$，$P<0.05$）；PND7、14，低、中、高剂量组与空白对照组相比，BDNF 蛋白量明显下降（$P<0.01$，$P<0.05$）；PND14，与溶剂对照组相比，中高剂量组 BDNF 蛋白水平明显下降（$P<0.01$，$P<0.05$）；PND28，中高剂量组与空白对照组相比，BDNF 蛋白水平下降（$P<0.05$）。

表 9-18 不同阶段仔鼠大脑海马 CA3 区 BDNF 蛋白的表达情况（$\bar{x} \pm s$）

组别	PND1	PND4	PND7	PND14	PND28
空白对照组	84.00±10.61	162.75±12.37	286.50±54.80	223.69±15.47	716.88±30.94
溶剂对照组	91.50±26.52	129.00±26.52	173.25±75.31	180.56±25.19	481.50±22.89
25mg/（kg·bw）组	81.88±8.31	106.50±31.82	164.62±18.56[*]	139.31±14.58[**]	430.88±35.36
50mg/（kg·bw）组	57.63±10.78	65.25±17.68[**#]	142.12±34.47[*]	108.38±29.17[**#]	218.06±10.16[*]
100mg/（kg·bw）组	22.13±2.30[**#△△]	61.50±10.61[**#]	80.25±14.14[**]	88.69±14.58[**##]	121.50±5.30[*]

注：*表示与空白对照组相比 $P<0.05$；**表示与空白对照组相比 $P<0.01$；#表示与溶剂组相比 $P<0.05$；##表示与溶剂组相比 $P<0.01$；△△表示与25mg/（kg·bw）组比较，$P<0.01$。

3. 相关分析结果 同一时点 BDNF mRNA 与 HDAC1 mRNA 表达量之间呈明显的负

相关（PND1、7、14、28，$r=-0.679$、-0.625、-0.769、-0.568，$P<0.05$；PND4，$r=-0.915$，$P<0.01$）；BDNF 蛋白与 HDAC1 蛋白表达量之间呈负相关（PND1、4、7、14、28，$r=-0.547$、-0.682、-0.567、-0.678、-0.743，$P<0.05$）。同一时点 BDNF mRNA 与 HDAC2 mRNA 表达量之间呈明显的负相关（PND1、7、14，$r=-0.755$、-0.742、-0.708，$P<0.01$；PND4、28，$r=-0.669$、-0.665，$P<0.05$）。BDNF 蛋白与 HDAC2 蛋白表达量之间呈明显的负相关（PND1、4、7、14、28，$r=-0.672$、-0.636、-0.679、-0.708、-0.681，$P<0.05$）。

三、讨　论

表观遗传修饰调控神经发育过程，组蛋白乙酰化修饰在神经发育中有重要作用。HDAC可通过调节染色质结构和抑制特异性转录因子活性调控细胞生长和分化。Lagger 等用不同发育时间点鼠胚提取全细胞蛋白检测 HDAC1、HDAC2 和 HDAC3 的表达模式，发现其在胚胎发育中后期均有较强表达。HDAC2 敲除的小鼠中，发现广泛的 HDAC2 缺失会导致小鼠围产期死于一系列心脏缺陷，提示 HDAC2 对于小鼠的生长发育是至关重要的。本实验中我们分别于仔鼠出生 PND 1、4、7、14、28 检测完相应的神经行为发育指标后处死，进而对不同时点下 HDAC1、HDAC2 等指标进行了测量。结果表明，同一时点下染毒组仔鼠脑皮质中 HDAC1、HDAC2 基因及蛋白的表达量较对照组明显增加，提示 HDAC1、HDAC2 可能与 B[a]P 所引起的神经发育异常有关。

BDNF 作为脑组织中含量最丰富的神经营养因子，在中枢神经系统内合成并广泛存在于脑组织，包括大脑皮质、海马、基底前脑、纹状体、下丘脑和小脑。其通过特异性受体酪氨酸激酶参与细胞的分化、增殖和成熟等重要的生物学过程。BDNF 对神经元具有保护作用，可以促进神经元的发育、损伤后的修复和再生，且能维持其存活。在正常 LTP 产生和维持过程中，BDNF 都具有重要作用。本研究发现，不同发育阶段 BDNF 基因和蛋白表达与对照组比较都有降低趋势，表明 BDNF 可能是多环芳烃妊娠期染毒引起子代学习记忆和 LTP 降低的重要靶分子。

最新研究提示，表观遗传机制在 BDNF 转录调控中具有重要作用，*Nature* 中发表的文章表明组蛋白乙酰化调控BDNF的表达，组蛋白乙酰化水平的提高引起BDNF的表达增加，提高突触可塑性，进而使动物的学习记忆能力提高。已有文献表明 BDNF 的转录水平受其P1 和 P4 启动子区域乙酰化 H3 和乙酰化 H4 的调控，组蛋白乙酰化修饰通过调控 BDNF转录水平起作用。在本实验中，同一时点中 BDNF 基因及蛋白的表达量随染毒剂量的增加逐渐下降，且相关分析显示 BDNF 与 HDAC1、HDAC2 呈显著的负相关，BDNF 降低可能是 HDAC1、HDAC2 升高，进而组蛋白乙酰化水平降低引起的，但需要通过染色体免疫共沉淀的方法确认。目前有研究显示 B[a]P 可能影响 BDNF 基因的甲基化进而影响了 BDNF的表达，B[a]P 影响基因表观遗传的机制有待于进一步研究。

参 考 文 献

Alarcón JM，Malleret G，Touzani K，et al.，2004. Chromatin acetylation，memory，and LTP are impaired in CBP+/– mice：a model for the cognitive deficit in Rubinstein-Taybi syndrome and its amelioration. Neuron，42（6）：947-959.

Bolger TA，Yao TP，2005. Intracellular trafficking of histone deacetylase 4 regulates neuronal cell death. J Neurosci，25（41）：9544-9553.

Brown LA，Khousbouei H，Goodwin JS，et al.，2007. Down-regulation of early ionotrophic glutamate receptor subunit developmental expression as a mechanism for observed plasticity deficits following gestational exposure to benzo（a）pyrene. Neurotoxicology，28（5）：965-978.

Chawla S，Vanhoutte P，Arnold FJ，et al.，2003. Neuronal activity-dependent nucleocytoplasmic shuttling of HDAC4 and HDAC5. J Neurochem，85（1）：151-159.

Chen H，Kwong JC，Copes R，et al.，2017. Exposure to ambient air pollution and the incidence of dementia：a population-based cohort study. Environ Int，108：271-277.

Chen PS，Wang CC，Bortner CD，et al.，2007. Valproic acid and other histone deacetylase inhibitors induce microglial apoptosis and attenuate lipopolysaccharide-induced dopaminergic neurotoxicity. Neuroscience，149（1）：203-212.

Feng YA，Cho K，Lindstrom S，et al.，2017. Investigating the genetic relationship between Alzheimer's disease and cancer using GWAS summary statistics. Hum Genet，136（10）：1341-1351.

Fischer A，Sananbenesi F，Wang X，et al.，2007. Recovery of learning and memory is associated with chromatin remodelling. Nature，447（7141）：178-182.

Grova N，Schroeder H，Farinelle S，et al.，2008. Sub-acuteadministration of benzo[a]pyrene（B[a]P）reduces anxiety-related behaviour in adult mice and modulates regional expression of N-methyl-d-aspartate（NMDA）receptors genes in relevant brain regions. Chemosphere，73（1）：S295-S302.

Grova N，Valley A，Turner JD，et al.，2007. Modulation of behavior and NMDA-R1 gene mRNA expression in adult female mice after sub-acute administration of benzo（a）pyrene. Neurotoxicology，28（3）：630-636.

Hanson HA，Horn KP，Rasmussen KM，et al.，2017. Is cancer protective for subsequent Alzheimer's disease risk？evidence from the utah population database. J Gerontol B Psychol Sci Soc Sci，72（6）：1032-1043.

He J，Ji X，Li Y，et al.，2016. Subchronic exposure of benzo（a）pyrene interferes with the expression of Bcl-2，Ki-67，C-myc and P53，Bax，Caspase-3 in sub-regions of cerebral cortex and hippocampus. Exp Toxicol Pathol，68（2-3）：149-156.

Hood DB，Nayyar T，Ramesh A，et al.，2000. Modulation in the developmental expression profile of Sp1 subsequent to transplacental exposure of fetal rats to desorbed benzo[a]pyrene following maternal inhalation. Inhal Toxicol，12（6）：511-535.

Hsieh J，Nakashima K，Kuwabara T，et al.，2004. Histone deacetylase inhibition-mediated neuronal differentiation of multipotent adult neural progenitor cells. Proc Natl Acad Sci U S A，101（47）：16659-16664.

Kim D，Frank CL，Dobbin MM，et al.，2008. Deregulation of HDAC1 by P25/Cdk5 in neurotoxicity. Neuron，60（5）：803-817.

Knuckles ME，Inyang F，Ramesh A，2001. Acute and Subchronic Oral Toxicities of Benzo[a]pyrene in F-344 Rats. Toxicological Sciences，61：382-388.

Korzus E，Rosenfeld MG，Mayford M，2004. CBP histone acetyltransferase activity is a critical component of memory consolidation. Neuron，42（6）：961-972.

Kruman II，Wersto RP，Cardozo-Pelaez F，et al.，2004. Cell cycle activation linked to neuronal cell death initiated by DNA damage. Neuron，41（4）：549-561.

Lee JH，Kim HS，Lee SJ，et al.，2007. Stabilization and activation of P53 induced by Cdk5 contributes to neuronal cell death. J Cell Sci, 120 (Pt 13): 2259-2271.

Levenson JM, O'Riordan KJ, Brown KD, et al., 2004. Regulation of histone acetylation during memory formation in the hippocampus. J Biol Chem, 279 (39): 40545-40559.

Lopes JP, Oliveira CR, Agostinho P, 2009. Cdk5 acts as a mediator of neuronal cell cycle re-entry triggered by amyloid-beta and prion peptides. Cell Cycle, 8 (1): 97-104.

Maciel ES, Biasibetti R, Costa AP, et al., 2014. Subchronic oral administration of Benzo[a]pyrene impairs motor and cognitive behavior and modulates S100B levels and MAPKs in rats. Neurochem Res, 39 (4): 731-740.

McCallister MM, Li Z, Zhang T, et al., 2016. Revealing behavioral learning deficit phenotypes subsequent to in utero exposure to Benzo (a) pyrene. Toxicol Sci, 149 (1): 42-54.

Oliveira AM, Wood MA, McDonough CB, et al., 2007. Transgenic mice expressing an inhibitory truncated form of p300 exhibit long-term memory deficits. Learn Mem, 14 (9): 564-572.

Patel B, Das SK, Das S, et al., 2016. Neonatal exposure to benzo[a]pyrene induces oxidative stress causing altered hippocampal cytomorphometry and behavior during early adolescence period of male Wistar rats. Int J Dev Neurosci, 50: 7-15.

Perera F P, Rauh V, Whyatt RM, et al., 2006. Effect of prenatal exposure to airborne polycyclic aromatic hydrocarbons on neurodevelopment in the first 3 years of life among inner-city children. Environ Health Perspect, 114 (8): 1287-1292.

Perera FP, Li Z, Whyatt R, et al., 2009. Prenatal airborne polycyclic aromatic hydrocarbon exposure and child IQ at age 5 years. Pediatrics, 124 (2): e195-202.

Perera FP, Rauh V, Tsai Wy, et al., 2003. Effects of transplacental exposure to environmental pollutants on birth outcomes in a multiethnic population. Environ Health Perspect, 111 (2): 201-205.

Perera FP, Tang D, Wang S, et al., 2012. Prenatal polycyclic aromatic hydrocarbon (PAH) exposure and child behavior at age 6-7 years. Environ Health Perspect, 120 (6): 921-926.

Rouaux C, Jokic N, Mbebi C, et al., 2003. Critical loss of CBP/p300 histone acetylase activity by caspase-6 during neurodegeneration. Embo J, 22 (24): 6537-6549.

Sadikovic B, Andrews J, Carter D, et al., 2008. Genome-wide H3K9 Histone Acetylation Profiles Are Altered in Benzopyrene-treated MCF7 Breast Cancer Cells. J Biol Chem, 283 (7): 4051-4060.

Saha RN, Pahan K, 2006. HATs and HDACs in neurodegeneration: a tale of disconcerted acetylation homeostasis. Cell Death Differ, 13 (4): 539-550.

Saunders CR, Ramesh A, Shockley DC, et al., 2002. Modulation of neurotoxic behavior in F-344 rats by temporal disposition of benzo (a) pyrene. Toxicol Lett, 129 (1-2): 33-45.

Saura CA, Choi SY, Beglopoulos V, et al., 2004, Loss of presenilin function causes impairments of memory and synaptic plasticity followed by age-dependent neurodegeneration. Neuron, 42 (1): 23-36.

Schellenberger M T, Grova N, Farinelle S, et al., 2013. Modulation of benzo[a]pyrene induced neurotoxicity in female mice actively immunized with a B[a]P-diphtheria toxoid conjugate. Toxicol Appl Pharmacol, 271 (272): 175-283.

Tsankova NM, Berton O, Renthal W, et al., 2006. Sustained hippocampal chromatin regulation in a mouse model of depression and antidepressant action. Nat Neurosci, 9 (4): 519-525.

Vecsey CG, Hawk JD, Lattal KM, et al., 2007. Histone deacetylase inhibitors enhance memory and synaptic plasticity via CREB: CBP-dependent transcriptional activation. J Neurosci. , 27 (23): 6128-6140.

Wormley DD, Chirwa S, Nayyar T, et al., 2004. Inhaled benzo (a) pyrene impairs long-term potentiation in the F1 generation rat dentate gyrus. Cell Mol Biol, 50 (6): 715-721.

Wu J, Ramesh A, Hood DB, et al., 2003. Assessment of metabolites and AhR and CYP1A1 mRNA expression subsequent to prenatal exposure to inhaled benzo (a) pyrene. Int J Dev Neurosci, 21 (6): 333-346.

Zhou P, Porcionatto M, Pilapil M, et al., 2007. Polarized signaling endosomes coordinate BDNF-induced chemotaxis of cerebellar precursors. Neuron, 55 (1): 53-68.

Zoghbi HY, 2003. Postnatal neurodevelopmental disorders: meeting at the synapse?Science, 302 (5646): 826-830.

依托本书研究内容发表的科研论文

成琳，李金玉，吕胜杰，等，2017. 超高效液相色谱-串联质谱检测尿中多环芳烃羟基代谢物. 环境与职业医学，34（11）：1004-1008.

成琳，李艳宁，邓云珺，等，2017. 孕妇孕期多环芳烃暴露对新生儿体格发育的影响. 环境与职业医学，34（5）：385-391.

成琳，聂继盛，2017. 孕期孕妇多环芳烃暴露与新生儿生长发育关联性研究. 中国职业医学，44（6）：689-694.

程继文，武有祯，聂继盛，等，2011. 苯并芘对断乳大鼠学习记忆能力的影响及机制研究. 中华行为医学与脑科学杂志，20（5）：394-396.

邓云珺，陈伟，聂继盛，2014. 多环芳烃对新生儿神经发育和胎盘中 p300 的影响. 职业与健康，30（16）：2242-2244.

段蕾，聂继盛，2011. B[a]P 所致神经发育毒性的研究进展. 环境与职业医学，28（11）：697 -700.

段蕾，阎智伟，刘莹，等，2013. 慢性苯并[a]芘暴露对大鼠学习记忆及谷氨酸受体影响. 中国公共卫生，29（7）：1004-1006.

贾茹，邢云鹏，段蕾，等，2015，苯并[a]芘亚慢性染毒对大鼠海马组织突触可塑性影响研究. 中国职业医学，42（5）：505-509.

李晓华，刘桂芝，贺巧云，等，2012. 太原市和长治市孕妇多环芳烃暴露与新生儿神经行为发育的研究. 中华劳动卫生职业病杂志，30（1）：21-26.

李晓华，张玢玢，杨生汝，等，2011. 太原市某医院孕妇尿中 1-羟基芘水平与新生儿神经行为评分的关系. 环境与职业医学，28（4）：224-228.

聂继盛，石樱桃，牛侨，等，2008. 侧脑室注射苯并[a]芘对大鼠脑组织形态、NO、iNOS 和脂质过氧化的影响. 环境与职业医学，25（2）：117-120.

聂继盛，孙建娅，张红梅，等，2009. 多环芳烃对接触人群外周神经传导速度的影响. 中国工业医学杂志，22（2）：123-125.

聂继盛，张红梅，孙建娅，等，2008. 焦炉作业工人神经行为功能改变的特征分析. 中华预防医学杂志，42（1）：25-29.

聂继盛，张红梅，孙建娅，等，2009. CYP1A1 基因多态性与焦炉工尿 1-羟基芘的关系. 中华劳动卫生职业病杂志，27（5）：270-275.

聂继盛，张红梅，孙建娅，等，2009. 多环芳烃暴露人群诱发电位的检测. 中国公共卫生，25（6）：738-739.

聂继盛，张红梅，邢景才，等，2009. 苯并[a]芘的神经行为毒性与 CYP1A1 基因多态性的关系. 环境与职业医学，26（4）：324-328.

聂继盛，赵捷，刘慧君，等，2010. 苯并[a]芘致神经元凋亡中线粒体膜电位和胞浆细胞色素 C 的变化. 中华劳动卫生职业病杂志，28（1）：8-11.

聂继盛，赵捷，王静，等，2009. 亚慢性侧脑室注射苯并[a]芘致大鼠海马的病理学改变和细胞凋亡. 中华劳动卫生职业病杂志，27（1）：36-38.

聂继盛，赵捷，张红梅，等，2008. 侧脑室注射苯并[a]芘对大鼠学习记忆功能和单胺类神经递质的影响. 卫生研究，37（5）：517-520.

苏红玲，聂继盛，2014. 磷酸化 Rb 在苯并[a]芘致皮质神经元凋亡中的作用. 职业与健康，29（13）：1776-1779.

王晓龙，段蕾，阎智伟，等，2015. 苯并[a]芘通过 P53/Puma 通路介导致大鼠脑皮质细胞凋亡研究. 中国职业医学，42（2）：126-140.

王晓燕，李娜，牛侨，等，2011. 组蛋白去乙酰化酶 2 在苯并[a]芘致神经细胞凋亡中的量效和时效表达. 环境与职业医学, 28（4）：219-223.

王晓燕, 李娜, 席华星, 等, 2011. 孕期暴露苯并[a]芘对子代大鼠神经发育毒性的影响. 中华劳动卫生职业病杂志, 29（4）：275-279.

席华星, 牛侨, 聂继盛, 2012. 苯并[a]芘对神经细胞 DNA 损伤及细胞周期的影响. 环境与职业医学, 29（10）：620-623, 6228.

邢云朋, 贾茹, 牛侨, 等, 2016；BDNF-TrkB 通路在苯并[a]芘致大鼠学习记忆损伤中作用研究. 中国职业医学, 42（2）：127-131.

阎智伟, 段蕾, 聂继盛, 2014. 苯并[a]芘慢性染毒致大鼠学习记忆损伤及 Tau 蛋白磷酸化改变. 中国职业医学, 41（2）：132-136.

Lee J, Kalia V, Perera F, et al., 2017. Prenatal airborne polycyclic aromatic hydrocarbon exposure, LINE1 methylation and child development in a Chinese cohort. Environ Int, 99：315-320.

Nie J, Duan L, Yan Z, et al., 2013. Tau hyperphosphorylation is associated with spatial learning and memory after exposure to benzo[a]pyrene in SD rats. Neurotox Res, 24（4）：461-471.

Nie JS, Zhang HM, Zhao J, et al., 2014. Involvement of mitochondrial pathway in benzo[a]pyrene-induced neuron apoptosis. Hum Exp Toxicol, 33（3）：240-250.

Niu Q, Zhang H, Li X, et al., 2010. Benzo[a]pyrene-induced neurobehavioral function and neurotransmitter alterations in coke oven workers. Occup Environ Med, 67（7）：444-448.

Tang D, Wang C, Nie J, et al., 2014. Health benefits of improving air quality in Taiyuan, China. Environ Int, 73：235-242.

Zhang H, Nie J, Li X, et al., 2013. Association of aryl hydrocarbon receptor gene polymorphism with the neurobehavioral function and autonomic nervous system function changes induced by benzo[a]pyrene exposure in coke oven workers. J Occup Environ Med, 55（3）：265-271.

Zhang HM, Nie JS, Li X, et al., 2012. Characteristic analysis of peripheral blood mononuclear cell apoptosis in coke oven workers. J Occup Health, 54（1）：44-50.

英 汉 对 照

缩略词	英文全称	中文全称
PAH	polycyclic aromatic hydrocarbon	多环芳烃
B[a]P	benzo[a]pyrene	苯并[a]芘
BPDE	B[a]P-7, 8-dihydrodiol-9, 10-epoxide	苯并[a]芘-7, 8-二氢二醇-9, 10-环氧化物
CYP1A1	cytochrome P4501A1	细胞色素 P4501A1
1-OHP	1-hydroxypyrene	1-羟基芘
HPLC	high performance liquid chromatography	高效液相色谱
NCTB	neurobehavioral core test battery	神经行为核心测试组合
ANS	autonomic nervous system	自主神经
HR-V	heart rate variation	Valaslva Manoeuvre 心率反应
HR-DB	heart rate variation when deeply breath	深呼吸时的心率变化
BP-IS	blood pressure variation when instantly stand up	即立血压反应
MCV	motorial conduction velocity	运动传导速度
SCV	sensory conduction velocity	感觉传导速度
SEP	sensory evoked potencial	体感诱发电位
AEP	auditory evoked potencial	听觉诱发电位
VEP	visual evoked potencial	视觉诱发电位
SOD	superoxide dismutase	超氧化物歧化酶
MDA	malonaldehyde	丙二醛
Rh123	rhodamine123	罗丹明 123
MWM	malonwater maze	水迷宫
MDA	Maleic dialdehyde	丙二醛
CDK5	Cyclin-dependent kinase5	细胞周期素依赖性蛋白激酶 5
TBA	thibabituric Acid	硫代巴比妥酸
Tris	Tris-（hydroxymethyl）aminomethane hydrochloride	三羟甲基氨基甲烷
PVDF	polyvinylidene fluoride	聚偏二氟乙烯
PBS	phosphate buffered saline	磷酸盐缓冲液
NBNA	Neonatal Behavioral Neurological Assessment	新生儿神经行为检测
BDNF	brain-derived neurotrophic factor	脑源性神经营养因子
PND	postnatal day	出生天数
HATs	histone acetylases	组蛋白乙酰基转移酶
HDACs	histone deacetylase	组蛋白脱乙酰酶
HDAC1	histone deacetylase 1	组蛋白脱乙酰酶 1
HDAC2	histone deacetylase 2	组蛋白脱乙酰酶 2
Caspase	cysteine-containing aspartate-specific proteases	天冬氨酸特异性半胱氨酸蛋白酶

本书中的研究内容得到以下基金的资助，谨以此书出版致谢！

    • 孕期多环芳烃暴露通过 DNA 去甲基化引起子代学习记忆损害的队列和机制研究研究。国家自然科学基金项目，项目编号 81673143。

    •p25/Cdk5 相关通路在苯并[a]芘致神经细胞凋亡中的作用和机理研究。国家自然科学基金项目，项目编号 81072279。

    • 组蛋白乙酰化修饰调控苯并[a]芘神经发育毒性的机制研究。国家自然科学基金项目，项目编号 30800899。

    • 孕期多环芳烃暴露通过 DNA 去甲基化引起神经发育迟缓的队列研究. 山西省自然科学基金项目，项目编号 2015011128。

    • DNA 去甲基化在孕期多环芳烃暴露引起子代神经发育迟缓中的作用和机制研究.山西省回国留学人员科研资助项目，项目编号 2016-057。

    •CBP/P300 调控苯并[a]芘神经发育毒性的机制研究。山西省自然科学基金，项目编号 2010021034-3。

    •代谢型谷氨酸受体在苯并[a]芘致学习记忆损伤中的作用机制研究。山西省教育厅高校科技开发项目，项目编号 20081014。

    •苯并[a]芘的神经毒性与谷胱甘肽 S-转移酶基因多态性的关系。山西医科大学青年基金项目，项目编号 200602。